AF454753

ÉTUDE MÉDICO-LÉGALE

SUR

L'AVORTEMENT

SUIVIE D'UNE

Note sur l'obligation de déclarer à l'état civil les fœtus mort-nés

ET D'OBSERVATIONS ET RECHERCHES POUR SERVIR A L'HISTOIRE MÉDICO-LÉGALE

DES GROSSESSES FAUSSES ET SIMULÉES

PAR

Ambroise TARDIEU

PROFESSEUR DE MÉDECINE LÉGALE A LA FACULTÉ DE MÉDECINE DE PARIS

NOUVELLE ÉDITION, REVUE ET AUGMENTÉE

DE RAPPORTS MÉDICAUX SUR L'AFFAIRE BOISLEUX ET LA JARRIGE

Par MM. Brouardel, Thoinot et Maygrier

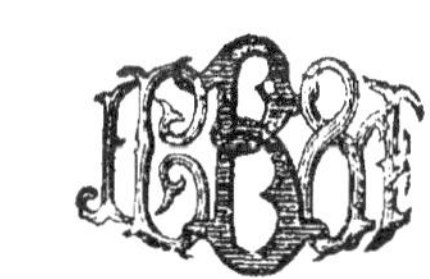

PARIS

LIBRAIRIE J.-B. BAILLIÈRE ET FILS

19, rue Hautefeuille, près le boulevard Saint-Germain

—

1907

ÉTUDE MÉDICO-LÉGALE

SUR

L'AVORTEMENT

ÉTUDE MÉDICO-LÉGALE

SUR

L'AVORTEMENT

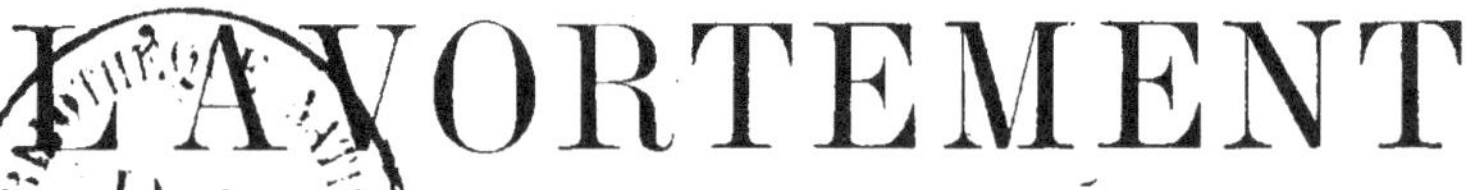

SUIVIE D'UNE

Note sur l'obligation de déclarer à l'état civil les fœtus mort-nés

ET D'OBSERVATIONS ET RECHERCHES POUR SERVIR A L'HISTOIRE MÉDICO-LÉGALE

DES GROSSESSES FAUSSES ET SIMULÉES

PAR

Ambroise TARDIEU

PROFESSEUR DE MÉDECINE LÉGALE A LA FACULTÉ DE MÉDECINE DE PARIS

NOUVELLE ÉDITION, REVUE ET AUGMENTÉE

DE RAPPORTS MÉDICAUX SUR L'AFFAIRE BOISLEUX ET LA JARRIGE

Par MM. Brouardel, Thoinot et Maygrier

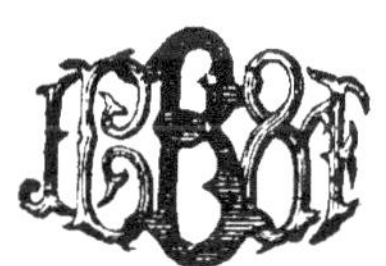

PARIS

LIBRAIRIE J.-B. BAILLIÈRE et FILS

19, rue Hautefeuille, près le boulevard Saint-Germain

1907

AVERTISSEMENT

Une nouvelle édition de l'étude médico-légale sur l'avortement, de **M.** Ambroise Tardieu, est devenue nécessaire.

Depuis ses premiers travaux sur ce sujet (1), **M.** Tardieu a eu la satisfaction de voir adoptés par la justice elle-même les principes qui les avaient dictés, et auxquels il n'a rien à changer. Mais des faits nombreux sont venus, d'année en année, affermir l'éminent médecin dans une doctrine dont la consécration importe également à la morale et à la science. Le crime d'avortement est peut-être celui de tous dont le médecin doit avoir le plus à cœur d'aider la poursuite, car c'est celui de tous qui souille et dégrade le plus souvent la profession médicale. M. Tardieu a montré que la médecine légale est en possession de fournir à la répression

(1) *Annales d'hygiène et de médecine légale*, 2ᵉ série, 1855, t. III. p. 394, et 1856, t. V, p. 113, et 2ᵉ édition, Paris, 1864.

de ce crime, si fréquent et si souvent impuni, des moyens beaucoup plus nombreux et beaucoup plus sûrs qu'on ne l'avait cru jusqu'ici. Et comme il a conformé sa pratique à ses principes, il a cru de son devoir de les répandre et de les soutenir autant qu'il était en lui.

Tel est l'objet, tel est le but de cette publication. Lors de la troisième édition en 1868, la pratique de M. Tardieu atteignait sa vingt-cinquième année, et comptait plus de quatre mille expertises; de 1844 à 1868 il avait reçu de la justice deux cent une missions relatives à des faits d'avortement, parmi lesquels il a reconnu quatre-vingt-seize cas d'avortement criminel confirmés. C'est sur cette base élargie, que repose cette histoire médico-légale de l'avortement. Ces chiffres justifient le parti qu'il prend.

Nous avons reproduit dans cette nouvelle édition une Note détaillée de M. Tardieu sur un sujet qui se rattache étroitement à l'étude médico-légale de l'avortement et qui intéresse d'une façon très directe la pratique de la médecine et surtout de l'art des accouchements. Il s'agit de l'obligation trop souvent méconnue de déclarer à l'état civil les fœtus mort-nés.

Nous avons cru pouvoir y joindre quelques recherches peu connues, et qui ne paraîtront peut-être pas sans intérêt sur les grossesses fausses et simulées. Elles ont été entreprises par M. Tardieu à l'occasion d'un fait extrêmement curieux et se rattachant d'ailleurs par plus d'un point aux questions médico-légales que peut faire naître le crime d'avortement.

L'auteur de tant de travaux, qui font autorité dans la science, est mort le 12 janvier 1879, et nous avons eu le désir d'honorer sa mémoire en publiant cette nouvelle édition de l'*Étude médico-légale sur l'avortement*.

Nous devons à l'obligeance de MM. Brouardel et Thoinot, professeurs à la Faculté de médecine, de M. le Docteur Vibert, communication d'intéressants rapports qu'ils ont bien voulu nous autoriser à publier, et qui sont venus compléter la collection de documents réunis par M. Tardieu.

Avril 1907.

ÉTUDE MÉDICO-LÉGALE

SUR

L'AVORTEMENT

Tous les auteurs qui, par leurs écrits, ont eu en vue de constituer la médecine légale à l'état de science, s'accordent à signaler comme les plus obscures, les plus difficiles et les plus délicates de toutes, les questions qui se rapportent à l'avortement. Et cependant, par une singulière contradiction, il n'est pas de sujet sur lequel ils aient tenté moins d'efforts, et sur lequel les études et les notions pratiques, propres à guider les experts et à éclairer la justice, fassent plus complètement défaut. En effet, on ne trouve dans la plupart des médecins légistes, qu'une doctrine incomplète, confuse et souvent erronée.

Il semble que les médecins légistes aient été dominés par une double préoccupation. D'une part, ils ont pensé qu'en matière d'avortement provoqué, il ne pouvait y avoir de poursuites, et par conséquent de base aux investigations médico-légales, sans un corps de délit ; car, dit l'un d'eux, « rien ne prouverait que le produit expulsé fût un fœtus, et que ce fœtus fût vivant ou mort au moment où il a été expulsé ; » et comme le professe Ollivier (d'Angers) (1), « il n'existe ordinairement aucune trace appréciable soit sur la mère, soit sur l'enfant ». D'une autre part, ils ont paru croire qu'il était inutile et dangereux d'exposer en détail les moyens abortifs, « parce qu'il n'est aucun médecin qui ne les connaisse, et parce que la malveillance pourrait s'en emparer pour commettre de nouveaux crimes ». On conçoit, sans qu'il soit besoin d'insister, les entraves que de tels principes ont dû apporter aux progrès de la science, et la fausse direction qu'ils ont dû imprimer à l'étude et à l'appréciation des faits d'avortement.

Aussi l'effet s'en est-il fait sentir à la fois dans la manière de poser les questions, de les comprendre et de les résoudre. Elles sont restées bornées à des généralités très vagues, qui excluaient nécessairement toute considération pratique et se résumaient en trois points, savoir : s'il y avait eu avortement, si l'avortement avait été naturel ou provoqué, par quels moyens il avait été provoqué ; questions qui, dans ces termes, n'amèneraient que bien rarement des réponses précises, et qu'il faut de toute nécessité subordonner à un grand nombre de questions plus étroites, plus directement déduites du fait, mieux accommodées à ses détails, et qui, se pliant à toutes les circonstances particulières, se prêtent à tous les éclaircissements et à toutes les investigations de la science.

Le second inconvénient, plus grave encore parce qu'il

(1) Ollivier (d'Angers), *Mémoire et consultation médico-légale sur l'avortement provoqué* (*Annales d'hygiène et de médecine légale*. Paris, 1839, t. XXII, p. 109).

implique une erreur fondamentale, c'est la confusion des faits d'avortement avec ceux d'infanticide et de viabilité. Aucun des principaux auteurs classiques que nous avons cités n'y échappe. Orfila dit très explicitement : « On fera sur l'avorton les mêmes recherches que dans le cas d'infanticide... quel est son âge, s'il a vécu après sa naissance, s'il est mort dans l'utérus ou au passage. » Devergie, renchérissant sur cette fausse doctrine, admet qu'il faut, dans l'examen du fœtus, constater que les blessures ont été faites sur le vivant (1). Il est impossible de trouver une opinion plus complètement inadmissible, plus en désaccord avec les conditions essentielles et constitutives du crime d'avortement. Il suffirait pour la renverser de rappeler les cas où les deux crimes d'avortement où d'infanticide se succèdent et s'ajoutent l'un à l'autre. Un fœtus parvenu à une époque avancée de la vie intra-utérine peut être expulsé avant terme par le fait de manœuvres criminelles qui ne portent pas atteinte à son existence. Il est vivant et trompe ainsi les intentions de ceux qui ont provoqué sa naissance prématurée. On le fait disparaître par un nouveau crime. Je ne parle pas par hypothèse : j'ai vu plusieurs de ces cas ; et il s'en est présenté encore le 1er mai 1863, devant la cour d'assises de la Marne. Dans l'un, un fœtus de sept mois expulsé vivant après une opération abortive, pratiquée sur la matrice, a été jeté dans les latrines ; dans l'autre, le fœtus, après l'avortement, a été étouffé dans une armoire. Enfin, plus récemment, un fœtus expulsé à six mois et demi par une opération abortive est mort au bout de neuf heures par débilité congénitale. L'accusation a porté à la fois sur les deux faits d'avortement et d'infanticide.

(1) Devergie, *Médecine légale*, 3e édit. Paris, 1852, t. I, p. 164.

Le médecin-expert qui, appelé par la justice, n'aurait dirigé ses recherches que d'un seul côté et n'aurait pas distingué entre les deux, aurait également manqué au double objet de sa mission.

Briand et Chaudé pensent qu'il importe peu que le fœtus sur lequel ont été dirigées les manœuvres abortives ait été, au moment de ces manœuvres, vivant ou mort, et se bornent avec raison à demander que l'on constate l'état général du fœtus expulsé.

De quelque manière qu'on envisage les faits, il me semble impossible que l'on comprenne, en médecine légale, sous la qualification d'*avortement* autre chose que *l'expulsion prématurée et violemment provoquée du produit de la conception, indépendamment de toutes les circonstances d'âge, de viabilité et même de formation régulière.*

Que le fœtus soit vivant ou mort, qu'il ait atteint l'époque de la viabilité ou qu'il soit aux premiers temps de sa formation, ni les conditions physiques, ni les conditions intentionnelles ou morales de l'avortement ne changent. Admettre une autre théorie, c'est se jeter volontairement et comme à plaisir dans des difficultés et des incertitudes sans nombre ; c'est mêler les questions si diverses et si spéciales qui ont pour objet la viabilité et l'infanticide, questions que l'on ne doit pas confondre entre elles (1) ; c'est ne pas comprendre que l'avortement n'est même pas le fœticide, et qu'en réduisant le problème à sa véritable expression, c'est-à-dire à l'expulsion criminelle et prématurée du produit de la conception, on a le double avantage de simplifier les recherches et d'en assurer les résultats. Nous ne voulons pas dire que l'on doive négliger les caractères qui

(1) Voyez mon *Étude médico-légale sur l'infanticide,* 2e édition. Paris, 1880. J.-B. Baillière.

peuvent être tirés de l'état du produit expulsé, tels que l'âge, l'état de mort anticipée, la décomposition plus ou moins complète ; mais il y a loin de cette méthode qui n'accepte ces faits qu'à titre de renseignements secondaires et accessoires, à la doctrine obscure, confuse et fausse qui, en faisant de ces circonstances la question capitale, conduit à une pratique embarrassée et à des recherches inutiles.

Je montrerai, en m'appuyant sur les faits, tous les dangers de l'interprétation que je combats. Je me borne, quant à présent, à en signaler les inconvénients généraux et en quelque sorte dominants. C'est elle qui a fait admettre la nécessité du corps de délit pour la suite des crimes d'avortement, théorie aussi funeste, aussi erronée au point de vue pénal qu'au point de vue médico-légale, et que les faits et la jurisprudence plus efficace suivie dans ces derniers temps condamnent également. Je citerai nombre d'exemples d'avortements provoqués qui ont été recherchés et punis, sans autres preuves contre les coupables que les circonstances de fait établissant les manœuvres abortives et appréciées dans tous leurs détails par le médecin-expert.

Malgré la différence de la doctrine pénale et des habitudes judiciaires des deux pays, je me persuade que c'est à l'insuffisance de l'expertise médico-légale, plus qu'aux défaillances de la répression, qu'il faut imputer l'aveu singulier du médecin légiste de Berlin : « Parmi un grand nombre d'avortements provoqués qui se sont présentés à moi (1), dit Casper, je n'ai jamais vu un cas de condamnation, même lorsque les circonstances du crime étaient évidentes. » Il n'y a pas lieu de s'étonner qu'il en soit ainsi, pour peu que l'on considère les prin-

____

(1) Casper, *Traité pratique de médecine légale*, trad. t. I, p. 171, Paris, 1862

cipes de ce médecin légiste, qui professe que « quand bien même il est constaté que des manœuvres criminelles ont été employées, il n'est pas possible de prouver que l'avortement a été l'effet nécessaire de cette cause ». On concevra, d'après ces citations, que je n'ai rien à emprunter au livre de Casper en ce qui touche la question médico-légale pratique de l'avortement, à laquelle, d'ailleurs, il consacre cinq pages seulement. Je me contenterai donc de mentionner trois cas d'avortements criminels, pratiqués par des médecins, que relate le professeur de Berlin, et dans lesquels, sacrifiant ses théories à son bon sens, il n'hésita pas à se prononcer sur des indices qui lui parurent, comme à nous-même, en ces sortes d'affaires, mériter d'être admis à titre de preuves.

Enfin, le prétendu danger de la divulgation des procédés criminels d'avortement sert lui-même de prétexte aux doctrines qui ont cours sur cette grave question, et c'est l'argument que j'ai le plus à cœur de ne pas laisser subsister. En présence des autorités qui ont fait prévaloir ces scrupules, je me serais défié de mon propre sentiment, quelque énergique que fût la conviction née de mon expérience personnelle, si de tous côtés, autour de moi, et de la part des magistrats les plus éminents par le caractère autant que par la haute raison, des témoignages ne m'étaient venus qui m'ont confirmé dans cette opinion, qu'il n'est ni utile ni dangereux de divulguer des moyens infiniment mieux connus des malfaiteurs que de ceux qui sont chargés de poursuivre ou d'assurer la répression du crime. Il faut n'avoir jamais médité sur les circonstances dans lesquelles se produisent le plus ordinairement les avortements ; il faut aussi n'avoir jamais assisté aux débats judiciaires où ces questions s'agitent, pour croire que tous les médecins connaissent ces faits qu'une pratique honnête ne peut enseigner, et dont l'habitude des cours d'assises ou des expertises médico-légales peut seule donner l'expérience.

Et si, d'un autre côté, on songe à l'extrême fréquence de ce crime qui a dégénéré, nous en avons les preuves, en une véritable industrie ; si l'on se dit que trop souvent les auteurs de ces manœuvres coupables appartiennent à la profession médicale et empruntent à l'art lui-même leurs moyens de défense, on ne pourra douter de l'importance qu'il y a à n'ignorer aucun des artifices auxquels ils recourent, à faire pénétrer les lumières de la vraie science dans les ténèbres où ils se réfugient, et à percer à jour des procédés que l'ignorance des honnêtes gens protège, et dont la divulgation ne pourrait rien ajouter à l'habileté des criminels.

C'est cette pensée profondément imprimée dans mon esprit qui m'a inspiré l'étude que je vais poursuivre. Je veux faire connaître, dans leurs éléments les plus pratiques, les affaires d'avortement telles qu'elles se présentent à la sagacité du magistrat instructeur, aux investigations de l'expert, et au grand jour de la cour d'assises, où le médecin, qui veut remplir avec honneur la haute mission d'éclairer la justice, doit prévoir, pour les déjouer plus sûrement, les systèmes de défense plus spécieux que variés des coupables.

Le plan le plus naturellement conforme à cette pensée, est tracé par les faits eux-mêmes. Je signalerai d'abord, d'une manière générale, les principales circonstances dans lesquelles la médecine légale est appelée à intervenir dans les affaires d'avortement.

Examinant chacune de ces circonstances en particulier, notamment l'âge des femmes qui ne reculent pas devant le crime, l'époque de la grossesse à laquelle elles s'y résolvent, et la déplorable facilité avec laquelle elles rencontrent trop souvent des complices plus criminels qu'elles-mêmes, je montrerai quelle est la nature et la portée des faits qui précèdent ordinairement l'avortement, et des moyens employés pour le préparer, ou même pour le provoquer indirectement, tels qu'émissions sanguines, bains, breuvages, etc. ; je rechercherai aussi quelle est l'*action* véritable *des substances* réputées *abortives*.

Abordant ensuite le cas où l'avortement est la conséquence des *manœuvres directes*, je ferai connaître en quoi consistent ces manœuvres ; à l'aide de quels procédés, de quels instruments même elles sont le plus souvent pratiquées; quels sont leurs effets immédiats ; après combien de temps elles sont suivies des résultats qu'elles ont pour but de provoquer, et à quels accidents prochains ou éloignés elles exposent les femmes qui les subissent. Les conséquences matérielles des opérations, les traces qu'elles peuvent laisser après elles, soit sur les organes de la mère, soit sur les fœtus prématurément expulsés, doivent être l'objet d'un examen minutieux. Je terminerai par une exposition des principales difficultés qui viennent compliquer la mission si délicate du médecin-expert, et avant tout des moyens de défense qui se reproduisent presque constamment, et sous les mêmes formes, dans la plupart des affaires de ce genre.

J'aurai à signaler les différences qui existent entre l'*avortement dans un but médical* et l'*avortement criminel*, et l'abus qui peut être fait dans un intérêt coupable des indications et des pratiques conservatrices de l'art. Dans le cours de cette étude surgiront d'elles-mêmes des questions subsidiaires qui, sur chaque point particulier, feront mieux comprendre l'étendue et l'importance du rôle qui appartient à la médecine légale dans les accusations d'avortement.

Nombre de crimes de cette nature échappent à l'œil de la justice et à la répression des lois. Les poursuites seraient à la fois plus multipliées et plus efficaces si les circonstances dans lesquelles se produisent les avortements étaient plus connues non seulement des officiers de police judiciaire, mais encore des experts qui sont appelés à les apprécier.

Une première distinction est à faire entre les avortements non suivis de mort, et ceux dont les suites ont été funestes.

Dans le second cas, qui est le plus commun, le médecin appelé par la justice se trouve en présence du cadavre de la femme qui a subi l'avortement, et quelquefois, mais non toujours, du produit de conception expulsé, sur lesquels il a à rechercher les traces matérielles du crime qui trop souvent, il convient de le reconnaître avec les auteurs, sont incomplètes ou font même absolument défaut. Ces cas, à part ceux où la mort n'est arrivée que tardivement, par cela même qu'ils consistent en une simple constatation, et qu'ils exigent moins souvent une interprétation compliquée, ne sont ni les plus difficiles ni les plus délicats. Il est rare que les circonstances diverses, qui ont précédé et accompagné l'exécution du crime, soient assez connues pour prêter à une discussion approfondie. Celle-ci s'engagera seulement alors sur les moyens de défense auxquels j'ai déjà fait allusion.

Dans les cas, au contraire, où la femme a survécu aux suites de l'avortement, ce n'est presque jamais que par des dénonciations particulières ou par une sorte de notoriété que la justice est informée ; et les experts qu'elle appelle pour l'éclairer ont à résoudre les questions les plus diverses et les plus complexes. En effet, il ne s'agit pas seulement de constater le fait même de la fausse couche, et la nature des accidents qu'elle a produits : il faut encore le plus souvent discuter la sincérité des aveux que manquent rarement de faire les femmes qui se sont laissé entrainer au crime. C'est alors qu'il est indispensable de connaître les procédés auxquels recourent les auteurs ordinaires du crime d'avortement, et surtout de savoir distinguer ce qu'il peut y avoir de vrai et de faux dans les allégations très souvent contradictoires des complices, qui deviennent forcément les plus ardents accusateurs les uns des autres. On comprend dès lors combien le cercle de questions relatives à l'avortement doit s'agrandir ; puisque, n'étant plus bornées au seul fait particulier, elles peuvent s'étendre aux généralités et aux indications pratiques de l'art des accouchements. On verra pourtant que, malgré leur multiplicité et leur apparente diversité, il n'est pas impossible de les prévoir jusqu'à un certain point, et de les ramener à quelques principes définis. C'est là ce que je vais tenter en analysant les faits que j'ai recueillis.

Mais je voudrais auparavant donner ici un aperçu du crime d'avortement considéré en lui-même.

Considérations sur les accusations et les accusés d'avortement.

Les *Comptes rendus annuels de la justice criminelle* renferment, relativement à l'avortement et aux tentatives d'avortement, les indications suivantes :

Le chiffre des accusés, presque des deux tiers plus considérable que celui des accusations, vient à l'appui de ce fait avec lequel concordent la plupart des observations médico-légales, à savoir que le crime d'avortement implique presque toujours trois personnes co-auteurs ou complices.

Le département de la Seine donne, à lui seul, à peu près le dixième du nombre des accusés ; la proportion des femmes, ainsi qu'il était facile de le prévoir, dépasse de beaucoup celle des hommes ; et cependant il y aurait lieu de s'étonner de voir ceux-ci former le tiers des individus sur lesquels portent les accusations d'avortement, si l'on ne songeait aux hommes de l'art qui figurent malheureusement trop souvent dans ce nombre. Nous relevons parmi les 604 condamnations prononcées en matière d'avortement de 1851 à 1865, 148 infligées à des médecins ou sages-femmes, c'est-à-dire près du sixième.

Dans l'espace de trente années, de 1837 à 1866, 1 340 cadavres de fœtus ont été déposés à la Morgue, n'ayant pas atteint le terme de neuf mois ; mais ce qui a pour nous plus d'importance, c'est que sur ces fœtus avant terme, 1 090, c'est-à-dire plus des quatre cinquièmes, n'avaient pas dépassé le sixième mois de la vie intra-utérine. C'est dans ce nombre que doivent se trouver la plupart des avortements. Mais pour les constater, le simple examen du fœtus est si souvent insuffisant qu'il n'y a pas lieu de s'étonner que des 288 autopsies pratiquées sur les fœtus, 69 seulement aient donné des indices d'avortement provoqué. Il faut, dans tous les cas, se bien garder de ne rien conclure de ce chiffre relativement à la fréquence du crime dont le nombre total des fœtus reçus à la Morgue, 1 340 en trente ans (1837 à 1866), permet, à lui seul, de se faire une idée beaucoup plus exacte.

Le résultat capital est, en définitive, dans le chiffre des fœtus de moins de six mois reçus à la Morgue, 1 090 en trente ans, sur un total de 1 340 fœtus avant terme.

Du reste, ce n'est pas seulement à Paris que le crime d'avortement se multiplie d'une manière déplorable. Dans une seule session, en septembre 1856, la cour d'assises de la Drôme statuait sur une affaire dans laquelle 52 accusés comparaissaient comme auteurs ou complices de nombreux avortements commis dans quelques communes limitrophes de ce département.

On sait que dans certains pays l'avortement est pratiqué d'une manière presque publique, sans parler de l'Orient où il est pour ainsi dire entré dans les mœurs ; on le voit en Amérique, dans une grande cité comme New-York, constituer une industrie véritable et non poursuivie qui a enrichi plus d'une sage-femme. Je tiens du docteur E. Celle, qui a exercé pendant plus de vingt ans à San-Francisco, que les journaux américains contiennent des annonces à peine déguisées de préparations abortives. On y vante notamment des pilules très bonnes pour le sang, en faisant remarquer ingénument que si on forçait la dose chez une femme enceinte on risquerait de produire l'avortement. A New-York, le chiffre des enfants mort-nés et expulsés avant terme, qui s'y est considérablement accru depuis cinquante ans, en est une preuve. Pour une population de 76 770 âmes en 1805, on ne comptait que 47 enfants mort-nés ; en 1849, pour une population de 450 000, le nombre des enfants mort-nés s'est élevé à 1 320, c'est-à-dire que pour une population qui a sextuplé, le nombre des enfants mort-nés et des naissances prématurées est devenu trente-sept fois plus considérable. Le rapport a été :

En 1805, de 1 décès mort-né sur	1612,12	habitants.
En 1815, de 1 décès mort-né sur	986,46	—
En 1825, de 1 décès mort-né sur	680,68	—
En 1835, de 1 décès mort-né sur	566,88	—
En 1845, de 1 décès mort-né sur	384,68	—
En 1849, de 1 décès mort-né sur	340,90	—

Sans doute des causes diverses ont contribué à ce résultat, mais il est permis d'affirmer que l'avortement y entre pour une grande part.

De l'époque de la grossesse et l'âge de la vie auxquels a lieu le plus souvent l'avortement criminel. — Il serait, sans doute, intéressant à plus d'un titre de connaître dans quelles conditions sociales se trouvent les femmes qui cèdent à la suggestion criminelle qui les conduit à l'avortement ; les faits que recueille la statistique judiciaire, pas plus que ceux que possède la science, ne peuvent éclairer ce côté de la question. Trop de faits restent dans l'ombre pour que l'on puisse rien déduire à cet égard du petit nombre de ceux qui n'échappent pas à la justice humaine. C'est là d'ailleurs un point qu'il ne m'appartient pas de creuser davantage.

Je donnerai à titre de renseignement et comme se rapportant plus directement à la nature même de mes recherches, l'indication de l'âge des femmes qui se sont soumises à l'avortement dans les cas que nous avons cités. Il ne faut pas, sans doute, attacher plus d'importance qu'il n'en mérite à ce renseignement que tant de circonstances peuvent faire varier. Le plus grand nombre de femmes accusées d'avortement étaient âgées de vingt à vingt-cinq ans. La plupart sont de jeunes filles conduites au crime par la honte ; mais il n'est pas sans exemple de rencontrer des femmes mariées que soit la cupide avarice soit la dépravation d'un mari ou la terreur pusillanime de l'enfantement, contraignent à subir l'avortement.

Une question plus importante pour le médecin légiste est celle de *l'époque à laquelle a lieu* le plus souvent *l'expulsion provoquée du produit de la conception.* Les auteurs l'ont compris, et je dois signaler les résultats de leurs observations sur ce point. Orfila fixe cette époque à l'issue des deux premiers mois ; Devergie de trois à quatre mois et demi. Brouardel et Vibert admettent que l'avortement a lieu du troisième au cinquième mois, et à ce dernier terme plutôt encore que dans les deux premiers mois de la grossesse.

Les observations que j'ai rassemblées sont à peu près conformes à cette dernière proposition. Sur 88 cas d'avortement criminel avéré où ce renseignement a pu être obtenu j'en ai trouvé :

```
30  dans les trois premiers mois à   1  mois 1/2...    3
         —                   —       2   —    ......   10
         —                   —       2   —   1/2...     7
         —                   —       3   —    ......   10
39 de 3 à 6 mois ..............      4   —    ......   11
         —                   —       4   —   1/2...     7
         —                   —       5   —    ......   21
19 seulement après le 6e mois à      6   —    ......   13
         —                   —       7   —    ......    5
         —                   —       9   —    ......    1
                                        TOTAL.......   88
```

Ce résultat est tout à fait en rapport avec les données physiologiques ; la femme, avant d'en venir à cette extrémité coupable, ne doit-elle pas attendre une certitude qu'elle ne peut guère avoir avant le troisième mois ; et, d'une autre part, ne trouve-t-elle pas vers le cinquième mois, dans les mouvements de son enfant, un frein moral bien fait pour l'arrêter?

De la qualité des coupables dans les accusations d'avortement. — Pour tout autre crime que l'avortement, le médecin n'aurait pas à se préoccuper de la qualité des coupables ; mais si l'on considère d'un côté les dispositions formelles de la loi et de l'autre la nature même des choses, on comprendra que, dans le cas spécial, le médecin ne puisse rester étranger à la qualité de ceux que désigne la loi pénale et dont plus que personne il peut apprécier et mesurer la culpabilité.

On sait que l'article 317 du Code pénal édicte des peines contre quiconque aura procuré l'avortement d'une femme enceinte par aliments, breuvages, médicaments, ou par tout autre moyen ; et que ces peines subissent une juste aggravation lorsque ces moyens auront été indiqués ou administrés par des médecins, chirurgiens ou autres officiers de santé, ainsi que par des pharmaciens. La jurisprudence de la Cour suprême, consacrée aujourd'hui par de nombreux arrêts, a établi, en outre, « que la *tentative* d'avortement commise par tous autres individus que la femme enceinte elle-même était punissable au même degré que le crime consommé ; et que sous la dénomination de médecins et *autres officiers de santé*, l'article 317, dans la généralité de sa disposition, comprenait également les sages-femmes, par la raison que celles-ci n'obtiennent leur diplôme qu'après avoir été examinées par un jury sur la théorie et sur la pratique des accouchements, sur les accidents qui peuvent les précéder, les accompagner ou les suivre, et sur les moyens d'y remédier ; et qu'elles se rendent aussi coupables que les médecins, chirurgiens, officiers de santé et pharmaciens, lorsque, comme eux, elles font usage, pour détruire, d'un art qu'elles ne doivent employer qu'à conserver (1). »

Les faits viennent donner une triste sanction aux sévères prévisions de la loi et à la haute moralité de la

---

(1) Sur ces questions qui, bien qu'essentiellement juridiques, sont loin d'être sans intérêt pour le médecin, je tiens à citer un travail remarquable, publié par M. Edgar de Vésins Larue, docteur en médecine et licencié en droit, sous ce titre : *Essai sur l'avortement considéré au point de vue du droit criminel, de la médecine légale et de la responsabilité médicale.* Paris, 1866, in-8°.

jurisprudence que nous venons de citer. Si, en effet, il serait injuste d'envelopper dans une réprobation absolue et dans une accusation générale toute une profession qui appartient à l'art de guérir et qu'une instruction complète et mieux dirigée rend chaque jour plus digne de son utile et honorable mission, on ne peut se refuser à l'évidence qui montre dans l'immense majorité des cas, à côté d'une accusée le plus souvent passive, une complice qui déshonore la profession de sage-femme. Plus rarement, mais trop souvent encore, l'accusation pèse sur les médecins, quelques-uns pourvus du diplôme de docteur.

Le nombre proportionnel, sur 75 accusés jugés de 1846 à 1850, a été de 75 femmes et de 25 hommes. Sur le nombre de cas que j'ai cités et que j'aurais pu augmenter encore, je trouve parmi les coupables : 47 sages-femmes, 12 médecins, 2 pharmaciens-herboristes, 2 charlatans, 5 matrones. Trois fois les femmes avaient agi seules, deux fois elles avaient été victimes des plus atroces violences de la part de leurs maris eux-mêmes. Il faut donc se résoudre à considérer presque exclusivement les crimes d'avortement comme l'œuvre de gens de l'art, et rechercher quelles conséquences doivent résulter de ce fait au point de vue des constatations médico-légales et de la mission de l'expert, soit dans le cours de la procédure, soit aux débats. Sans parler de l'appréciation des moyens de défense empruntés à la science par les coupables eux-mêmes, il est un point sur lequel je crois nécessaire de m'expliquer. Je le ferai librement et sans hésitation mais sous la réserve d'une application générale qui serait fort loin de ma pensée.

Conditions d'exercice de la profession de sage-femme. —

Le médecin-expert, dans les accusations d'avortement auxquelles se trouve mêlée une sage-femme, a très souvent à s'expliquer sur les conditions mêmes d'exercice de cette profession. Celle-ci est soumise en effet à des restrictions légales qui sont loin d'être toujours exécutées et dont il s'agit de fixer la portée, soit à l'occasion d'une ordonnance écrite, soit pour l'emploi de telle ou telle substance, soit au sujet d'instruments dont l'usage pourrait outrepasser les droits d'une sage-femme. Je citerai des exemples de ces particularités en parlant des médicaments réputés abortifs et des instruments employés dans les manœuvres criminelles. Sur ce terrain circonscrit de la légalité, l'appréciation de la conduite d'une sage-femme est simple et facile.

Un très grand nombre de sages-femmes exercent leur profession d'une façon ténébreuse et illicite. J'ai dit ailleurs que le crime d'avortement constitue une industrie libre autant que coupable. C'est là une vérité tellement reconnue, que l'on désigne publiquement des maisons où les femmes sont assurées de trouver la funeste complicité qu'elles réclament, et dont la notoriété est répandue jusqu'à l'étranger.

Il y a quelques années, la cour d'assises de Grenoble condamnait aux travaux forcés à perpétuité une sage-femme reconnue coupable de plusieurs avortements; et dans l'instruction il avait été établi que, depuis trois ans à peine qu'elle était dans une bourgade du département de l'Isère, il y avait eu chez elle trente et un enfants mort-nés ou décédés peu après leur naissance, sans compter les fausses-couches et les avortements ou les accouchements avant terme qui n'avaient pas été déclarés. Une autre, qui a comparu en 1867 devant la cour d'assises de la Seine, était connue sous le nom singulièrement expressif de *Mère Tiremonde* (1).

Bien peu de sages-femmes, j'en ai la certitude, ont échappé à des propositions de ce genre, et s'il en est qui savent les repousser dignement et n'y répondre que par de salutaires conseils, il en est d'autres, qui sans encourir pour elles-mêmes la responsabilité du crime, s'y associent pourtant en indiquant celles qui ne reculeront pas devant l'opération. C'est là un moyen d'existence tellement avéré que sur leurs livres de recettes elles tiennent de ces sortes d'opération un compte à peine déguisé ; et l'on peut voir à quoi se réduisent et jusqu'où descendent ces misérables Je n'entre dans ces détails que parce que j'ai entendu plaider plus d'une fois qu'une femme ne consentirait pas à risquer sa liberté, son honneur, tout son avenir, pour la modique somme que prétendait lui avoir donnée quelque jeune fille égarée. Et cependant rien n'est plus vrai. Les sages-femmes qui vivent du crime sont bien contraintes de ne le compter que comme une opération usuelle de leur profession.

Ce déplorable état de choses ne saurait être conjuré que par l'établissement d'une surveillance aussi ferme que vigilante sur les maisons privées d'accouchement, et par un redoublement de vigueur dans l'application des lois et règlements destinés à assurer la constatation des naissances et à prévenir les inhumations clandestines ou les suppressions de part. Il n'est pas douteux, en effet, que les personnes qui abusent de leur art pour provoquer l'avortement, sont favorisées dans

(1) M. Vibert, dans une affaire à l'occasion de laquelle il fut commis, eut à examiner soixante-douze femmes qui avaient eu recours aux offices d'une fille Thomas, laquelle avait la clientèle la plus étendue. Ces avortements avaient, du reste, été fort habilement pratiqués et, sur aucune des inculpées, il ne fut possible de trouver la moindre trace de blessure des organes génitaux.

leurs indignes pratiques par la faculté qu'elles trouvent
dans une fausse interprétation de la loi (1) à en dissimuler et à en faire disparaître les résultats.

Un fait singulièrement propre à fortifier ces considérations a été révélé par un procès récent dans lequel
un témoin digne de foi a déposé qu'une sage-femme,
signalée comme exclusivement livrée à la pratique des
avortements, s'entendait avec un porteur de l'administration des pompes funèbres qui, moyennant une
rétribution convenue, venait le soir, sous divers dégui-
sements, emporter les fœtus qu'elle voulait faire disparaître, et qu'il trouvait à son tour moyen d'introduire
dans les cercueils à côté des cadavres dont l'inhumation
lui était confiée.

Il est d'autres sages-femmes qui prennent moins
de précautions et qui font en quelque sorte collection
des fœtus dont elles ont provoqué l'expulsion prématurée. Une de ces dernières avait imaginé de se
débarrasser du produit d'un double crime d'avortement et d'infanticide en portant le petit cadavre chez
un médecin, préparateur au Muséum d'histoire naturelle,
qui, s'occupant de recherches embryologiques, l'avait
invitée à lui apporter des fœtus de un ou deux mois.
En l'absence du médecin elle avait laissé le corps dans
son cabinet ; et ce n'est qu'à son retour, qu'ayant
trouvé un cadavre d'enfant nouveau-né de plus de six
mois, il l'avait fait reporter à la sage-femme qui avait
fini par le jeter dans la Seine.

Aussi doit-on comprendre l'intérêt qui s'attache

(1) J'attache à ce point une si grande importance, que je reproduis
in extenso à la suite de cette nouvelle édition la Note, sur *l'obligation
de déclarer à l'état civil les fœtus mort-nés*, que j'ai publiée en collabo-
ration avec feu Paul Lecomte, chef de bureau à la préfecture de la
Seine. *Annales d'hygiène publ. et de méd. lég.*, Paris, 1850 ; 1re série,
t. XLIII, p. 397.

dans les enquêtes judiciaires relatives à l'avortement, aux perquisitions faites chez les sages-femmes qui tiennent des maisons d'accouchement. Un médecin-expert est souvent appelé à assister dans cette opération l'officier judiciaire, et c'est sur ses indications qu'a lieu dans plus d'un cas la saisie de tel ou tel objet, notamment de substances médicamenteuses, d'instruments ou d'ustensiles divers ; et enfin, de produits de conception conservés dans l'esprit-de-vin. Il est important de ne rien négliger dans ces circonstances de ce qui peut éclairer la justice. J'ai trouvé des choses tout à fait décisives : chez l'une, un bocal contenant plus d'un kilogramme d'ergot de seigle, provision singulièrement suspecte ; chez une autre, comme instrument des manœuvres exercées sur la matrice, des tringles de rideaux qui avaient été remises aux fenêtres et qu'un hasard seul a permis de découvrir.

Quant aux autres auteurs des crimes d'avortement, il suffit de les avoir indiqués. Les matrones et les charlatans se bornent le plus souvent aux breuvages, comme les femmes qui agissent seules. Quelques-unes de ces dernières ont pu cependant porter sur elles-mêmes leurs propres mains armées d'instruments.

Lorsque enfin des médecins, par une exception heureusement rare, se sont rendus coupables de ces manœuvres criminelles, on doit s'attendre, en raison de leur degré plus avancé d'instruction, à un système de défense plus spécieux et contre lequel il importe de se tenir plus en garde. On comprendra à quel point la qualité des coupables peut intéresser le médecin légiste dans l'examen des affaires d'avortement.

Des moyens indirects employés pour préparer
ou produire l'avortement.

Parmi les femmes qui se laissent entraîner au crime d'avortement, il en est bien peu qui, avant de se décider au parti extrême d'une opération dont elles redoutent à bon droit les dangers, ne cherchent à l'éviter en recourant à tous les moyens qu'elles supposent pouvoir la rendre utile. La plupart confessent avoir fait usage de quelques breuvages ou s'être soumises à quelques pratiques particulières.

Celles-ci consistent principalement en émissions sanguines générales ou locales, en pédiluves, demi-bains et fumigations, bains entiers, et enfin en exercices forcés, en fatigues, ou même en chutes volontaires et en compression du ventre.

Si l'on peut dire en général qu'aucun de ces moyens n'est par lui-même et d'une manière absolue capable de produire l'avortement, il n'en faut pas moins reconnaître que chacun d'eux a pu exceptionnellement déterminer un semblable résultat et peut ainsi, dans un cas donné, justifier la prétendue puissance abortive qu'on lui attribue. Presque toujours ces pratiques no sont que le prélude et parfois l'auxiliaire des manœuvres directes plus efficaces qu'elles servent souvent à cacher aux yeux mêmes des victimes abusées qui s'y livrent. Mais, comme elles n'en constituent pas moins un indice plus ou moins significatif de l'intention criminelle, elles doivent être, de la part de l'expert, qui est fréquemment consulté à ce sujet, l'objet d'une attention spéciale.

Je ne reviendrai pas sur l'influence que peuvent avoir les *émissions sanguines* sur le cours régulier de la grossesse. Les faits les plus contradictoires ont pu être

observés à cet égard; et si l'on voit dans les auteurs (1)
des femmes enceintes qui résistent à des saignées répétées au delà même de toute limite, il en est chez lesquelles une seule application de sangsues, faite au
voisinage des parties sexuelles, peut être suivie de
l'avortement. J'ai rencontré un fait de ce genre dans
les circonstances les plus probantes. Dans des cas
de cette nature, on ne devra pas se borner à noter la
présence des cicatrices de saignées, soit au bras, soit
au pied, ou de piqûres de sangsues, notamment à la
partie supérieure et interne des cuisses, il faudra encore
spécifier leur nombre et leur date, et chercher à apprécier,
d'après la constitution, l'état de santé antérieur de
la femme, l'époque de la grossesse, le degré d'oppor-
tunité ou d'utilité plus ou moins avérée de ces émissions
sanguines.

Les *bains,* sous toutes les formes, sont employés
presque constamment comme moyen de préparation
par ceux qui pratiquent l'avortement, ou plus encore
comme moyen d'assurer les suites de leurs opérations.
Mais je ne connais pas un seul fait qui autorise à croire
que l'avortement puisse en être la conséquence directe.
Néanmoins ils ne doivent pas être omis dans l'indication
des procédés usuels qui entrent dans la pratique de
l'avortement.

J'en dirai autant de *la marche forcée, des exercices
plus ou moins fatigants, et des chutes ou coups volontaires.*

Bien rarement les femmes poussent ce dernier moyen
assez loin pour lui donner quelque efficacité. J'en ai

---

(1) Mauriceau. *Observations sur la grossesse et l'accouchement des femmes,*
Paris, 1694, p. 18. Observ. XX. De deux femmes qui ne laissèrent pas
d'accoucher heureusement, quoyque l'une eust été saignée quarante-huit
fois durant sa grossesse et l'autre jusques à quatre-vingt-dix fois.

cité néanmoins qui ne reculaient pas devant le danger de chutes répétées d'un lieu assez élevé, ou sur les degrés d'un escalier ; et l'on peut assimiler à cette conduite la *constriction parfois très violente du ventre* que certaines femmes s'imposent, dans le double but de dissimuler et d'entraver le développement de leur grossesse. J'en rapporterai plus loin un exemple frappant, qui a été, pour MM. René, Alquié, Dumas (de Montpellier), l'occasion d'une consultation remarquable.

Mais si ce sont là des indices de tentatives coupables, ce ne sont pas, en général, des causes réelles de l'avortement criminel. Il n'est personne qui ne sache à quel point sont variables les effets des contusions, des chutes et des accidents même les plus graves chez les femmes enceintes.

Je citerai deux exemples.

Il y a environ cinquante ans, devant la cour d'assises de la Loire-inférieure, se déroulaient les tristes expédients employés par un paysan, qui avait séduit sa servante et qui voulait la faire avorter. Cet homme, monté sur un vigoureux cheval sur lequel il prenait sa domestique, partait au galop à travers les champs et lançait à terre cette malheureuse au plus fort de sa course. Ce barbare moyen, auquel il eut recours à deux reprises, n'ayant pas produit d'effet, il imagina de lui appliquer sur l'abdomen des pains bouillants sortant du four. Cette seconde tentative fut aussi infructueuse que la première, et la pauvre fille, ainsi martyrisée, accoucha cependant à terme d'un enfant vivant et bien constitué (1).

Hippocrate dit avoir provoqué l'avortement chez une baladine fort estimée qui avait commercé avec les

____

(1) Brillaud-Laujardière, *De l'Avortement provoqué*. Paris, 1862. p. 179.

hommes et qui ne devait pas devenir grosse afin de ne pas perdre son prix ; je lui ordonnai de sauter de manière que les talons touchassent les fesses ; elle avait déjà sauté sept fois lorsque la semence tomba à terre en faisant du bruit (1).

Dans un cas cité par Hofmann, professeur à l'Université de Vienne (2), une jeune paysanne avait laissé tomber sur son ventre le battant d'une lourde porte dans le but de se faire avorter, sans pouvoir y réussir, et dans un autre, sur lequel il eut à faire un rapport à la Faculté de Prague, un paysan après avoir employé divers moyens internes pour provoquer l'avortement chez sa domestique qui était grosse de ses œuvres, la guetta et lui appliqua sur le ventre un violent coup de battoir ; la douleur fit perdre connaissance à la jeune fille, mais la grossesse ne fut pourtant pas interrompue, et l'accouchement survint au temps normal.

Le docteur Guibout citait, en 1859, devant la Société de médecine du département de la Seine, un fait propre à démontrer la force de résistance que peuvent offrir certaines femmes aux causes d'avortement. Une jeune dame de Munich habitait la Californie avec son mari. Devenue enceinte, elle manifesta la ferme volonté de venir accoucher à Munich. Elle se mit en route : en traversant l'isthme de Panama par le chemin de fer, le train qui la portait rencontra un autre train. A la suite de cette collision, la jeune dame est fortement menacée d'avortement ; elle s'embarque néanmoins pour Portsmouth, et subit une traversée des plus mauvaises. Nouveaux accidents qui se terminent

---

(1) Hippocrate, *Œuvres complètes*, traduction Littré. Paris, 1851 t. VII, p. 401. De la nature de l'enfant.

(2) Hofmann, *Nouveaux éléments de médecine légale*, traduction par le docteur Emmanuel Lévy, Paris, 1881.

aussi heureusement que les premiers. Après un repos de quelques semaines à Portsmouth, la jeune dame s'embarque de nouveau et arrive sans encombre à Paris. Elle fait une chute dans son hôtel et roule au bas de l'escalier ; le lendemain des douleurs se manifestent. On constate une grossesse de huit mois environ. Une constipation opiniâtre existait depuis quinze jours ; elle cède à un lavement purgatif. Le travail d'expulsion s'arrête ; le col, qui s'était dilaté, se referme. Cette dame remonte en chemin de fer le lendemain et accouche heureusement quelques jours seulement après son arrivée à Munich.

Il ne faut pas, sans doute, méconnaître la possibilité du fait de l'avortement dans des circonstances analogues à celles que je viens de rapporter, mais il faut se garder de l'exagérer. J'aurais, à ce sujet, à montrer quel compte on doit tenir de l'état du fœtus expulsé ; quelle que puisse être, en général, l'influence d'accidents dont il appartient à l'expert de constater les traces et d'apprécier les effets, mais non de rechercher la cause morale intentionnelle, les exercices forcés, les marches pénibles sont bien plus souvent employés pour préparer ou favoriser l'action des manœuvres directes. C'est dans ce but que l'on voit la plupart des sages-femmes les conseiller impérieusement à la suite de leurs coupables et funestes opérations.

Des substances abortives.

Les *breuvages* jouent un rôle bien plus large encore dans la pratique des avortements. Depuis les médicaments purgatifs, ou même simplement diurétiques et sudorifiques, jusqu'aux emménagogues et aux substances auxquelles on attribue une vertu abortive spécifique, on comprend quel vaste champ est ouvert aux préjugés, et aux tentatives empiriques des matrones et des charlatans. D'innombrables recettes ont pu être composées et administrées dans le but de procurer l'avortement ; leur emploi est surtout répandu dans les campagnes et loin des grands centres de population. Leur multiplicité n'a d'égal que leur impuissance. Les auteurs ont répété les uns après les autres une longue liste de substances aussi innocentes que la scille, la salsepareille, le gaïac, l'aloès, la mélisse, la camomille, la matricaire, l'absinthe (1), l'armoise, le safran, le borax, le genièvre, aucune d'elles n'a jamais pu produire l'avortement (2). Il n'en faut pas moins noter qu'elles doivent à cette espèce de notoriété d'être employées par nombre de femmes, et d'être mêmes conseillées par certaines personnes dans une intention coupable au début de la grossesse. C'est à ce titre qu'elles figurent dans la matière médicale dont on trouve pourvus ceux qui font en quelque sorte profession de l'avortement.

Il est cependant quelques substances qui, à tort ou à raison, paraissent plus spécialement posséder les propriétés abortives qu'on leur attribue, et dont le crime cherche à utiliser l'emploi. Je n'entends pas parler des poisons énergiques de toute espèce, arsenic, mercure, sulfate de cuivre, cantharides, qui, en portant dans l'organisme de la mère une perturbation soudaine et profonde, doivent entraîner presque nécessairement la mort et parfois l'expulsion prématurée du fœtus ; mais

---

(1) Dussier (*Etude expérimentale sur l'absinthe, particulièrement au point de vue de l'action abortive*, thèse de Montpellier, 1899), n'a pu obtenir l'avortement des lapines, des chattes, des cobayes auxquelles il administrait l'essence d'absinthe ou la liqueur d'absinthe Pernod.

(2) Herm. Freid. Teichmeyer, *Inst. med. leg.*, Jena, 1762, p. 75. — Andr. Buchner, *Dissert. num dentur medicamenta quæ abortum simpliciter promovent*. Halae, 1746, — Fodéré, *Traité de méd. lég.*, Paris, 1831, t. IV, p. 428.

de ces substances qui, dans certaines conditions,semblent
exercer sur la matrice une action spécifique, *l'iode,
l'if, la sabine, la rue, l'ergot de seigle*. Pour ces substances
même, il importe de se prononcer avec réserve, et de ne
leur attribuer qu'avec restriction une véritable puissance
abortive. Plus d'un auteur est tenté, de la nier
absolument, et il est permis de se retrancher derrière
l'opinion d'Ollivier (d'Angers), qui dit : « Cette action
spéciale de certaines substances médicamenteuses, dites
abortives, est encore loin d'être démontrée (1). » Dans
la généralité, je n'hésite pas à adhérer à ce principe. Mais,
en fait, on ne peut se dispenser de tenir compte de certaines observations qui, dans leur rareté même, portent
une lumière nouvelle sur cette intéressante question.

Iodure de potassium. — Un herboriste de Marseille
avait administré à une femme enceinte de quatre mois
une potion contenant 4 grammes d'iodure de potassium pour 150 grammes de véhicule (2). Après l'ingestion de la première cuillerée, cette femme ressentit
de la chaleur à l'épigastre. Le soir, ce symptôme redoubla
après la seconde cuillerée. Le lendemain, après la troisième, une perte de sang se déclare. Une quatrième cuillerée est néanmoins donnée le soir, et une cinquième le
lendemain matin. Ce jour-là les signes de l'avortement
étaient déclarés. Ce fait, qui aurait besoin sans doute
de confirmation, emprunte cependant une valeur réelle
aux propriétés emménagogues bien connues, et pour
moi non douteuses, de l'iode et de ses préparations.
L'iodure de potassium a d'ailleurs été considéré, dans
ce cas, comme la cause directe de l'avortement, par

(1) Ollivier (d'Angers), *Mémoire et consultation médico-légale sur l'avortement provoqué.* (*Annales d'hyg. et de méd. lég.*, 1839, t. XXII, p. 109.)
(2) *Presse médicale de Marseille*, 1858, nᵒˢ 7 et 9.

les professeurs de Montpellier, René, Dumas et Fuster, appelés en qualité d'experts dans l'enquête médico-légale à laquelle il donna lieu.

If. — Chevallier, Duchesne et Reynal (1) ont rapporté deux observations de tentatives d'avortement suivies de mort par ingestion d'un breuvage préparé avec le suc des feuilles de l'if (*taxus baccata*). Dans ces deux cas d'empoisonnement, dont nous donnons le récit, l'expulsion du produit de conception n'eut pas lieu. Il en fut de même dans une expérience, faite par ces observateurs, sur une chienne, âgée de trois ans, à cent jours environ de gestation, qui mourut au bout de trente-six heures, ayant présenté seulement, dans les dernières heures, un léger écoulement par la vulve, mais sans avoir mis bas et sans avoir offert « ces contractions des muscles et des flancs, que l'on observe quand on administre un médicament ayant une action spéciale sur l'utérus ». L'if semble donc ne devoir être considéré que comme un poison dont les propriétés emménagogues et abortives seraient au moins fort secondaires. Le fait cité par le vétérinaire Dujardin, d'une jument pleine de sept mois, qui, foudroyée par l'ingestion d'une grande quantité de branches d'if, expulsa en mourant le fœtus et ses enveloppes, ne saurait modifier la conclusion qui précède.

Sabine. — La *sabine*, dans le petit nombre de cas où ses effets ont pu être bien observés, est loin d'avoir eu des effets constants. Je ne m'arrête pas à ce récit de Mauriceau (2) concernant une femme qui aurait avorté

---

(1) Chevallier, Duchesne et Reynal, *Mémoires sur l'if et ses propriétés toxiques.* (*Annales d'hygiène et de médecine légale.* 2ᵉ série, 1855, t. IV, p. 94 et 335).

(2) Mauriceau, *Des maladies des femmes grosses et accouchées.* Obs. 673.

pour avoir marché dans un jardin sur un plan de sabine.

Fodéré (1) rapporte le fait d'une femme enceinte de sept mois qui, ayant avalé une pleine écuelle de vin dans laquelle il y avait une forte dose de sabine en poudre, sentit dans les entrailles une chaleur cuisante accompagnée de vomissements et d'une fièvre violente qui dura plus de quinze jours, sans que pour cela la grossesse cessât de parcourir jusqu'au terme son cours régulier.

J'ai cité l'observation qui m'est personnelle de l'emploi inutilement fait pendant plusieurs jours de suite par une femme enceinte de deux mois et demi, de dix à quarante gouttes d'essence de sabine qui n'amenèrent que quelques tranchées passagères et des nausées non suivies de vomissements. Il n'est sans doute pas impossible d'opposer à ces faits négatifs des cas dans lesquels l'usage d'une préparation de sabine ait amené l'expulsion du fœtus.

Murray rapporte l'exemple d'une femme de trente ans qui, ayant pris une infusion de cette plante, éprouva des vomissements affreux et continuels, et avorta au bout de quelques jours à la suite de douleurs violentes. Une hémorragie abondante causa promptement la mort, et l'on trouva sur le cadavre la vésicule du fiel rompue et les intestins enflammés.

J'ai cité l'observation du docteur Letheby qui présente un fait analogue de terminaison funeste après l'ingestion de la sabine, et avec imminence d'avortement. Ces cas ne peuvent être révoqués en doute, mais si on les rapproche des expériences faites par Orfila sur les propriétés vénéneuses de cette substance (2), on voit qu'elle détermine une violente inflammation du tube digestif,

(1) Fodéré, *Traité de médecine légale*, Paris, 1813, t. IV.
(2) Orfila, *Toxicologie générale*, 5ᵉ édit., Paris, 1852, t. II, p. 130.

des troubles graves du côté du système nerveux, et que son action ne diffère pas sensiblement d'un empoisonnement aigu dans lequel la contraction de l'utérus et l'avortement ne surviendraient guère que comme conséquence extrême d'un désordre général qui est porté jusqu'à la mort.

Quoi qu'il en soit, on comprend qu'il y ait un grand intérêt à retrouver les traces de l'ingestion de la sabine ou de telle autre préparation abortive. Malheureusement il n'existe à cet égard dans la science que des données bien insuffisantes. Les symptômes qui peuvent éveiller l'attention sur le fait même de l'administration de la sabine sont ceux que nous avons indiqués déjà : nausées, vomissements, douleur violente à l'estomac et dans les entrailles, abattement profond alternant avec convulsions ; ils ne diffèrent pas, comme on le voit, des signes de la gastrite aiguë par empoisonnement. Suivant la dose ingérée, les accidents ont une intensité de plus en plus grande, et peuvent amener même la mort d'une. manière rapide. Les lésions càdavériques n'ont par elles-mêmes rien de plus caractéristique ; cependant, dans toutes les expériences d'Orfila on trouve des signes évidents de phlogose, parfois même de désorganisation de la muqueuse gastrique au voisinage du pylore, consistant plus spécialement, comme on l'observe d'ailleurs dans d'autres empoisonnements, en plaques rouges ou brunâtres isolées, formées tantôt par une simple infiltration sanguine, tantôt par une sorte d'escarre. La congestion cérébrale et pulmonaire, qui a été notée également, paraît moins constante.

Quant à la recherche de la sabine dans les organes, elle n'offre pas moins de difficultés. En général, on doit surtout s'attacher à retrouver la substance en nature, et il importe de connaître exactement à cet effet les

formes sous lesquelles elle est le plus ordinairement
administrée. Pour la sabine, c'est la plupart du temps
en poudre sèche, ou sous forme d'huile ou plus rarement
d'essence. Il n'est pas impossible de retirer des liquides
contenus dans l'estomac ou dans le tube digestif l'une
ou l'autre de ces préparations, soit par la distillation,
soit par l'évaporation. Pour en reconnaître la nature,
la méthode la plus sûre est ensuite de comparer les
produits avec la substance elle-même, préalablement
préparée et examinée sous ces diverses formes. En
s'aidant de l'examen microscopique et des caractères
physiques tirés de l'odeur, de la saveur, de la couleur ;
en recourant même au besoin à des expériences faites
sur les animaux vivants avec les liqueurs extraites
du cadavre, on peut arriver à constater de la manière la
plus positive la présence de la substance vénéneuse et
abortive que l'on recherche.

Rue. — La *rue*, dans son action spécifique sur l'utérus, a été l'objet d'une étude plus complète que la
sabine, et l'on doit au docteur Hélie (de Nantes) (1) des
observations fort intéressantes qui mettent hors de
doute la propriété abortive de cette plante.

Hamelin a consigné les résultats très intéressants
d'expériences entreprises sur les animaux ; ces expériences complètent les observations de Hélie (de Nantes).
Sur des lapines il a réussi à provoquer l'avortement.
« L'époque de l'avortement, dit-il, et les conditions
dans lesquelles il s'est produit, n'ont rien de constant.
L'avortement a eu lieu trente-six heures après une
première injection, et douze heures après une deuxième,
chez une lapine qui a succombé ; soixante heures environ

(1) Hélie (de Nantes), *De l'action vénéneuse de la rue, et de son influence
sur la grossesse.* (*Annales d'hygiène et de médecine légale*, t. XX, p. 180, 1838.)

après la dernière administration de rue, chez une autre qui ne parut pas s'en ressentir ; et la mort survint chez une troisième lapine également pleine, huit à dix heures après la prise de la rue, cette fois sans avortement. Cette dernière mourut dans le collapsus, tandis qu'aucune altération de leur santé ne se manifestait chez les deux autres » (1).

L'avortement peut donc se produire chez les animaux ainsi que Hélie l'avait observé chez les femmes.

Hamelin résume ainsi l'action de la rue : « En résumant cet ensemble de faits, on voit que la rue, chez les animaux mis en expérience, a exercé une action locale peu accentuée sur l'estomac, plus marquée sur le duodénum et la première partie de l'intestin grêle ; qu'elle a provoqué d'abord une élévation de la température suivie d'une dépression allant jusqu'au collapsus, dépression primitive, après des doses très élevées, et que la circulation et la respiration n'ont été modifiées que dans une faible proportion, quoique cependant la diminution de leur rythme ait été ordinairement constatée parallèlement à l'abaissement de la température ; que l'action sur le système nerveux a généralement été stupéfiante, surtout avec l'huile essentielle, et dans quelques cas a été convulsivante (chez les lapines seulement) ; que l'avortement s'est produit surtout dans la période du collapsus, tantôt avec les organes génitaux congestionnés (dans un cas très probablement à la suite d'asphyxie), tantôt avec ceux-ci anémiés ; enfin que la mort est survenue au milieu du désordre extrême de la circulation et de la respiration, ou par le progrès du collapsus nerveux, et que, lorsque l'animal en réchappait, il gardait une soif vive, avec grand appétit,

______

(1) Hamelin (de Montpellier), *Dict. encyclopédique des sciences médicales*, 1877, art. Rue.

indice non douteux de la lésion du tube digestif. »

Il est d'usage, dit Hélie, parmi les femmes qui emploient la rue dans le but de se procurer un avortement, de commencer par des applications extérieures de feuilles fraîches, soit entières, soit à demi écrasées, pratique certainement impuissante à provoquer les contractions de l'utérus ; puis elles prennent des décoctions des feuilles ou de la racine de rue, et plus communément le suc exprimé des feuilles, parfois à des doses énormes. Toutes les parties de la plante possèdent les mêmes principes actifs, la racine peut en contenir un peu moins que les feuilles. La rue perd beaucoup de son activité par la dessiccation. C'est à l'état de plante fraîche qu'elle produit le plus d'accidents, c'est aussi dans cet état que l'emploient les malheureuses filles qui veulent détruire leur grossesse. Le suc et la décoction de rue fraîche produisent les mêmes effets et paraissent agir avec la même énergie.

J'ai cité les faits recueillis par le docteur Hélie.

La rue, dans les cas où elle a amené l'avortement, a toujours déterminé auparavant des symptômes d'une grande gravité portant spécialement sur le système nerveux, notamment des vertiges, des étourdissements, de la somnolence, des lipothymies, de la stupeur, un affaiblissement considérable des mouvements du cœur, accompagnés d'une douleur très vive dans l'estomac, de nausées et d'une tuméfaction toute particulière de la langue. Au bout d'un temps variable mais qui n'excède guère quarante-huit heures, on voit souvent des douleurs caractéristiques du côté de l'utérus et l'avortement s'opérer sans accidents spéciaux. Ce qu'il y a de plus remarquable dans les faits dont il s'agit, c'est que ce résultat a lieu indépendamment en quelque sorte de la violence et des symptômes généraux déterminés par l'ingestion de la rue. Contrairement à ce qu'on a vu pour la sabine, ce n'est pas seulement au moment de la mort et dans les dernières convulsions de l'agonie que l'avortement se produit ; c'est dans le cours même de l'empoisonnement spécifique et comme un de ses symptômes que la contraction de la matrice survient à la suite de l'administration de la rue. Les lésions cadavériques constatées dans les expériences d'Orfila, les seules qui puissent fournir quelques renseignements sur ce point, consistent simplement en une légère inflammation de la membrane muqueuse de l'estomac, c'est-à-dire qu'elles sont absolument insignifiantes et ne peuvent rendre compte des effets des préparations de rue sur le système nerveux et sur la matrice. Quant à la composition chimique de cette substance et aux recherches dont elle peut être l'objet après la mort, je ne peux que renvoyer à l'exposé des principes généraux que j'ai indiqués en parlant de la sabine.

Ergot de seigle. — *Ergot de seigle*, dont l'influence sur la contractilité de l'utérus ne saurait être contestée, soulève néanmoins des questions toutes spéciales. La place légitime qu'il occupe dans la place des accouchements, l'usage licite qu'en peuvent faire les sages-femmes elles-mêmes en feraient une arme bien dangereuse et en même temps bien difficile à saisir dans des mains criminelles, s'il était vrai qu'il possédât la propriété de provoquer directement l'avortement. Or, s'il est incontestable qu'il y joue un rôle, il importe au plus haut degré de bien fixer les limites de son action et de rechercher dans l'étude des faits jusqu'à quel point peut se prêter à des pratiques coupables une substance que l'on trouve presque toujours en provision dans les maisons d'accouchement à bon droit suspectes où s'exercent les perquisitions de la justice.

La science et en quelque sorte la jurisprudence médico-légale sont fixées sur ce sujet par le rapport fait à l'Académie de médecine en 1850 par Danyau (1); ce document, réclamé par le préfet de la Seine et consacré par le vote de l'Académie, a acquis un caractère véritablement officiel, et fixe à la fois la règle pratique et la doctrine scientifique touchant l'influence du seigle ergoté sur la vie des enfants et la santé des mères.

Je n'ai à envisager cette influence qu'au point de vue de la provocation directe de l'avortement par l'ergot de seigle. Je n'ai pas pour ma part rencontré un seul fait qui autorise à penser que cette action soit réelle. Un travail très bien fait du Dr Millet (2) conduit à la même conclusion. Au sujet des propriétés abortives de l'ergot, l'auteur de ce mémoire, couronné par l'Académie, cite cinq observations de fausses couches accidentelles déjà commencées, que l'ergot a terminées assez rapidement par l'avortement. Mais il reconnaît avec Chailly, Dieu, Stearns, Davier et autres, que dans un grand nombre de cas des femmes enceintes ont pris une assez grande quantité d'ergot en poudre, dans le but de se faire avorter, et qu'elles ont complètement échoué. M. Millet cite personnellement deux faits où des femmes au troisième et quatrième mois de la grossesse ont pris en vain 12 et 20 grammes d'ergot. Des expériences faites sur les animaux ont eu des résultats contradictoires rapportés par Dieu (3), Bonjean (de Chambéry) (4) et Wright (5). Pour Millet, il a constamment échoué sur des chiennes, des chattes et

_____

(1) Danyau, *Bulletin de l'Académie de médecine*, 1850, t. XVI, p. 6 à 30.
(2) Millet, *Du seigle ergoté considéré sous les rapports physiologique, obstétrical et de l'hygiène publique* (*Mémoire de l'Académie de médecine*. Paris, 1854, t. XVIII, p. 177).
(3) Dieu, *Traité de matière médicale*, t. II, p. 710.
(4) Bonjean, *Traité théorique et pratique de l'ergot de seigle*. Paris, 1845.
(5) Wright, *Edinburgh med. and surg Journal*, no 142.

des lapines. Sans attacher plus d'importance qu'il ne convient à ces faits qui ne peuvent avoir qu'une application éloignée à l'espèce humaine, il mérite néanmoins d'être notés.

L'opinion très explicite de Danyau à laquelle mes observations personnelles me conduisent à me rattacher, doit être consignée ici textuellement ; elle résout, nous l'avons dit, la question.

« Au premier rang des motifs qui ont rendu, dans le principe, le seigle ergoté suspect aux médecins et à l'autorité, il faut placer la crainte du criminel emploi qu'on en pourrait faire. N'était-ce pas un nouveau moyen abortif offert à la perversité, moyen plus redoutable encore que ceux jusqu'alors mis en usage, puisque les coupables, moins retenus par la crainte des accidents, et assurés de l'impunité du crime qui ne devait pas laisser de traces, auraient le champ libre, et ne connaîtraient plus de bornes à leurs entreprises? Ces appréhensions étaient au moins exagérées. Le seigle excite, réveille la contractilité de l'utérus quand, fatiguée, épuisée, elle sommeille ; il l'éveille difficilement, on a même cru longtemps qu'il ne pouvait l'éveiller quand elle n'a pas encore été mise en jeu. La rareté des avortements pendant les épidémies d'ergotisme n'était-elle pas un motif suffisant de sécurité? Mais plus tard, cette propriété qu'on avait longtemps déniée au seigle, il se trouva qu'il la possédait au moins à une époque avancée de la grossesse. C'est en la mettant à profit que, dans un assez grand nombre de cas déjà, l'accouchement a été provoqué avant terme. Ce que les maîtres de l'art ont opéré dans l'intérêt de la mère et de l'enfant, d'autres n'ont-ils pas pu le faire dans de criminelles intentions? Cette question paraît encore préoccuper l'autorité ; c'est ce qu'on peut au moins inférer d'un passage de la lettre de M. le préfet, qui ne mentionne pas, à la vérité, des faits bien précis. Nous ne pensons pas que le seigle puisse, sans aucun travail commencé, sans impulsion étrangère, sans manœuvre préalable, à lui seul enfin, mettre en jeu les contractions de l'utérus dans la première moitié de la grossesse, qui est celle pendant laquelle ce crime d'avortement est le plus souvent commis. Mais ce qu'il saurait accomplir tout seul, il peut au moins concourir à l'opérer, et nul doute que, dans ces ténébreuses manœuvres, il ne fasse partie des moyens employés, sinon à la destruction, du moins à l'expulsion des fœtus. Combien dès lors n'est-il pas regrettable qu'on ne puisse pas le rendre absolument inaccessible aux mains qui en font un criminel usage ?

J'ai rencontré fréquemment, et j'ai cité des cas dans lesquels, en effet, l'ergot intervient d'une manière très efficace, comme auxiliaire d'une opération directe dont il hâte le résultat.

Les effets généraux de l'ergot de seigle ne paraissent pas d'ailleurs de nature à éveiller l'attention d'une manière spéciale et diffèrent complètement des symptômes d'empoisonnement véritable que déterminent la rue et la sabine. Je laisse ici encore Danyau résumer et juger l'état de la science sur ce point de la question, à savoir l'influence du seigle ergoté sur la santé des mères.

« A dose médicamenteuse, ou, si je puis dire ainsi, obstétricale, c'est-à-dire à petites doses prises convenablement espacées, le seigle ergoté ne produit d'autre effet général sur la mère qu'une diminution plus ou moins marquée dans la fréquence du pouls (1). Encore ce résultat est-il loin d'être constant.

(1) Hardy, *Dublin Journal* et Mc Clintock and Hardy, *Pract. Observation on Midwifery*. — Arnal, *De l'action du seigle ergoté et de l'emploi de son extrait dans les cas d'hémorrhagie interne* (*Mémoires de l'Académie de médecine*. Paris, 1846, t. XIV, p. 408 et suiv.).

« Si quelques expérimentateurs (1) ont observé sur eux et sur d'autres des symptômes d'empoisonnement avec des doses qu'on ne peut considérer comme toxiques, administrées d'ailleurs en une seule fois, et non pendant une série de jours ; si le docteur Cusack (2) a vu chez trois femmes, auxquelles le seigle avait été donné à la dose de 1 gramme 1/2, de la stupeur, des épistaxis, etc., etc. ; si Fleetwod Churchill (3) a observé dans plusieurs cas, pour des doses de 3 grammes en trois fois d'heure en heure, une violente céphalalgie, du délire, une demi-stupeur et un ralentissement très notable du pouls, ces résultats n'en sont pas moins des exceptions très rares. Quant à l'ergotisme complet succédant à l'usage obstétrical du seigle, il semble presque impossible, quelles que soient les quantités ingérées. Suivant la remarque du docteur Arnal (4), une bonne partie de la substance, quand la dose est considérable et prise dans un très court espace de temps, ne fait que traverser le canal intestinal, et n'est point absorbée. Aussi le fait de Levrat-Perroton (5), relatif à une femme en travail chez laquelle l'ergotisme fut porté jusqu'à la gangrène des extrémités à la suite de plusieurs gros de seigle administrés par une sage-femme, est-il fort remarquable. Mais, unique peut-être, cette exception confirme mieux encore que les autres la règle générale. D'ailleurs quelques cas, assez concluants dans un autre sens, pourraient lui être opposés, en particulier celui de J. Paterson (6), qui, pour provoquer l'accouchement

<hr>

(1) Lorinser, *Arch. génér. de méd.*, 1828, 1re série, t. XVIII, p. 440.

(2) *Dublin Hospital Reports*, V. et Ingleby, *A practical Treatise. on uter. Hemorrhage*, London, 1882, p. 80.

(3) *London medic. Gazette*, novembre 1831, p. 223.

(4) Arnal, *De l'action du seigle ergoté*, etc., p. 424.

(5) Levrat-Perroton, *Gazette médicale de Paris*, 1838.

(6) J. Paterson, *London medic. Gazette*, t. XXIV, p. 332.

avant terme, fit prendre impunément à une femme plus
de 100 grammes d'ergot dans l'espace de quelques jours.
Tout en tenant compte de quelques faits très exceptionnels, nous pouvons donc redire ici, avec tous les accoucheurs, que l'usage du seigle ergoté dans la pratique
des accouchements, même à des doses un peu fortes, et
quelquefois de beaucoup supérieures à celles qui sont
généralement employées, n'expose les femmes à aucun
accident d'empoisonnement.

Les recherches qui auraient pour objet la constatation
de la présence d'ergot de seigle dans le tube digestif
des femmes mortes à la suite d'un avortement, pourraient être singulièrement simplifiées par la découverte
de petits fragments ou de poudre d'ergot que l'examen à
la loupe et au microscope suffirait à faire reconnaître.

La structure du tissu du seigle ergoté, dit Hofmann
(de Vienne) (1), quand elle n'est pas trop altérée par
la digestion, est tout à fait caractéristique. Elle consiste en cellules polygonales, très étroites, reliées intimement entre elles, et contenant une graisse incolore :
aussi la structure apparaît-elle bien plus nette, si on
traite le seigle ergoté par l'éther. Dans les cellules
des couches périphériques on trouve en outre une matière colorante violette, qui donne à la surface externe
du seigle ergoté sa coloration noir-violet si bien connue.
Cette matière colorante, que Draggendorff appelle
sclérérythrine, peut être retirée par l'alcool qui se colore
aussitôt en rouge par l'addition d'acide sulfurique Jacobi
et Bottcher. D'après Draggendorff (2), cette réaction
est encore plus nette, si on traite cette substance par
de l'alcool contenant de l'acide, qu'on y ajoute de l'eau,

(1) Hofmann (de Vienne), *Nouveaux Eléments de médecine légale*, traduction par le Dr Emmanuel Lévy. Paris, 1881, p. 157.
(2) Draggendorff, *Manuel de toxicologie*, traduit par Ritter. Paris, 1873.

qu'on l'agite avec de l'éther, qu'on évapore l'éther et qu'on se serve du résidu pour rechercher la réaction par l'acide sulfurique (solution rouge) ou par la potasse (solution violette). Une autre réaction consiste à traiter la substance avec une solution de potasse à froid. Il se forme, s'il y a du seigle ergoté, de la triméthyla-mine qui se reconnaît à son odeur particulière de sau-mure de hareng. L'odeur est plus forte si, après avoir ajouté de la potasse à la substance, on bouche le flacon et qu'on ne l'ouvre qu'après quelques minutes.

En résumé, si l'on cherche à se rendre compte des effets réels des substances réputées abortives, on voit que le plus grand nombre ne méritent pas cette quali-fication, que si l'action vénéneuse de l'if, de la sabine et surtout de la rue, se combine avec une sorte d'influ-ence spéciale sur la matrice, il n'en est pas ainsi de l'ergot de seigle, qui, impuissant à provoquer la con-tractilité de cet organe, n'agit sur elle que par une sorte de stimulation secondaire. On est ainsi conduit à reconnaître que, dans l'immense majorité des cas, les breuvages ne jouent qu'un rôle apparent dans la perpétration du crime d'avortement, et qu'il en faut chercher ailleurs les agents réels et directs.

On comprendra mieux la réserve avec laquelle je viens de poser et de discuter les questions médico-légales relatives à l'emploi ou aux effets de certaines sub-stances abortives, si l'on veut bien lire deux exemples que je vais citer. Si ces questions ne peuvent être évitées dans la plupart des affaires d'avortement, il appartient à l'expert de les replacer dans leur véritable jour et de soumettre au contrôle le plus sévère les faits à l'occasion desquels elles ont pu être soulevées.

Un individu qu'a frappé une condamnation de la Cour

d'assises de la Seine cumulait avec la profession de
pharmacien-herboriste la pratique des avortements.
Avant d'en venir à des manœuvres directes dans lesquelles une indigne matrone l'assistait et qui coûtèrent
la vie à deux femmes, il prescrivait à toutes les malheureuses qui s'adressaient à lui des fumigations locales
composées d'un mélange de 15 grammes de sabine, rue,
absinthe et armoise, avec 50 centigrammes de safran,
ainsi qu'une boisson formée d'une solution de bicarbo-
nate de soude et d'acide tartrique.

De pareilles substances, dont quelques-unes, la rue
et la sabine, peuvent être réputées abortives, employées
en fumigations, ne paraissent avoir aucun effet réel ; et
le moyen véritablement efficace était dans ce cas l'injection faite dans la matrice, qui agissait non par la
vertu des plantes qui la composaient, mais par le décollement mécanique des membranes de l'œuf sous la
pression de l'eau injectée dans la cavité utérine.

Nous avons été chargés, le docteur Danyau et moi, par
une commission rogatoire de M. le juge d'instruction de
Dinan (Côtes-du-Nord), de donner notre avis sur plusieurs questions médico-légales soulevées dans une
accusation d'avortement et qui, bien que relatives aux
effets de la sabine, peuvent être appliquées à l'emploi
des substances abortives en général. Des opinions contradictoires avaient été émises par plusieurs médecins,
et l'on en trouvera le sens en même temps que l'appréciation dans les réponses que nous avons données aux
questions qui nous étaient posées.

1º *L'ingestion de la sabine en poudre peut-elle déterminer l'avortement d'une femme enceinte? Dans le cas
de l'affirmative, quel est le mode d'action de cette substance ?*
Il est quelques substances qui paraissent plus spé-

cialement douées d'une propriété capable de produire l'expulsion prématurée du fœtus, sans que leur action soit clairement démontrée et nettement définie. La sabine est de ce nombre. Des faits qu'il n'est pas possible de révoquer en doute prouvent que diverses préparations de cette substance, administrée à différentes époques de la grossesse, ont pu, à la suite d'accidents très graves et même mortels, amener l'avortement dans l'espace de quelques jours. Ces effets seraient d'ailleurs loin d'être constants. Aux exemples cités par les premiers experts, nous pourrions en ajouter d'autres observés par nous-même, dans lesquels la sabine, administrée en assez forte dose et pendant plusieurs jours de suite, fut impuissante à déterminer l'avortement.

Quant à son mode d'action, tout ce qu'il est permis de dire, c'est que, dans les cas peu nombreux que la science possède, les symptômes qui ont suivi l'ingestion de la sabine ont consisté en nausées, vomissements, douleur violente à l'estomac et dans les entrailles, abattements profonds alternant avec les convulsions, et pouvant aller jusqu'à la mort, en laissant dans les organes les traces d'une violente inflammation. L'action de la sabine ne différerait donc pas sensiblement d'un empoisonnement aigu dans lequel les contractions de l'utérus et l'avortement ne seraient guère que la conséquence extrême d'un désordre général et profond portant à la fois sur les organes digestifs et sur le système nerveux.

2º Sans procurer l'avortement comme conséquence directe, l'ingestion de la sabine en poudre n'aurait-elle pas pour effet de déterminer un état morbide général chez la femme enceinte, état qui, en réagissant sur le fœtus empêcherait son développement, finirait par causer la mort dans le sein de sa mère et amènerait son expulsion dans les circonstances normales?

L'essai que nous avons fait du mode d'action de la sabine montre bien que cette substance peut déterminer chez la femme enceinte un état morbide général, d'où résultera dans certains cas une perturbation dans la circulation même de l'utérus et une brusque interruption de la grossesse. Mais, en outre que cette action est loin d'être constante, elle ne pourrait être admise que lorsqu'elle se manifeste par des symptômes appréciables. Elle ne peut, dans aucun cas, être opposée à titre de propriété spécifique qui s'exercerait d'une manière latente sur la mère et secondairement sur l'enfant qu'elle porte dans son sein. On ne peut donc pas se borner à dire, en thèse générale, que l'avortement peut être la conséquence indirecte de l'ingestion de la sabine. On ne peut pas davantage inférer de la mort du fœtus, et de son expulsion prématurée, même après l'administration d'une certaine dose de sabine, que cette substance a exercé une action vénéneuse sur le produit de la conception.

Il n'est permis de se former une opinion que d'après les circonstances particulières du fait, c'est à dire d'après les symptômes observés chez la mère, à l'époque où l'on suppose qu'elle aurait pris la préparation abortive, d'après les effets immédiats et consécutifs de cette ingestion. Ce sont ces principes qui ont dicté la troisième question qui nous est soumise et qui doivent inspirer notre réponse.

3° Peut-on expliquer par l'ingestion d'une substance abortive, telle que la sabine en poudre, les particularités de l'accouchement de la fille M..., apprises par la

déposition de la dame L..., la sage-femme, el les observa-
tions faites sur le cadavre de l'enfant par les deux hommes
de l'art qui ont fait la visite et l'autopsie?

La question se trouve ainsi ramenée à une question de fait, et ainsi qu'il convient dans toute expertise médico-légale, c'est seulement après les données de l'instruction et par l'appréciation des circonstances fournies par les témoignages que l'on doit en chercher la solution. Or, il y a à examiner, d'une part, l'état de la fille M... avant et après son accouchement, et d'une autre part, l'état du fœtus prématurément expulsé.

Sur le premier point bien des renseignements essentiels font nécessairement défaut ; si la fille M... assure qu'elle a pris plusieurs bouteilles dans le commencement de sa grossesse, si, d'un autre côté, elle a éprouvé à une époque déterminée des douleurs d'estomac et des coliques, il est néanmoins impossible de préciser la nature et la composition de ces breuvages et le rapport qui a pu exister entre l'usage que cette fille en avait fait et les symptômes d'ailleurs très légers qu'elle aurait éprouvés. Il est regrettable que le résidu de la bouteille saisie au domicile de l'inculpée n'ait pu être reconnu ; l'examen microscopique eût peut-être fourni sur ce point des lumières que la quantité minime du liquide ne permettait pas d'obtenir de l'analyse chimique.

Quant aux particularités mêmes de l'accouchement elles n'ont absolument rien de caractéristique, et, d'accord avec les premiers experts, nous n'y voyons que les circonstances habituelles d'une fausse couche dans laquelle un fœtus mort-né est expulsé.

L'état du cadavre, constaté par deux hommes de l'art et au moment même de la délivrance par la sage-femme, ne peut laisser de doute sur la décomposition du corps déjà commencée au sein même de la matrice.

La coloration violacée des téguments et notamment de
la tête, la facilité avec laquelle l'épiderme s'enlève,
jointe à l'odeur fétide et à la couleur verdâtre des eaux
qui se sont écoulées, ne peuvent laisser de doute sur
l'époque de la mort qui a certainement précédé de quelques jours l'expulsion. Mais il est un point sur lequel
nous devons nous arrêter. Nous voulons parler du dépérissement et de l'exiguïté du fœtus, attribués à l'influence nuisible qu'aurait exercé sur son développement la substance abortive prise par la mère. Cet état
de dépérissement n'est établi dans le procès-verbal
d'autopsie que par la comparaison du poids avec l'âge
présumé du fœtus. Ces calculs ne reposent sur aucune
base certaine, que rien n'est plus variable que le poids
du corps du fœtus aux différents âges de la vie intra-
utérine, et que de plus, dans le cas présent, l'âge n'est
pas suffisamment établi et que la mort anticipée et les
changements survenus depuis l'inhumation ont dû modifier l'apparence du cadavre de façon à rendre très
difficile et très obscure l'appréciation de ce prétendu
dépérissement et des causes auxquelles il doit être
attribué.

En résumant ces faits, les seuls qui ressortent soit
de l'enquête judiciaire, soit des constatations faites par
les hommes de l'art, on voit qu'il ne reste établi du côté
de l'inculpée que l'usage probable de quelques breuvages de nature indéterminée, l'apparition après un intervalle plus ou moins long de quelques symptômes
sans importance, et enfin un avortement dont les circonstances n'ont rien de significatif et qui ne peut être
rattaché avec certitude, soit par sa date, soit par ses
caractères, à l'action de telle substance abortive et notamment de la poudre de sabine.

Du côté du fœtus, on ne rencontre aucune particularité plus précise. Sa mort anticipée, qui ne peut être contestée, peut tenir à des causes multiples et très diverses, et rien dans l'état du cadavre ne permet à l'égard de ces causes même une conjecture. Le dépérissement du corps, quand même il serait établi d'une manière moins incertaine, ne pourrait encore être indiqué comme une preuve seulement probable de l'ingestion de la sabine et considéré comme l'effet secondaire et lent du poison qui, à travers la mère, serait venu miner la santé de l'enfant, arrêter son développement et le frapper de mort avant qu'il fût né.

Il ne peut donc y avoir en réalité, sur tous les points, que doute et incertitude, et la nature du liquide contenu dans la bouteille saisie chez la fille M... eût-elle été reconnue, l'emploi de la sabine par l'inculpée eût-il été avéré, on n'aurait pu encore regarder comme prouvé que telle fut la cause réelle de la mort de l'enfant et de l'avortement. Car il n'est que trop fréquent de voir dans ces sortes d'affaires employer d'abord sans succès des substances abortives et recourir plus tard à des manœuvres qui produisent l'avortement que les premières ont été impuissantes à provoquer.

De l'exposé des faits qui précèdent, de l'examen des pièces qui nous ont été communiquées et de la discussion à laquelle nous nous sommes livrés, M. Danyau et moi, nous avons conclu que : 1º l'ingestion de la sabine en poudre peut, non pas constamment, mais dans certains cas, déterminer l'avortement d'une femme enceinte en provoquant chez la femme des symptômes d'inflammation violente des organes digestifs et des troubles graves dont la mort peut être la suite ; 2º la maladie que la poudre de sabine développe chez la femme peut réagir sur le produit de la conception, détruire en lui les sources de la vie et en amener l'expulsion prématurée. Mais ces effets n'ont nullement le caractère d'un empoisonnement spécifique dont l'enfant serait victime sans que la mère s'en ressentît d'une manière appréciable ; 3° la grossesse et l'accouchement de la fille M... n'ont offert aucune circonstance qui fût de nature à établir d'une manière positive qu'elle ait fait usage d'une préparation de sabine : et l'état du cadavre du fœtus issu de cette fille ne présente aucun indice qui permette d'attribuer avec certitude sa mort ou son expulsion prématurée aux effets directs d'une substance abortive et notamment de poudre de sabine.

Marrube blanc (de la famille des Labiées). — MM. Vibert et G. Pouchet ont recherché si le marrube blanc possédait des propriétés abortives. Voici le résumé des expériences qu'ils ont faites pour contrôler les déclarations d'une femme poursuivie comme avorteuse (1).

Expérience I. — Un cobaye femelle avale en un jour 1 gramme d'extrait aqueux de marrube mélangé à ses aliments, deux jours après 1 gramme d'extrait alcoolique ; l'animal ne présente aucun trouble appréciable de la santé ; huit jours après il donne naissance à deux petits vigoureux, à terme, et qui ont survécu.

Expérience II. — Une lapine pleine est nourrie pendant deux jours uniquement avec du marrube (plante entière) qu'elle prend volontiers. Trois jours après, elle avale 4 grammes d'extrait aqueux mélangé à du son et à de l'avoine ; deux jours après, 4 grammes d'extrait alcoolique. Il n'en résulte aucun trouble de santé ; dix jours après la dernière dose, elle met bas huit petits à terme qui ont survécu tous pendant trois jours et dont cinq sont morts ensuite, sans doute faute de soins suffisants.

Expérience III. — Sur une chienne de petite taille qui manifeste une grande répugnance pour l'extrait alcoolique de marrube, qu'on n'a pu lui faire avaler qu'en le mélangeant à de la viande

(1) Ch. Vibert, *Précis de médecine légale*, 7e édition, Paris, 1907, p. 438.

donnée après un jeûne de trente-six heures ; la moitié seulement
a été prise, quatre jours après, en injections sous-cutanées de
1 centimètre cube d'huile essentielle de marrube. Cinq jours
après, l'animal met bas deux petits vigoureux, à terme, et qui
ont survécu.

Expérience IV. — Enfin une lapine non pleine a ingéré à deux
reprises, et à trois jours d'intervalle, 4 grammes d'extrait alcoolique, quelques jours après elle a reçu en injection sous-cutanée
1 centimètre cube d'huile essentielle. Comme les autres animaux
en expérience, cette lapine (qu'on avait cru pleine) n'a paru nullement malade, elle était encore en pleine santé deux mois après.

Des moyens directs employés pour procurer l'avortement.

Les moyens violents prévus par la loi qui punit
l'avortement, c'est-à-dire les manœuvres directes, sont
donc en réalité les principaux, sinon les seuls moyens
auxquels recourent les auteurs ordinaires de ces sortes
de crimes ; et c'est à les bien connaître que l'on doit
surtout attacher pour les poursuivre plus sûrement.

Une première remarque à faire, c'est que les procédés employés sont très peu variés et ne diffèrent guère
que par des points très secondaires ; et que, d'une autre
part, si dans certaines circonstances ils laissent des
traces matérielles évidentes, il peut très bien se faire
que l'on n'en trouve absolument aucune. Or, dans ce
dernier cas même, la justice, il est bon de le redire,
n'est pas désarmée pour peu que l'expert la guide dans
l'appréciation des moindres détails du fait et sache donner à chacun d'eux sa véritable signification. Les développements dans lesquels je vais entrer, rigoureusement déduits des observations que j'ai pu recueillir,
méritent à tous ces titres la plus sérieuse attention.

Ces manœuvres, considérées d'une manière générale, consistent toutes en opérations plus ou moins

grossières, pratiquées sur la matrice. Or, il n'est pas besoin de connaissances anatomiques ou physiologiques bien étendues ni même bien positives pour savoir que l'introduction d'un corps étranger dans l'intérieur de l'utérus chez une femme enceinte, et la lésion des membranes qui enveloppent le fœtus, pourront amener la mort ou du moins l'expulsion prématurée de celui-ci. Si une telle opération n'est pas toujours exempte de difficultés, si elle échoue souvent, il faut cependant reconnaître que, parmi ceux qui sont capables de la concevoir, il n'en est pas qui ne puissent l'exécuter, et qu'elle n'exige ni une main très assurée ni un appareil très compliqué.

Nous en connaissons les préliminaires : ces incertitudes sur la réalité de la grossesse, ces tentatives à l'aide des breuvages ou d'autres moyens, le grand parti décidé et enfin le marché débattu et arrêté ; dans une dernière visite l'opération est pratiquée. Souvent elle a été décidée en termes assez vagues, on a promis à la femme de « décrocher, de faire couler son enfant », et celle-ci peut rester dans l'ignorance des pratiques qu'elle aura à subir. Plusieurs fois auparavant, elle s'est soumise au toucher et peut croire qu'il en est ainsi lorsque le doigt, introduit dans les parties sexuelles, y conduit l'instrument à l'aide duquel le crime sera accompli. Dans quelques cas, en effet, l'opération est réduite à cette extrême simplicité, la femme reste debout, comme dans une exploration ordinaire. C'est ainsi que beaucoupde victimes soutiennent de la meilleure foi du monde que la sage-femme s'est bornée à leur introduire un doigt dans la matrice et que cette introduction n'a différé des précédentes que par les suites. De là aussi la question qui peut être posée à l'expert : à savoir s'il est possible que l'avortement soit pratiqué à l'aide de *la main seule.* Sans parler des cas d'arrachement où les doigts et les ongles sont transformés en armes tranchantes et acérées, il est permis de dire que, si dans les conditions ordinaires, le doigt ne peut être introduit dans l'intérieur de la matrice et atteindre l'œuf, il peut se faire que, l'utérus étant fortement abaissé, le col mou et entr'ouvert, le doigt puisse arriver jusqu'aux membranes et les décoller ou même les déchirer, et suffire ainsi à procurer l'avortement.

Ce sera là, toutefois, un cas tout exceptionnel : le plus ordinairement l'opération exige *l'emploi d'un instrument,* dont la nature est, du reste, aussi simple en général que variable. Il s'en faut de beaucoup que les criminels aient recours, ainsi qu'on le croit généralement, à des instruments spéciaux, tels que sondes à dard ou autres dont la possession, on le comprend, serait trop compromettante. Tout est bon au contraire ; les armes les moins suspectes sont les préférées, et il semble à cet égard que le génie du crime suggère les inventions les plus inattendues. J'ai dit que l'une empruntait les tringles de ses rideaux ; pour d'autres, des aiguilles à tricoter de bois ou de fer, une simple plume d'oie, un cure-dent, une épingle de châle, une épingle à cheveux, une baguette suffisent. J'ai été consulté par un honorable confrère de Vassy, sur un cas dans lequel un avortement avait été pratiqué à l'aide d'une broche de fer et d'un fuseau sur lesquels il s'agissait de reconnaître des taches de sang et de mucus. Cependant il y a des cas où le procédé employé a quelque chose de plus chirurgical. Le spéculum préalablement appliqué éclaire la voie et trace un passage, soit à un stylet mousse ou piquant, soit à une sonde. Dans des cas plus rares, on a eu recours à une *éponge préparée* introduite dans la cavité du col.

Mais le moyen qui, depuis quelques années, tend à se répandre et à primer tous les autres, c'est l'*injection d'un liquide* faite dans l'intérieur de la matrice à l'aide d'une seringue munie d'une longue canule droite ou faiblement recourbée.

Dans la pratique médicale l'eau tiède a été employée en injections dans le but de provoquer l'accouchement prématuré dans la grossesse avancée. Le docteur Lazarewitch a publié douze cas dans lesquels l'injection de l'eau à 95° F. a amené des contractions de l'utérus et l'expulsion de son contenu (1). La période la plus précoce à laquelle le Dr Lazarewitch a employé l'eau est la trentième semaine de la grossesse ; mais dans la plupart des cas les femmes avaient atteint la trente-sixième. C'est une période beaucoup plus avancée que celle à laquelle l'avortement est communément tenté dans un but criminel, laquelle est aux environs de la vingt-huitième semaine.

Le liquide injecté dans la matrice est en réalité insignifiant ; quelquefois composé, en vue de le rendre plus actif, de certaines substances réputées irritantes ou abortives. Je l'ai vu formé d'eau de savon, de vin de quinquina ou d'ergot de seigle. On conçoit que ces manœuvres, qui indiquent à elles seules un art plus consommé, supposent déjà des connaissances plus avancées, et doivent mettre l'expert plus en garde contre les excuses empruntées aux préceptes de l'art par des hommes indignes de parler en son nom.

Il suffit d'une canule que l'on introduit à travers le col de l'utérus, et dont on a adapté l'extrémité soit à une seringue, soit au tuyau d'un irrigateur Éguisier, soit même à ce petit injecteur vaginal qui consiste en une

---

(1) *Jahresbericht über die Leistungen und Fortschritte in der gesammen Medicin.* Berlin, 1868, Band II, p. 632.

boule et un tuyau de caoutchouc renfermés dans une
boîte de fer-blanc formant cuvette. Cet instrument
suffit parfaitement à faire pénétrer le liquide jusque
dans la matrice, comme on le verra plus loin dans
la relation médico-légale de l'affaire Thomas par le
Dr Vibert, que nous intercalons page 147. C'est l'instrument dont se servait la fille Thomas (1).

Cette fille prétend qu'elle introduisait la canule dans le
col, sans s'aider du spéculum, et même sans la guider sur
un autre doigt. Elle tenait l'instrument d'une seule main
et tâtonnait jusqu'à ce qu'elle le sentît s'enfoncer dans
le canal cervical. Toutes les clientes ont confirmé cette
déclaration, de sorte qu'elle est probablement exacte.
Cependant, en expérimentant sur des cadavres, M. le
Dr Vibert n'a jamais pu réussir à placer une canule dans
l'orifice du col en les manœuvrant d'une seule main.

La fille Thomas pratiquait la même opération sur
toutes ses clientes et toujours de la même façon. Il est
vrai que, manœuvrant à l'aveugle, elle était obligée de
promener la canule dans tous les sens jusqu'à ce que le
hasard lui fît rencontrer l'orifice cervical ; peut-être pro-
duisait-elle ainsi une excitation du col plus prolongée
chez certaines femmes que chez les autres. Mais il se
trouve justement que les quelques femmes que la fille
Thomas désigne comme ayant « la matrice de travers »
et très difficiles à opérer, pour lesquelles les manœuvres
ont été un peu plus longues, ne figurent pas parmi celles
qui ont été prises d'accidents nerveux. La quantité de
liquide injecté ne paraît pas non plus jouer un rôle important ; chez la fille Mogue l'injection n'a même pas été
faite. Notons enfin que les femmes dont M. Vibert a
donné l'observation ont à peine souffert, ce qui est con-

(1) Ch. Vibert, *Annales d'hygiène*, 1893. — Voir plus loin les observations.

traire à l'opinion de Tardieu et de M. Tourdes, qui pensent qu'il s'agit dans ces cas de syncope due à l'excès de la douleur.

Quant à la susceptibilité particulière de l'opérée, force est bien de l'admettre ; mais elle apparaît comme une disposition tout à fait isolée, sans relation avec un état permanent et général de vive impressionnabilité du système nerveux, et même comme une disposition variable d'un jour à l'autre. Nous verrons en effet que la fille M... et la fille R... éprouvent le malaise et l'état lypothymique décrits par M. Vibert après une injection, et ne l'éprouvent plus le surlendemain après une autre injection qui a été cependant efficace puisqu'elle a été suivie d'avortement à bref délai (1).

La fille Mogue et les autres femmes dont nous emprunterons l'observation à la relation médico-légale de l'affaire Thomas par M. Vibert, ne paraissaient nullement nerveuses, il n'y avait pas dans leur santé générale ou dans l'état de l'utérus de particularité à noter. Plus de la moitié de ces femmes avaient eu déjà plusieurs accouchements à terme qui s'étaient effectués sans incidents.

Peut-être cette aptitude à réagir ainsi envers une excitation, en somme minime, de l'utérus, est-elle liée, au moins en partie, à des conditions physiologiques momentanées, tout à fait transitoires, à une période de grande activité des centres nerveux qui président à la digestion ou à telle autre fonction. Cette hypothèse est suggérée à M. Vibert par l'histoire de la fille Mogue. Le jour où elle s'est fait opérer, cette fille, qui est cuisinière, avait déjeuné beaucoup plus tard que d'habitude et très copieusement. Une heure après, elle était avertie que la fille Thomas est prête à l'opérer ; elle se décide à aller de suite au rendez-vous qui lui était donné

____

(1) Voyez plus loin les observations de M. Vibert.

à l'improviste, et elle s'y rend en toute hâte, car elle ne pouvait s'absenter longtemps en raison de son service. Il faisait une chaleur étouffante, paraît-il, dans la chambre où l'attendait la fille Thomas, parce qu'on y soignait deux enfants atteints de rougeole. Il y a bien des circonstances qui ont contribué sans doute à créer un état physiologique particulier : l'émotion, la hâte, l'action de la chaleur, et surtout la période digestive. M. Vibert est porté à croire en effet que cette dernière condition joue un rôle important ; il n'a pu savoir si elle existait chez les autres femmes dont il s'agit ici ; mais il l'avait notée autrefois déjà dans trois cas de mort subite survenue par le même mécanisme que chez la fille Mogue. Il s'agissait d'individus ayant reçu un coup de pied dans l'abdomen, sans lésions matérielles d'aucun organe, tombant presque aussitôt sans connaissance et succombant très rapidement. Tous trois étaient en pleine période digestive, ayant mangé copieusement de une à trois heures auparavant.

M. Vibert ajoute encore quelques remarques sur les conditions dans lesquelles se sont produits les avortements provoqués par la fille Thomas et sur les conséquences qu'ils ont eues.

Il aurait été intéresssant de noter combien de temps après l'opération s'effectuait l'avortement. Mais les renseignements que M. Vibert a cherché à obtenir sur ce point manquent de précision. Certaines femmes ne se souvenaient pas exactement de ce détail ; d'autres ont reçu plusieurs injections, parfois à intervalles très rapprochés, et l'on peut douter que la dernière seule ait été efficace. Il semble bien cependant que d'une manière générale l'avortement s'est produit dans un délai très court. Chez plus de la moitié des femmes, l'écoulement sanguin aurait commencé dans les vingt-quatre heures

qui ont suivi l'opération, et le plus souvent six à huit
heures après. Cinq d'entre elles (dont trois n'ayant reçu
qu'une seule injection) affirment que la perte sanguine a
débuté au bout d'une heure, pour continuer sans interruption pendant quelques jours. Il est vrai que dans
aucun de ces cinq cas, on ne saurait affirmer qu'il s'agissait bien d'un avortement et non pas d'un simple écoulement menstruel. Le délai de trois à quatre jours est
encore assez fréquent. Dans un cas, ce délai aurait été
de dix jours, dans deux autres de quinze jours, et dans
ces trois cas il est bien probable qu'il s'agissait réellement d'un avortement, car les femmes disent avoir rendu
soit « des peaux », soit « une petite boule », et cette
expulsion avait été précédée de coliques et de maux de
reins, lesquels avaient débuté plusieurs jours avant le
commencement de la perte. Dans cinq cas le délai
aurait dépassé un mois, mais ici il paraît douteux que
l'avortement ait été provoqué par l'opération. La chose
n'est peut-être pas impossible ; mais il ne semble pas
permis de l'affirmer dans une expertise médico-légale.

Les coliques, les maux de reins, paraissent avoir
débuté tantôt un peu avant, tantôt un peu après l'écoulement sanguin. Ces douleurs ont été plus ou moins
violentes, plus ou moins prolongées sans que l'on puisse
attribuer ces différences à l'époque plus ou moins avancée de la grossesse. On trouve à peine quatre ou cinq
femmes paraissant avoir été sérieusement malades du
fait de l'avortement, c'est-à-dire fébricitantes et obligées
de garder le lit pendant plusieurs jours.

Cependant, sur les soixante-douze femmes examinées
par M. Vibert, il en a trouvé vingt-quatre (c'est-à-dire
exactement un tiers) atteintes de métrite, caractérisée
par des signes objectifs bien nets. C'est là une proportion assez élevée pour qu'on puisse croire que chez beau-

coup de ces femmes, la métrite a été provoquée par les manœuvres abortives. D'ailleurs on comprend facilement que l'opération telle que la pratiquait la fille Thomas, avec un instrument qui n'était sans doute pas souvent nettoyé, et avec de l'eau ou un autre liquide dont on ne songeait nullement à vérifier la pureté, était bien de nature à provoquer une infection des organes génitaux. Chez les clientes de la fille Thomas, du moins chez celles que M. Vibert a vues, l'infection ne semble pas s'être jamais généralisée. Il n'en est pas toujours ainsi, et il a eu plusieurs fois l'occasion de voir une infection puerpérale mortelle ou très grave, occasionnée par des manœuvres abortives qui n'avaient pas cependant produit de lésions visibles des organes génitaux.

Les criminels emploient souvent pour l'injection un liquide irritant ou légèrement caustique, mais cette précaution est inutile, et l'eau simple suffit à obtenir le but qu'on se propose ; en pénétrant avec une certaine force dans la matrice, elle décolle l'œuf de proche en proche et détruit ses connexions avec la paroi utérine ; l'expulsion de l'œuf a lieu presque infailliblement.

Tous autres moyens capables de provoquer les contractions des fibres utérines peuvent évidemment amener l'avortement.

L'électricité agirait de la sorte. Je dois au docteur Devouges, de Corbeil, la connaissance d'un fait très inattendu. Je reproduis textuellement les termes de la lettre qu'il m'écrivait à ce sujet, à la date du 14 mars 1864 : « Une femme qui est accouchée clandestinement et a fait disparaître son enfant, accuse son patron, père de l'enfant, de l'avoir fait avorter au moyen de l'électrisation ; le tribunal de Corbeil me demanda si la chose est possible et si semblable fait s'est déjà produit. C'est surtout sur le second point que je vous prie de m'éclairer, et je vous demande s'il est à votre connaissance qu'une machine électrique quelconque ait été employée dans le but de provoquer un avortement.

« Pour le premier point, il ne me paraît pas douteux que l'homme en question n'ait essayé une machine électrique dans le but de provoquer un avortement ; mais il l'a fait de manière si maladroite qu'il ne pouvait arriver à son but, et il y a renoncé ; mais je ne doute pas qu'avec la machine employée, et qui a été soumise à mon examen (c'est une machine composée de deux couples de Bunsen renforcés par une bobine Ruhmkorff, et donnant des secousses musculaires d'une extrême énergie), je ne doute pas, dis-je, qu'il ne soit possible de provoquer un avortement, en employant convenablement, je vous demande pardon du mot, je veux dire en en faisant un emploi dicté par les connaissances physiologiques. » Je partageai complètement l'avis de M. Devouges sur ce fait dont je pus d'ailleurs lui citer un second exemple et que je crois unique. Je donnerai plus loin les rapports dressés à cette occasion par ce confrère.

Je mentionnerai ici, à titre seulement de curiosité, une pratique usitée en Chine, que M. le docteur A. Hureau de Villeneuve, dans son excellent travail sur l'accouchement dans la race jaune (1), expose en ces termes : « Je ne puis manquer de décrire un instrument nommé *hérisson*, employé par la lubricité des maris et dont l'usage amène les plus déplorables résultats, car il est une cause très fréquente d'avortement. *Herinaceus* pennæ anserinæ breviore barba confectus

---

(1) Hureau de Villeneuve, *Thèse de Paris*, 1863, p. 28.

est. Hæc barba pennæ caule evulsa in annulum barbillas hirsutas extrinsecus præbentem volvitur. Anulo clauso, fila xylina argento texta singulam barbillam ab aliis separant. Instrumentum tunc simile est millo aut collari clavis erectis munito. Hic annulus hirsutus in sulco, qui glandem et præputium interjacet, inseritur. Frictiones per coitum productæ magnum mucosæ membranæ vaginalis turgorem ac simul hujus cuniculi coarctationem tam maritis salacibus quæritatam afferunt. D'après les conseils d'hygiène donnés aux jeunes époux, cet instrument ne doit pas être employé lorsque la femme est enceinte, car la turgescence de la muqueuse amène fréquemment des hémorragies nuisibles au produit de la conception. Mais, contrairement à ce singulier avis, ce moyen est fréquemment employé pour produire l'avortement dans un but coupable. »

Des effets immédiats et consécutifs des manœuvres abortives.

Quel que soit le procédé employé dans les manœuvres abortives, il est excessivement important de noter avec soin les effets immédiats qu'elles déterminent. Par cela même qu'il s'agit le plus souvent pour les experts de contrôler les déclarations de femmes qui confessent leur complicité dans les pratiques criminelles dont elles sont trop souvent victimes, il ne faut rien négliger dans l'étude des faits et suivre pas à pas leur succession et leur enchaînement ordinaire.

La sensation qu'éprouvent les femmes au moment de l'introduction d'un instrument dans l'intérieur de la matrice et de la perforation des membranes est extrêmement variable, et les révélations qu'elles font à cet égard semblent tout à fait contradictoires. Quelques-unes, en

effet, ne ressentent presque rien, à peine une sensation
incommode qu'elles désignent sous le nom expressif de
farfouillement ; pour d'autres, c'est une simple piqûre ;
si c'est une injection qui a été faite, elles sentent un
liquide qui monte dans le corps, et n'accusent d'abord
qu'une douleur modérée ; mais, chez le plus grand
nombre, l'opération détermine instantanément une douleur violente, un déchirement dans le bas-ventre et
l'épigastre, suivi assez souvent d'attaque de nerfs ou
de défaillance, et de perte de connaissance complète.
Presque toujours il s'écoule une petite quantité de sang,
plus rarement un peu de liquide amniotique. A partir
de ce moment, si l'opération n'a pas manqué son but,
cas dans lequel les femmes conservent seulement pendant quelque temps des douleurs dans le bas-ventre et
dans les reins, le sang reparaît sous forme de pertes
de plus en plus répétées. Du reste, à moins d'accidents
immédiatement graves, les femmes sont contraintes à
des marches forcées et à un exercice qui est bien fait
pour aggraver les suites de l'opération. On comprend
que les véritables auteurs du crime ont hâte d'éloigner
celles dont la complicité est une accusation de plus ; et
comme rien ne s'oppose le plus souvent à ce qu'une
femme puisse se soutenir et marcher aussitôt après
avoir subi les manœuvres que je viens de décrire, on
s'empresse de lui conseiller de rentrer chez elle à pied.
La marche a en outre l'avantage de favoriser l'écoulement du sang et les contractions utérines, ce qui
explique pourquoi une longue promenade est ordinairement prescrite après l'opération aux femmes mêmes
qui doivent séjourner dans la maison d'accouchement.
Des bains prolongés et l'usage de l'ergot sont ordonnés
dans le même but.

La provocation de l'avortement par injection a pris,

dans ces derniers temps, une si grande importance que je crois devoir reproduire la description qu'en donnait dernièrement, dans un procès criminel jugé à Paris en 1867, l'une des accusées. Je cite ses propres paroles : « La femme avait à la main une seringue qui était armée d'une très longue canule. J'ai demandé si on allait m'enfoncer cela dans le ventre. — N'ayez pas peur, pas plus que cela, — et elle montrait la phalange du petit doigt. Outre la seringue, elle avait apporté dans une petite bouteille en verre gris un liquide blanchâtre qui ressemblait à de l'eau blanche. Cette femme me fit tenir debout contre la muraille les jambes très écartées, elle s'accroupit devant moi, cherchant d'une main l'ouverture de la matrice et de l'autre introduisit la canule en suivant son doigt resté dans le vagin. Elle donna deux injections, une d'abord et la seconde quelques minutes après. Pour savoir si elle devait donner la seconde elle attendit et examina une cuvette placée entre mes cuisses après l'injection pour recevoir l'eau qui s'écoulait. Si cette eau avait été accompagnée d'un peu de sang elle n'eût pas répété l'opération. Le soir vers neuf heures j'ai fait ma fausse couche en perdant beaucoup de sang. »

Le travail s'établit ainsi avec plus ou moins de rapidité, et l'expulsion du fœtus, annoncée par les douleurs caractéristiques de l'enfantement, a lieu à une époque qui varie, mais qu'il est très utile de préciser. Les faits d'accouchement prématuré artificiel peuvent ici être rapprochés avec intérêts des avortements, et l'on a ainsi une somme de faits qui permet des conclusions plus positives. Orfila, sur 34 cas d'accouchement provoqué, avait noté que le minimum de temps écoulé entre l'opération et l'expulsion était de treize heures et demie, et le maximum de six jours. J'ai constaté de mon côté, dans mes nombreuses observations, que l'avortement provo-

qué par des manœuvres criminelles directes, telles que
piqûre, perforation des membranes, avait eu lieu le
plus souvent dans les quatre jours qui les avaient suivies,
quelquefois immédiatement par le fait d'une dilacération complète, d'autres fois en moins de douze heures,
après vingt-quatre heures, après deux, trois ou quatre
jours. Le minimum et le maximum du temps écoulé
entre l'opération et la consommation de l'avortement
varient donc de cinq heures à onze jours ; mais, je le
répète, le résultat est obtenu le plus souvent à la suite
des manœuvres criminelles dans les quatre premiers
jours. S'il s'agit du procédé fréquemment employé
aujourd'hui, de l'injection intra-utérine, les choses
marchent plus vite encore. Après une seule injection,
si elle a réellement pénétré dans la cavité de la matrice,
les contractions de l'organe commencent très vite et
peuvent provoquer l'expulsion en quelques heures. Je ne
l'ai pas vue tarder au delà de dix-huit heures, et, dans
deux cas, je l'ai vue accomplie en six et huit heures.

Mais tout n'est pas terminé par la délivrance de la
femme ; c'est là, au contraire, que le danger commence
car c'est par leurs suites funestes que se trahissent en
général ces sortes de crimes. Leur étude offre par cette
seule raison un intérêt tout particulier au point de vue
médico-légal.

Hippocrate, ainsi que l'a justement rappelé M. Guardia dans quelques pages savantes que lui a inspirées la
seconde édition de cette étude (1), reconnaît les suites
funestes de l'avortement provoqué : « L'avortement,
dit-il, est bien plus dangereux que l'accouchement ; car
on ne parvient à détruire le produit de la conception
que par des moyens violents, soit qu'on emploie des

____

(1) Guardia, *Gazette médicale de Paris*, 1864, nᵒˢ 4 et 5, p. 72 et 86.

drogues ou des breuvages, soit qu'on ait recours à des moyens mécaniques ou de toute autre espèce. Or, la violence est funeste, d'autant que ces pratiques risquent fort de lacérer la matrice ou de l'irriter jusqu'à l'inflammation (1). »

Pour bien apprécier le caractère et la nature des accidents qui succèdent aux opérations abortives, il ne faut pas seulement comparer les suites de l'avortement avec celles de l'accouchement, comme on l'a fait trop souvent ; il convient de rapprocher l'avortement criminel, soit des fausses couches naturelles ou accidentelles, soit de l'avortement provoqué dans un but thérapeutique. La question posée dans ces termes ne saurait être douteuse, et l'on peut affirmer sans crainte que les suites de l'avortement criminel sont toujours plus graves et beaucoup plus constamment funestes que celles de toute autre espèce de fausse couche, en tenant compte d'ailleurs des circonstances diverses de constitution, de santé antérieure, d'époque de la grossesse et d'autres encore. L'opinion unanime des accoucheurs, d'accord avec les données de la pratique générale, donne une confirmation entière à ce fait que M. le Dr Passot a su faire ressortir (2).

Ce n'est pas qu'un très grand nombre de femmes n'échappent aux opérations destinées à procurer l'avortement ; mais combien conservent à leur suite une santé détruite, une irrégularité persistante dans la menstruation, des douleurs habituelles dans les reins et dans le ventre, et tout le cortège des maux qui accompagnent une inflammation de la matrice et de ses annexes

---

(1) Hippocrate, *Traité des maladies des femmes*, édit. Littré (*Œuvres*, t. VIII, p. 252).

(2) Passot, *Des dangers de l'avortement provoqué dans un but criminel* (*Gazette médicale de Lyon*, 1853).

et qui peuvent s'aggraver de la rétention du placenta. Il n'est pas de médecin qui ne sache à quel point sont fréquents ces faits, dont il est réduit seulement à soupçonner l'origine véritable. Mais sans arguer de ces suppositions, dont personne pourtant ne sera tenté de méconnaître le fondement, j'ai, dans les observations même que j'ai recueillies, des preuves plus positives à présenter.

Des 116 cas d'avortements criminels dans lesquels la terminaison a été exactement indiquée, 60 ont eu pour résultat une mort plus ou moins prompte. Si on a égard à la nature des faits, on ne peut nier que ces chiffres aient une certaine valeur, surtout lorsque l'on voit que sur 26 avortements provoqués médicalement et suivant les règles que j'ai citées, pas un seul n'a été suivi de mort. Devergie a écrit que chez les femmes qui succombent à un avortement, la mort est le résultat d'une phlegmasie de la matrice et du péritoine, ou d'une hémorragie coïncidant avec l'avortement, et qu'elle a lieu le plus ordinairement dans les trois jours qui suivent l'avortement. Cela n'est pas tout à fait exact. Il est certainement un autre genre de mort qui succède à l'avortement. Si le plus grand nombre meurent, en effet, soit d'une hémorragie foudroyante, soit d'une inflammation de la matrice et du péritoine, il en est qui sont emportées en quelques heures, ou même subitement, sans qu'à l'autopsie on puisse trouver une seule lésion à laquelle attribuer la mort. Sans doute dans ces cas, fort différents des morts subites observées chez les femmes récemment accouchées et attribuées à la migration brusque de caillots formés dans les vaisseaux, une syncope produite soit par l'excès de la douleur, soit par le saisissement moral qu'enfante la pensée du crime, est la véritable cause de la mort. A part ces cas,

qui sont rares, il est vrai de dire que les suites ordinaires de l'avortement provoqué par des manœuvres
violentes sont, en première ligne, l'hémorragie, et
ensuite l'inflammation suraiguë de la matrice et du
péritoine, dont les symptômes n'ont pas besoin d'être
rappelés ici, et qui n'auraient de particulier que la sou-
daineté et la violence de leur explosion.

Quant à la rapidité plus ou moins grande de la terminaison, elle varie nécessairement suivant la nature
des accidents qui la déterminent. Si elle est subite dans
les cas de syncope que j'ai rappelés, elle peut, lorsqu'elle résulte d'une métro-péritonite, survenir dans
l'espace de un à quatre jours ; rarement elle se fait
attendre jusqu'à sept et dix jours. L'hémorragie la
détermine en quelques heures. Il importe de faire
remarquer que l'injection intra-utérine est au moins
aussi dangereuse, sinon plus, que la perforation de
l'œuf. Les cas de mort survenus à la suite d'avortement
provoqué par ce procédé se multiplient : ceux que
j'ai cités donnent une idée très exacte des effets d'une
semblable opération. Dans quelques cas où les manœuvres, portées à la dernière violence, ont été jusqu'à
l'arrachement de la matrice, de ses annexes et des
intestins eux-mêmes, j'ai vu sans étonnement la mort,
qui semblerait devoir être immédiate, tarder une ou
plusieurs heures (1).

Je n'ai parlé jusqu'ici que des suites directement mortelles en quelque sorte. Mais lors même que les femmes

(1) Paul Dubois et Devergie, *Consultation sur un cas d'avortement
avec rupture du vagin, renversement de la matrice et sortie du corps de l'utérus à
travers les parties génitales* (*Annales d'hygiène et de médecine lég.*, t. XIX,
p. 425). — A Tardieu, *Mémoire pour servir à l'histoire médico-légale des
blessures mortelles dans lesquelles la cessation de la vie n'a pas été instantanée,
et des plaies par arrachement de l'utérus et des intestins* (*Annales d'hygiène
et de médecine légale*, t. XXXIX, p. 157).

résistent à l'opération elle-même et aux premiers accidents, elles peuvent contracter le germe d'affections
plus lentes, mais non moins graves, qui les mènent
aussi sûrement, mais plus tard, au tombeau. La formation de tumeurs dans les ovaires, ou de foyers purulents
dans le bassin, la dégénérescence cancéreuse de l'utérus, sont, dans certains cas, la conséquence éloignée,
mais très réelle, d'un ou de plusieurs avortements.
Tous les auteurs s'accordent sur ce point, qui ne saurait être douteux, lorsqu'on se reporte à l'origine même
de ces affections et à leur marche.

Les suites, soit immédiates, soit consécutives de
l'avortement, sont donc, en résumé, toujours plus ou
moins funestes, et l'expert, s'il veut donner à tous les
faits particuliers leur complète interprétation, doit être
bien pénétré de la nature des accidents prochains ou
éloignés que peut produire l'avortement.

Des constatations dont la femme peut être l'objet soit pendant la vie, soit après la mort, dans la recherche médico-légale des crimes d'avortement.

Si l'examen de l'état de la femme a lieu pendant la
vie, deux cas peuvent se présenter : ou bien la femme
peut être en apparence remise d'un avortement déjà
éloigné, ou elle est encore malade des suites récentes
ou anciennes de l'avortement. Dans le premier cas,
l'examen direct des organes ne permet guère qu'une
seule appréciation, qui est cependant fondamentale :
c'est celle de la réalité de la grossesse et de la délivrance.
Par cela même qu'il ne s'agit pas, en général, d'une
grossesse régulière qui aurait parcouru toute son évolution, les indices en sont ordinairement plus obscurs,
parfois même assez effacés pour qu'il soit nécessaire

d'apporter dans les investigations une attention plus persévérante et plus rigoureuse. Par cela même que les faits sont plus faciles à nier, il faut les constater de plus près.

J'ai eu, en 1867, à répondre à des questions posées p ar M. le président des assises de la Loire, à l'occasion d es conclusions négatives de deux médecins qui se croyaient fondés à repousser le soupçon d'avortement dans les circonstances suivantes. Une jeune fille de dix-sept ans et demi, dont la grossesse datait de deux mois au plus, aurait été soumise à une opération consistant dans l'introduction d'un instrument rigide, suivie d'une sensation de déchirement. Le sang reparut le même jour au bout de quelques heures. La visite faite sept mois plus tard montra aux experts la peau de l'abdomen lisse et tendue, sans éraillure, et le col utérin sain dans son intégrité complète ; l'orifice serré et étroit. C'est sur ces caractères extérieurs que les médecins s'étaient fondés pour rejeter l'idée d'une grossesse, oubliant que les caractères opposés, donnés comme signes d'une grossesse antérieure, ne se rencontrent que chez la femme *qui a eu un enfant* ; cas qui n'est nullement à comparer avec celui de la fille qui a mis au monde un avorton de six semaines à deux mois, et chez laquelle il n'y a pas à s'étonner de n'avoir trouvé après le long temps écoulé aucune trace apparente d'une si courte gestation.

Quant à rechercher dans la profondeur des organes les traces d'une opération, ni le toucher, ni même l'exploration à l'aide du spéculum ne peuvent fournir aucun résultat certain ; car, après peu de jours, une blessure de l'utérus ne serait plus distincte, et une déchirure cicatrisée pourrait être aussi bien expliquée par le fait même de la délivrance que par l'emploi criminel d'un

instrument vulnérant. Ce qui est bien plus important,
c'est d'interroger avec soin la femme, et sur les conditions générales de sa santé, et sur les circonstances
particulières de sa grossesse; enfin, si elle avoue, sur
les moindres détails des faits qui ont procédé, accompagné et suivi les tentatives ou les manœuvres abortives. En recueillant ainsi des déclarations précises,
l'expert pourra les contrôler, non seulement par les
données générales de la science, mais encore par la
constatation de l'état physique de la femme, qui lui
offrira bien souvent du côté des organes génitaux, ou
dans sa constitution tout entière, des symptômes qui,
s'ils n'appartiennent pas exclusivement à l'avortement
et n'en sont par les indices certains, doivent être néanmoins notés comme pouvant en être la conséquence ;
car c'est ainsi que doit être posée la question ; non plus
réduite à quelques indications négatives, mais agrandie
de toutes les données fournies par les circonstances de
fait antécédentes et actuelles qui peuvent se rattacher
à l'avortement.

Si c'est sur un cadavre que portent les recherches
médico-légales, pour être plus libres et plus étendues,
elles ne sont pas toujours plus faciles ni plus décisives.
En effet, si on laisse de côté pour un instant les piqüres
et les blessures apparentes de la matrice qui décèlent
par elles seules l'emploi d'un instrument vulnérant, on
se trouve en face d'altérations phlegmasiques du péritoine, de l'utérus ou des organes voisins, communes
à des maladies de nature et d'origine très différentes.
Pour peu que l'on regarde les choses avec plus d'attention qu'on a coutume de le faire, on saisira quelques
particularités, quelques caractères distinctifs, qui pourront être très légitimement mis à profit pour l'histoire
de l'avortement.

Je ne m'arrêterai pas aux signes de la mort par hémorragie qui peuvent exister seuls chez les femmes qui succombent à la suite de manœuvres abortives. Je ne reviendrai pas non plus sur l'absence possible de toute lésion ; je m'en tiendrai à l'étude de l'état de la matrice.

Étude de l'état de la matrice. — Un premier fait, qui est le principe même de toutes les autres constatations, c'est celui de la matrice plus ou moins récente d'un produit de conception. L'utérus doit en conserver les marques, quelquefois même il contiendra l'œuf non atteint par l'instrument, ou dont la mort a devancé l'expulsion ; mais dans l'un et l'autre cas nulle difficulté. Les lésions caractéristiques de l'inflammation du péritoine et de la matrice n'ont pas besoin d'être décrites. Mais le point sur lequel je veux insister, c'est la limitation des désordres que l'on trouve le plus ordinairement beaucoup plus marqués au col de la matrice que dans la cavité du corps, qui même, lorsqu'ils sont plus étendus, ne se généralisent pas comme dans la péritonite puerpérale qui suit l'accouchement à terme. Ce caractère me paraît avoir d'autant plus d'importance que je l'ai retrouvé plus frappant encore dans les cas où j'ai eu à constater les suites tardives d'un avortement déjà ancien. Un cancer consécutif à deux opérations abortives très douloureuses, occupait uniquement le col de la matrice, avec fistule vésico et recto-vaginale. Les désordres étaient tout à fait locaux, et le corps de l'utérus était intact. Dans un autre cas, il existait une métrite chronique, caractérisée par l'épaississement et le ramollissement de la membrane muqueuse qui sécrétait une matière sanieuse et putride. Le tissu de la matrice était, dans une portion de son étendue, manifestement ramolli et d'une couleur grisâtre, qui tranchait avec la consistance et la coloration du reste de l'organe. Autour de la matrice s'était formé un vaste foyer purulent qui se propageait jusque dans la gaine du muscle psoas. Dans un cas récent, le pus s'était fait jour par l'ombilic et la femme succombait après quatre mois à une métro-péritonite chronique avec fausses membranes indurées.

La forme de cette inflammation de l'utérus ne me semble pas moins caractéristique de la localisation des désordres circonvoisins. La métrite chronique simple, distincte de toute dégénérescence cancéreuse et si nettement tranchée, ne se concevait guère sans une cause directe analogue aux manœuvres abortives.

J'arrive aux faits plus tranchés dans lesquels les organes génitaux portent la trace matérielle des violences qu'ils ont subies. Que celles-ci consistent en simples piqûres, en déchirures, en perforations, elles ont toujours un caractère trop tranché pour qu'il soit possible de les méconnaître. C'est le plus souvent sur le col que l'on rencontre une ou plusieurs petites plaies plus ou moins régulières, qui tantôt pénètrent dans l'intérieur même de la matrice, tantôt se perdent dans l'épaisseur de ses parois. Leur trajet est indiqué par une infiltration ou un petit épanchement de sang coagulé dont il n'est pas sans intérêt de constater exactement l'état, car il peut servir à déterminer, d'après l'évolution déjà subie, l'époque à laquelle remonte la blessure. La perforation complète de l'utérus n'est pas très rare. On a vu la matrice tantôt déchirée par des perforations multiples qui y avaient déterminé une inflammation gangreneuse, tantôt dilacérée dans une grande étendue et largement ouverte, parfois, au contraire, traversée de part en part par un nombre plus ou moins considérable de petites piqûres. J'ai cité l'exemple d'une blessure semblable qui avait pénétré jusqu'à l'artère iliaque interne et, en l'ouvrant, avait déterminé une hémorragie foudroyante.

Les désordres ont atteint dans certains cas des proportions bien plus considérables et constituent de véritables mutilations. La matrice renversée, tirée au dehors, arrachée en totalité ou en partie, avec des lambeaux du vagin, du péritoine et des intestins eux-mêmes, atteste d'une manière si flagrante des violences criminelles, qu'à moins de circonstances tout à fait exceptionnelles, telles que la fureur insensée d'une maniaque portant la main sur elle-même, il ne peut y avoir d'hésitation pour l'expert qui doit seulement chercher, d'après l'examen de chaque cas particulier, à pénétrer toutes les circonstances de ces barbares manœuvres.

Des perforations de la matrice produites par des manœuvres abortives. — Les questions très diverses qui peuvent surgir à l'occasion d'une perforation de la matrice constatée sur le cadavre d'une femme, que l'on suppose victime d'un avortement, me font un devoir d'insister sur ce genre de lésions dont on trouvera parmi les observations qui terminent ce livre des exemples extrêmement curieux auxquels je prie le lecteur de se reporter et de s'attacher d'une manière particulière.

Il faut, en ce qui touche les perforations de la matrice produites par des manœuvres abortives, établir de la manière la plus précise : 1º que la lésion a bien réellement été faite pendant que la femme était encore vivante, et non, comme le prétendait un accusé dans l'un des cas que je citerai, par l'inadvertance des médecins chargés de l'autopsie cadavérique ; 2º que la perfo-

ration n'est pas le résultat d'un coup ou d'une chute accidentelle survenus pendant la grossesse plus ou moins
longtemps avant la mort ; 3º qu'elle ne constitue pas une
de ces ruptures spontanées qui, sous l'influence de
causes diverses, peuvent se produire par le seul effet
des contractions de l'utérus ; 4º que les accidents qui
ont précédé la mort et la mort elle-même sont bien les
conséquences de la blessure ; 5º et qu'enfin, en déter-
minant aussi exactement que possible l'époque à laquelle a eu lieu la perforation, on la voit correspondre
à celle que l'information assigne aux manœuvres
abortives.

- Ces différentes questions, à l'exception de la première
qui rentre dans l'histoire générale des blessures, ne
peuvent être résolues que par une connaissance positive
des signes tirés du mode de production des ruptures
spontanées de l'utérus, de la marche et de la terminaison
des symptômes qu'elles déterminent, et des caractères
anatomiques de la lésion qui les constitue, comparés
avec ceux des perforations que peut produire l'instrument introduit dans la matrice pour produire l'avortement. C'est ce double tableau que je vais essayer de
présenter comme un complément nécessaire de l'étude
médico-légale de l'avortement.

*Du mode de production des ruptures spontanées et des
perforations de l'utérus* (1). Je chercherai à montrer
dans quelles conditions se produisent le plus généralement les ruptures de l'utérus en rapprochant ces conditions de celles où l'on rencontre les perforations suites
d'avortement.

---

(1) Paul Dubois, *Dictionnaire de médecine*, Paris, 1846, t. XXX, p. 314,
art. UTÉRUS. — Duparcque, *Histoire complète des ruptures et des déchirures de l'utérus, du vagin et du périnée*, t. II. *Des maladies de la matrice*,
Paris, 1849. — Dezeimeris et Chassaignac, *Mémoires sur les ruptures de la
matrice*, dans l'*Expérience*, 1838, t. III, p. 241.

_ Une première remarque très importante à faire, c'est que les ruptures de l'utérus sont en réalité fort rares. La statistique met ce fait hors de doute. J. Clarke et Power ont compté seulement 20 ruptures sur 8 600 accouchements, et Sympson (1) 24 sur 15 823. Madame Lachapelle en rencontrait 1 ou 2 au plus par an sur 2 000 ou 2 500 accouchements (2). Je dois à l'obligeance du docteur Wieland, une statistique plus complète et bien autrement décisive, celle des ruptures de l'utérus observées pendant vingt années à la Maternité de Paris. De 1839 à 1848, sur un total de 31 560 accouchements, il ne s'est pas produit un seul cas de rupture de la matrice ; de 1848 à la fin de juin 1858, sur 38 299 accouchements il y a eu 11 ruptures de l'utérus, ainsi réparties: 1 en 1848 ; 1 en 1850 ; 1 en 1851 ; 1 en 1853 ; 2 en 1854 ; 1 dans chacune des quatre années qui suivent. Ainsi, il est permis de considérer cet accident comme tout à fait exceptionnel, et, par conséquent, de se montrer plus sévère dans les cas suspects sur l'origine et la nature de la lésion.

Mais ce qui est déjà plus caractéristique, c'est *l'époque de la gestation* à laquelle on observe les ruptures, quelle qu'en soit d'ailleurs la cause. Presque toutes ont lieu à terme pendant le travail même de l'accouchement. Quelques-unes pourtant ont été observées en dehors de tout travail d'expulsion du fœtus et à une distance plus ou moins éloignée du terme de la grossesse. Mais pour celles-ci, qui sont les plus intéressantes au point de vue qui nous occupe, l'étude des faits, d'ailleurs en

(1) Simpson, *Clinique obstétricale* et *gynécologique*, trad. par Chantreuil Paris, 1874, p. 410. — A. Mattei, *Des ruptures dans le travail de l'accouchement* (Thèse de concours, Paris, 1860).

(2) Madame Lachapelle, *Pratique de l'art des accouchements.* Paris, 1815, t. III, p. 8 et suiv. — Mabry, *Essai sur les lésions traumatiques que la femme peut éprouver pendant l'accouchement.* Thèse de Paris, 1855.

petit nombre, consignés dans la science montre que, d'une part, ils se rapportent aux derniers mois de la grossesse, à six mois au moins, et que, de l'autre, ils ont trait à des blessures extérieures, à des plaies-par des coups de cornes d'animaux, par des coups de feu, par des instruments aigus et tranchants (1), auxquelles le développement considérable de l'utérus gravide l'a rendu plus accessible. Il existe, il est vrai, quelques cas dans lesquels la rupture a été constatée à une époque moins avancée de la grossesse. Mais c'est toujours alors à la suite d'un accident grave, d'une contusion profonde, d'une pression brusque et très énergique, comme celle que produirait une chute d'un lieu élevé ou un écrasement.

Lorsque, dans les premiers mois de la grossesse, au moment d'une fausse couche ainsi que les auteurs en rapportent des exemples, on constate une déchirure de la matrice, il est permis de soupçonner une lésion produite par une opération abortive. Quelques-unes des observations citées sous le titre de ruptures spontanées, à deux et trois mois de gestation, pourraient bien n'être que des cas d'avortement criminel méconnus (2) ; on ne peut cependant nier que la matrice puisse se rompre en se contractant pour chasser un fœtus encore imparfait. Danyau a cité (3) le fait d'une femme qui, parvenue à cinq mois de grossesse, fit une fausse couche, immédiatement suivie d'une hémorragie mortelle, et chez laquelle on trouva une déchirure qui intéressait toute la hauteur du col et la partie supérieure du vagin. Il est bon de faire remarquer avec

(1) Voyez les travaux et mémoires déjà cités, notamment les premières observations rapportées par Dezeimeris et Chassaignac.

(2) Je signale particulièrement à ce point de vue la quinzième observation de Duparcque.

(3) Danyau, *Journal de chirurgie* de Malgaigne, Paris, t. I, p. 156, 1843.

Paul Dubois qu'on ne peut comprendre de pareilles lésions, à une époque aussi peu avancée de la grossesse, qu'autant que l'œuf est expulsé en bloc, par conséquent avec un volume égal et même supérieur à celui d'une tête de fœtus à terme.

Si l'on applique ces premières données à la distinction des ruptures spontanées et des perforations consécutives à l'avortement, on reconnaît que les premières se montrent surtout à une époque où précisément l'avortement est le plus rare, puisqu'on sait que c'est généralement pendant le troisième et le quatrième mois que ce crime est accompli. Ce n'est pas à dire que des violences criminelles de cette nature ne soient commises à une époque plus voisine du terme et au terme même, pendant le travail de l'accouchement, ainsi que le prouve le deuxième fait que je vais citer et plusieurs autres de mes observations. Pour celles-ci, c'est à d'autres considérations que celle de l'époque plus ou moins avancée de la gestation que l'on devra demander des éléments d'appréciation et de jugement.

En effet, quel que soit le moment où se produit la rupture ou la déchirure de la matrice, ce qu'il faut surtout examiner, ce sont les conditions mêmes de leur production. Celles-ci sont toujours faciles à saisir lorsqu'il s'agit, soit d'une confusion profonde ou d'une plaie pénétrante de l'abdomen avec lésion traumatique de l'utérus ; soit d'une de ces ruptures, dites à bon droit spontanées, qui rentrent dans les cadres tracés par Dezeimeris et Chassaignac, et dont la cause première apparaît tantôt dans une distension excessive avec amincissement des parois utérines, tantôt dans une altération préexistante du tissu de l'organe, telle qu'un ramollissement atrophique, apoplectiforme, inflammatoire ou gangreneux, ou quelque production hétéromorphe déposée en un point des parois de la matrice. Si l'on ajoute à ces conditions, en quelque sorte primordiales, les violences d'un puissant effort ou les contractions expultrices de l'utérus, on réalise dans leur généralité les circonstances les plus propres à en déterminer la rupture spontanée ou la déchirure. Les conditions essentielles manqueront nécessairement dans tous ou presque tous les cas d'opération abortive suivie de perforation. C'est à peine si l'on doit prévoir et réserver ceux dans lesquels la matrice préalablement malade subirait une opération abortive, sans cependant être atteinte par l'instrument, et se romprait ensuite par le fait des contractions qu'auraient provoquées les manœuvres criminelles. Une si fortuite coïncidence est trop douteuse et serait certainement trop rare pour mériter de nous arrêter.

Il est un autre ordre de ruptures spontanées bien moins dignes de fixer l'attention du médecin légiste : ce sont celles qui surviennent pendant le *travail d'un accouchement difficile*, soit par l'effort même des contractions utérines, soit par suite de manœuvres obstétricales mal dirigées. On comprend, en effet, combien plus aisément celles-là se prêtent à une explication naturelle, et peuvent être couvertes par l'impuissance prétendue de l'art ou par les difficultés insurmontables d'une opération nécessaire, éléments nouveaux que l'expert aura à apprécier, et dont un peu de réflexion lui permettra le plus souvent de reconnaître la portée.

Ce qui importe dans les cas de cette nature, c'est de faire préciser le plus possible par les témoins ou même par les accusés toutes les circonstances et jusqu'aux plus petites particularités de l'accouchement, qui devront être analysées et pesées dans tous leurs détails.

La contraction de l'utérus peut produire la rupture ou la déchirure du tissu utérin, toutes les fois qu'elle lutte avec énergie contre un obstacle absolument invincible, ou qui, susceptible d'être surmonté graduellement et à la longue, ne l'est pas tout de suite, à l'instant même, pour livrer passage au corps plus ou moins volumineux dont l'utérus s'efforce de se débarrasser. Tels seraient le rétrécissement du bassin ou l'étroitesse relative de ce canal dépendant du volume excessif ou de la situation vicieuse du fœtus. Tels sont encore les efforts de contractions utérines se développant tout à coup prématurément avec une énergie extrême avant que l'orifice fût suffisamment préparé et assoupli, surtout si elles sont compliquées de violents efforts de renversement du tronc en arrière ou de compression du ventre. Dans les 11 cas de rupture de l'utérus observés à la Maternité de 1848 à 1858, on a trouvé 7 fois le bassin vicié ; 3 fois une présentation vicieuse qui a exigé des manœuvres de version ou autres, enfin, 1 fois une altération du tissu utérin.

Le problème, on le voit, est parfaitement posé ; il s'agit pour l'expert de rechercher avec soin si quelques-unes des circonstances qui précèdent existent chez la femme dont la matrice perforée est soumise à son examen ; et si la lésion de cet organe peut être légitimement attribuée à l'une ou à l'autre de ces causes. Si le tissu de la matrice est sain, si aucune blessure extérieure ne l'a atteinte ; si, d'un autre côté, la bonne conformation du bassin, la présentation normale de l'enfant, la dilatation naturelle et régulière de l'orifice du col, laissent la voie libre au produit de la conception, il est impossible d'admettre que les contractions utérines, au lieu d'expulser le fardeau que la matrice renferme, déchirent les parois de l'organe. Et si, dans ces conditions, l'utérus est déchiré et perforé, la lésion devra être attribuée, avec toute vraisemblance, à une perforation par un instrument introduit dans l'intérieur de la matrice ou à un arrachement résultant de tractions violentes exercées sur le fœtus et ses annexes ou sur l'utérus lui-même.

Les circonstances propres à favoriser la rupture spontanée n'auraient pas besoin d'être toutes réunies dans un cas donné pour que l'accident se produisît spontanément. Ainsi on a vu des ruptures survenir alors que la dilatation de l'orifice utérin était complète ; l'obstacle contre lequel l'organe luttait jusqu'à se rompre était placé ailleurs, soit dans le bassin rétréci, soit dans le volume de la tête du fœtus ; tandis que, dans d'autres cas, c'est contre le col fermé et rigide avec un bassin bien conformé et un fœtus normalement développé que venaient échouer les contractions désordonnées de la matrice.

J'en citerai deux exemples qui feront bien comprendre à quel ordre de faits s'appliquent les observations qui précèdent.

Il s'agit d'une femme qui accouchait pour la troisième fois. La dilatation était presque complète ; mais le bassin rétréci ne permettait pas l'engagement de la tête. Paul Dubois termina l'accouchement par une version opérée sans beaucoup d'efforts. La femme succombait le lendemain, et à l'autopsie on trouvait une large ouverture irrégulière comprenant une partie de la face antérieure du vagin, toute la longueur de la face antérieure du col, puis une portion de la partie gauche du corps de l'utérus. Nous reviendrons sur les circonstances dans lesquelles s'est opérée la rupture pour en préciser l'époque exacte (1).

Le second fait est relatif à un accouchement rendu laborieux

____

(1) Observation recueillie par M. Taurin, *Bulletin de la Société anatomique*, t. XVIII, p. 63.

par le volume excessif de la tête d'un fœtus hydrocéphale, et qui, malgré une dilatation du col régulière et complète, ne peut être terminé par le professeur Nélaton qu'au moyen de la ponction du crâne et de la version. Une rupture presque longitudinale s'était faite au bord gauche de l'utérus longue de plus de 20 centimètres, à peu près linéaire, à bords un peu déchirés, commençant à un centimètre au-dessous du ligament rond, presque au niveau de l'insertion du vagin sur le col (1).

Combien ces faits diffèrent de ceux que j'ai cités à la fin de ce mémoire, dans lesquels la dilatation étant facile et complète et le bassin bien conformé, rien ne s'opposait à la libre sortie d'un fœtus de dimensions normales par les voies régulières, et qui ont présenté néanmoins des perforations et des déchirures de la matrice qu'il était impossible de rapporter à des contractions trop énergiques et de ne pas considérer comme l'effet de violences criminelles.

Si l'accusé appartient à la profession médicale, il rejettera sa faute sur le résultat funeste d'une opération obstétricale que la nécessité justifiait. Mais c'est précisément cette nécessité qu'il y aurait à justifier et dont les indications recherchées attentivement par l'expert feront absolument défaut dans les conditions où se présentent ordinairement les accusations d'avortement. S'il s'agit d'une personne étrangère à l'art, les violences dont elle s'est rendue coupable apparaissent sans motif comme sans excuse et ne peuvent embarrasser l'expert.

Un dernier mot sur les prétendues *ruptures spontanées*, invoquées par les individus livrés à la pratique criminelle des avortements ; ils se retranchent avec un cynisme égal derrière leur triste renom d'habileté qui

(1) Observation recueillie par M. E. Archambault, *Ibid*. Paris, 1850, t. XXV, p. 390.

ne serait guère compatible avec la grossière maladresse que révèle la perforation de la matrice. Mais il
ne faut pas s'y méprendre, ces perforations s'opèrent
plus facilement qu'on ne le pense, et ne sont pas toujours l'indice d'une extrême maladresse ; un instrument
introduit dans l'intérieur de la cavité utérine pour en
détacher les fongosités, manié par la main la plus
exercée, a pu, je le tiens de l'un des premiers chirurgiens de ce temps, traverser toute l'épaisseur de l'utérus
sans qu'on ait été averti autrement que par la saillie
de l'extrémité de la curette sous la paroi abdominale. A
plus forte raison, l'opération de l'avortement pratiquée
sur une matrice rendue plus vasculaire par la gestation
peut plus facilement encore dépasser la limite, d'ailleurs
mal connue et mal mesurée et faire pénétrer l'instrument
abortif à travers le tissu moins consistant de l'utérus.

*De la marche et de la terminaison des accidents pro-
duits par la perforation de la matrice et par les ruptures
spontanées.* — Il n'est pas sans intérêt, même au point
de vue de l'expertise médico-légale, de bien connaître les
symptômes de ruptures spontanées : et plus d'une question relative à la poursuite de l'avortement ne peut être
résolue que par une étude attentive de la marche et de
la terminaison des accidents qu'amène la rupture de
l'utérus, comparés avec les effets immédiats ou secondaires des perforations, suites de manœuvres abortives.
Je rappellerai à l'appui de cette remarque, l'importance
qu'a acquise, aux débats de la Cour d'assises de l'Aisne,
la détermination du moment précis où s'était opérée la
déchirure de la matrice et des signes qui pouvaient
servir à la fixer : c'est par ce côté que je crois utile
d'envisager la symptomatologie comparée des ruptures
et des perforations de la matrice.

On signale comme marquant l'instant où se produit la déchirure de l'utérus pendant le travail d'un accouchement difficile, une douleur très vive accompagnée ou précédée d'une sensation de déchirement et d'un bruit particulier. Le visage pâlit, se décompose, des hoquets, des nausées, des vomissements, des lipothymies, le refroidissement des extrémités, l'affaiblissement rapide et considérable du pouls annoncent une mort prochaine qui survient quelquefois après quelques heures. Mais les choses ne se passent pas toujours ainsi, même pour les ruptures qui surviennent pendant un accouchement à terme.

L'un des faits que je viens de rapporter a fourni à cet égard à Paul Dubois le sujet d'observations dignes d'intérêt. Le moment où s'était produite la déchirure était très difficile à préciser. La malade n'avait éprouvé aucun phénomène caractéristique ; ni le craquement interne, ni ce sentiment particulier de déchirure, ni syncope, ni trouble nerveux. Mais elle avait eu des hémorragies abondantes en nappe avant que la version fût opérée : elle avait ressenti une douleur vive, continue, dans le ventre, coïncidant avec une inertie utérine complète et une altération profonde de l'organisme. Paul Dubois pense que la rupture s'est opérée d'une manière lente, insensible, sourde. Il exclut l'idée de toute violence extérieure ; rien n'a été tenté au dehors de l'hôpital, car le col n'était pas dilaté ; les contractions utérines ont continué avec régularité jusqu'au moment de la dilatation complète du col, puis elles ont cessé tout à coup ; la rupture se serait donc produite au moment de la dilatation complète.

Cette interruption soudaine du travail est en réalité un signe excellent et tout à fait frappant du moment où se produit la rupture ou la perforation, car ici les efforts

de l'une et de l'autre se confondent. On verra que chez
la fille P..., sujet de l'une de nos observations, la tête,
dont la présence au détroit inférieur avait été parfaitement constatée, était complètement remontée lorsque
les accidents caractéristiques de la déchirure ont été
reconnus par la sage-femme, quelque temps avant la
mort. Duparcque cite aussi, d'après Schneider, l'histoire
suivante (1) :

Une femme, mère de douze enfants, au moment du dernier
accouchement, la tête étant déjà dans la cavité du petit bassin, et
prête à franchir le passage, se jeta à terre en se frappant le
ventre. Des douleurs très vives, une hémorragie survinrent, la
tête était remontée. Une rupture s'était faite au côté droit et à la
partie postérieure de la matrice, commençant à 2 centimètres de
l'orifice du col et s'étendant en haut dans la longueur de 15 centimètres. La texture des lèvres de la déchirure n'était point
altérée.

Tout ce qui vient d'être dit se rapporte à peu près
exclusivement aux ruptures qui surviennent pendant le
travail et auxquelles on ne peut comparer que les déchirures faites par des personnes étrangères à l'art, qui
voudraient, par des violences criminelles, terminer brusquement un accouchement au risque de mutiler à la fois
la mère et l'enfant.

Les ruptures beaucoup plus rares qui se font à une
époque éloignée du terme ne se manifestent pas d'une
manière si tranchée et ne donnent pas lieu instantanément aux phénomènes de suspension du travail et
d'ascension de la tête qui ont tant de valeur. Ils ne sont
guère caractérisés que par les symptômes généraux
d'angoisse et de douleur que nous avons cités et, plus
tard, par l'inflammation de la matrice et du péritoine

____

(1) Duparcque, *loc. cit.*, obs. XI.

qui est la conséquence inévitable et qui n'amène la mort qu'au bout de plusieurs jours, suivant l'acuité plus ou moins vive de la métro-péritonite. Il est d'ailleurs possible d'apprécier d'une manière assez sûre l'époque à laquelle a été opérée la déchirure d'après l'examen des organes et d'après les progrès qu'ont faits déjà les désordres inflammatoires : c'est ainsi que pour l'affaire de Saint-Quentin nous avons cru pouvoir fixer à quatre jours à peu près avant la mort la perforation de la matrice constatée chez la dame C...

Je citerai comme offrant avec ce fait plus d'une analogie intéressante l'observation suivante que me communique le Dr Paul Lorrain :

Catherine M..., âgée de vingt-deux ans et demi, est accouchée à la Maternité de Paris le 27 août 1853 et y est morte le 31 août.

Cette femme, lorsqu'elle se présenta à la Maternité, était en mal d'enfant, les membranes étaient rompues, elle éprouvait de légères douleurs. On reconnut que la partie fœtale était haute, et que le col n'était point dilaté. Au bout de trente-six heures, les douleurs étaient devenues très vives, pressantes, l'utérus se contractait énergiquement ; une main du fœtus faisait procidence (présentation de l'épaule droite, deuxième position). On pouvait, tant au volume du ventre qu'à celui de la main du fœtus, juger que la grossesse n'était arrivée qu'au septième mois. A ce moment, on n'entendait plus les battements du cœur du fœtus. L'orifice était peu dilaté : on attendit. On pouvait espérer que l'évolution spontanée serait possible ; en tout cas, il n'y avait pas d'accidents imminents, et l'orifice, d'ailleurs, ne permettait guère l'introduction de la main. Cependant cette femme perdait ses forces, elle s'affaissait, elle pâlissait, elle accusait dans le ventre des douleurs singulièrement pénibles et d'une espèce particulière, elle avait vomi plusieurs fois, son pouls était rapide, sa peau chaude, elle semblait inquiète. Cette femme fut mise au bain.

Quelques heures après, Mlle X..., aide sage-femme, opéra la version, qui n'offrit pas de très grandes difficultés. Au dire des assistants, la malade ne parut pas ressentir de douleurs excessives pendant ni aussitôt après l'accouchement : seulement elle perdait beaucoup de sang, et on lui administra du seigle ergoté.

La faiblesse allait en augmentant, et il y avait une profonde altération des traits ; les organes génitaux avaient été explorés avec précaution, et de l'ensemble des signes passés et présents résultait pour nous l'opinion qu'il y avait peut-être chez cette femme une rupture de l'utérus. Notre principale préoccupation avait été de calmer les souffrances de la malade ; aussi le traitement avait consisté exclusivement dans l'emploi des calmants et surtout des préparations opiacées. La mort, qui était prévue, eut lieu le 31 août, quatrième jour après l'accouchement.

A l'autopsie, le ventre est un peu météorisé. La vulve béante, d'une couleur brune, laisse suinter un liquide noirâtre.

Les intestins sont distendus par des gaz, mais ils n'ont pas un volume extraordinaire ; en cela le cadavre diffère de ceux du plus grand nombre des femmes mortes à la suite d'une péritonite puerpérale. Il n'y a pas non plus ce flot de liquide séro-purulent qui s'échappe d'ordinaire au moment où l'on ouvre l'abdomen. Les intestins sont tachés de sang, et, en plusieurs points, à leur surface, sont étalées des membranes rouges ou noires, minces, transparentes, résistantes, assez adhérentes, qui sont le produit d'une hémorragie et non le résultat d'une sécrétion plastique inflammatoire. Ces fausses membranes offrent beaucoup de rapport avec celles que l'on rencontre dans les hémorragies méningées, chez les enfants. Une péritonite, avec sécrétion de pus et de fausses membranes, a eu lieu consécutivement, sans doute, à l'hémorragie, et en soulevant les intestins, on aperçoit le bassin en partie rempli par des masses albumino fibrineuses adhérentes au corps et aux annexes de l'utérus : ces fausses membranes sont molles, peu transparentes, jaunes ou blanches, rugueuses ; il n'y a pas d'épanchement séreux ni séro-purulent. Quelques anses intestinales ont contracté, avec l'utérus, des adhérences qui offrent déjà une certaine résistance. La couleur du péritoine est partout ardoisée ou noirâtre, et, en quelques points, on y remarque des taches de sang.

L'utérus occupe toute l'excavation pelvienne ; il est appuyé en arrière ; il a les apparences et les dimensions que l'on trouve chez les femmes, accouchées à terme depuis cinq ou six jours ; il n'offre, en avant, aucune lésion, mais si on le fait basculer en avant on voit une large déchirure en arrière, à gauche : cette déchirure est complète. Il n'y a pas eu décollement du péritoine ; nulle part, ni dans l'abdomen ni dans le bassin, il n'y a d'infiltration sous-péritonéale ; il y a eu déchirure totale proba- blement d'emblée, et ouverture de la cavité utérine dans la cavité abdominale. Cette ouverture est telle qu'on peut y introduire toute la main.

La vulve et le vagin n'offrent aucune lésion particulière : on n'y voit ni solution de continuité ni point gangrené ou ulcéré.

La solution de continuité est à gauche verticale, d'une longueur de 0,15 à 0,16 ; d'une largeur en haut, de 0,01, en bas de 0,04. Si l'on écarte les lèvres de la déchirure, on obtient une ouverture où le poing s'introduit facilement. Cette déchirure commence à 0,025 au-dessus de l'ouverture vaginale du col, et se prolonge jusqu'à 0,04 de l'attache utérine de la trompe gauche ; elle est située à 0,04 en dehors de la ligne médiane, et elle est un peu oblique de bas en haut et de dedans en dehors ; les lèvres en sont grenues, irrégulières, tapissées de petits lambeaux gangreneux noirs et fétides. Cependant le tissu utérin tout autour de la déchi- rure est sain ; les parois utérines épaisses de 0,025 sont fermes, résistantes ; nulle part il n'y a amincissement ni escarre. La déchi- rure s'est opérée au milieu même de la surface d'insertion du placenta ; aussi doit-on s'étonner que l'hémorragie n'ait pas été plus abondante. La cavité utérine contient environ 50 grammes du liquide noir, fétide, indiqué précédemment ; elle ne contient pas de caillots. Nous n'avons pas trouvé de pus dans les vais- seaux. Le bassin est large et bien conformé. La déchirure de l'utérus s'est produite ici pendant le travail de l'accouchement, par le fait d'une présentation anormale du fœtus ; les manœuvres obstétricales ont dû agrandir la déchirure, mais il ne paraît pas probable qu'elles l'aient déterminée. Aucun signe particulier n'a d'ailleurs indiqué le moment précis où s'est opérée la rupture.

Je n'insisterai pas davantage sur les symptômes des perforations et des ruptures, sur leur apparition, leur marche, leur durée et leur terminaison : on comprendra leur valeur dans la solution des questions qui nous oc- cupent, et notamment comme signe de l'époque précise à laquelle ont eu lieu les ruptures et les perforations.

Des caractères anatomiques des ruptures spontanées et

des perforations de la matrice. — En l'absence de données relatives aux conditions de production et aux phénomènes particuliers des ruptures et des perforations de la matrice, il serait encore permis de les distinguer à des caractères suffisamment certains tirés du siège, de l'étendue et de la forme de la lésion qui existe à l'utérus. Il nous reste à les exposer succinctement.

Le siège des ruptures spontanées, quoique variable, est cependant assez circonscrit dans les différentes espèces qui se présentent, pour que l'on en puisse déduire quelques considérations utiles. Celles qui sont produites par des violences extérieures se font dans le point même où a agi la cause vulnérante dont la trace se prolongera presque certainement dans les organes voisins et n'échappera pas à l'examen attentif de l'expert. Les ruptures d'une autre espèce qui accompagneraient une fausse couche à une époque encore peu avancée de la grossesse, n'offrent d'ailleurs, en raison de leur rareté, rien de particulier, eu égard à leur siège. Celles, au contraire, qui s'opèrent pendant l'accouchement occupent le plus souvent l'un des côtés du corps de la matrice, l'un de ses bords, le gauche surtout, se prolongeant depuis l'un des angles supérieurs jusqu'à l'insertion du vagin sur le col (1), ou la naissance même du col : on les a vues exceptionnellement s'étendre d'une trompe à l'autre sous forme d'une large déchirure. J'ajouterai que si quelque point des parois de l'utérus présente une altération de texture, c'est là que s'opérera la rupture spontanée.

Les perforations produites par des manœuvres abortives n'affectent pas de siège particulier : elles peuvent se montrer, quelle que soit l'époque de la grossesse, sur

(1) Observation citée par Depaul (*Bulletin de la Société anatomique*, Paris, 1841, p. 206).

toutes les parties de l'organe, et si elles existent plus souvent sur le col, il n'est pas rare de les voir traverser de part en part, soit le fond, soit la paroi postérieure de la matrice. J'ai constaté une déchirure qui occupait l'orifice interne du col, une autre qui intéressait à la fois le col et le fond de l'utérus. Enfin, je rappelle que deux des faits rapportés à la fin de cette étude nous ont montré des perforations siégeant au fond de la matrice, qui a été considérée à tort comme hors de la portée de l'instrument employé aux pratiques abortives. Ces faits sont d'ailleurs analogues à celui que Dance (1) avait rapporté.

Quant aux déchirures par arrangement, analogues aux effets de manœuvres obstétricales mal dirigées, elles siègent presque exclusivement, ou du moins ont toujours leur point de départ, à la partie inférieure et principalement à la réunion du col avec le corps de la matrice.

L'étendue des ruptures spontanées est toujours de beaucoup supérieure à celle des perforations faites par instrument vulnérant plus ou moins aigu qui en reproduisent, en général, les dimensions en même temps que la forme. Cependant il importe de tenir compte des modifications qui ont pu se produire dans l'étendue de la lésion et de l'agrandissement de la plaie sous l'influence du travail inflammatoire, pour peu que la mort se soit fait attendre pendant quelques jours. Les déchirures et ruptures spontanées sont ordinairement assez larges pour permettre le passage du fœtus dans la cavité du ventre. Elles atteignent parfois des dimensions vraiment considérables en rapport avec les diamètres du fœtus lui-même. Les perforations peuvent d'ailleurs,

____

(1) Dance, *Arch. générales de méd.*, 1re série, t. XXII, p. 207.

comme les ruptures, être complètes ou incomplètes et ne pas traverser toute l'épaisseur des parois de l'utérus.

La forme de la solution de continuité n'est pas moins décisive en général, lorsque l'on compare la rupture spontanée avec la perforation faite par l'instrument abortif. Celle-ci, pour peu qu'elle n'ait pas été altérée par le travail morbide consécutif, est assez nette et marquée par un épanchement de sang coagulé qui suit le trajet de la blessure. Toujours, au contraire, la rupture spontanée est irrégulière, à bords déchiquetés, plus ou moins contus et désorganisés, réduits souvent à une sorte de frange membraneuse très mince ; circonstance qui ne se présente jamais au même degré, même dans les plaies par arrachement de la matrice qui n'ont cependant pas la régularité des bords de la perforation simple déterminée par l'opération abortive. Lorsque la mort n'a pas suivi de près la blessure de l'utérus, la forme de la solution de continuité change ; en même temps qu'il s'élargit, les bords s'infiltrent de pus et se détruisent par places comme par une sorte de travail d'ulcération ; ou même par la gangrène du tissu qui a été traversé par l'instrument vulnérant. On ne confondra pas ces caractères, évidemment secondaires, avec ces cas de ramollissement gangreneux dans lesquels une ouverture à bords irréguliers, ramollis, fait communiquer la cavité utérine avec un foyer purulent (1).

Résumé comparatif des signes de perforations et des ruptures spontanées de la matrice. — Les perforations par manœuvres abortives se produisent, comme d'ailleurs

____

(1) Observation recueillie par Husson (*Bulletin de la Société anatomique*, t. XI, p, 45).

toute espèce d'avortement, à une époque peu avancée de la grossesse, époque à laquelle précisément les ruptures spontanées sont, sinon absolument impossibles, au moins d'une excessive rareté.

Si les déchirures de la matrice par manœuvres abortives ont eu lieu au moment du travail de la délivrance, au terme ou à une époque voisine du terme, elles se présentent dans des conditions de bonne conformation du bassin, d'intégrité du tissu de l'utérus, de liberté des voies que doit parcourir le produit de la conception, de présentation régulière et de dimensions normales de l'enfant, qui excluent la possibilité des ruptures spontanées.

La perforation criminelle ne s'accompagne jamais des désordres extérieurs qui caractérisent les lésions utérines consécutives à des coups, à des chutes, à des blessures accidentelles ou autres qui peuvent atteindre la matrice à travers les parois abdominales.

La perforation de la matrice par un instrument introduit pour provoquer l'avortement, si elle révèle la violence, n'implique pas toujours l'impéritie d'une main non exercée ; la texture de l'organe, modifiée par la gestation, pouvant favoriser la pénétration de l'instrument à travers les parois de l'utérus.

Le moment précis où a lieu la perforation est moins facile à déterminer que celui où se fait la rupture spontanée, surtout quand il s'agit d'un avortement pratiqué dans les premiers mois de la grossesse, les effets immédiats de la blessure de la matrice pouvant se réduire à la douleur, à une hémorragie peu abondante, et les effets secondaires, c'est-à-dire l'inflammation de la matrice et du péritoine qui se termine par la mort, pouvant durer plus ou moins longtemps, c'est-à-dire de deux à trois ou huit jours.

Les *déchirures* qui résultent d'un arrachement criminel, opéré à la fin de la grossesse et pendant le travail, pourront se révéler, au contraire, de la même manière que la rupture spontanée, par l'acuité poignante de la douleur, la syncope, la décomposition des traits, l'hémorragie foudroyante et la mort rapide. Mais tous ces signes pourront faire défaut ; on en trouverait un plus constant et non moins caractéristique dans l'interruption du travail commencé et dans l'ascension brusque de la tête du fœtus déjà engagée, qui, du détroit inférieur, peut remonter jusqu'au-dessus du détroit supérieur ou même disparaître tout à fait, si, comme on le voit souvent, l'enfant a passé dans la cavité du ventre par la déchirure de la matrice.

Les perforations criminelles n'affectent pas, eu égard à leur siège, la constance des ruptures spontanées qui s'observent surtout vers les angles et sur les bords de la matrice ou à l'insertion du vagin vers le col : elles peuvent traverser les parois de l'utérus et en atteindre même le fond.

L'étendue et les dimensions des perforations produites par les manœuvres abortives n'atteignent pas ordinairement celles qu'offrent les ruptures spontanées ; elles ne présentent pas non plus la même irrégularité de contour, à moins qu'elles ne constituent des déchirures et des mutilations par arrachement. Elles reproduisent en général assez exactement la forme et les dimensions de l'instrument à l'aide duquel elles ont été faites ; il faut seulement tenir compte de l'agrandissement et de la déformation qu'elles peuvent subir sous l'influence du travail inflammatoire et de la suppuration ulcéreuse qui se développe dans le point où le tissu utérin a été traversé ou déchiré.

Des constatations médico-légales qui ont pour objet le produit de la conception.

L'examen du fœtus peut fournir un élément de plus à la découverte de la vérité, mais il n'en est pas ici comme de l'infanticide où l'absence du corps de l'enfant annule toute possibilité de recherche et de poursuite. Je n'hésite donc pas à repousser formellement cette assimilation et à dire, qu'il n'y a pas lieu de faire sur l'avorton les mêmes recherches que sur le nouveau-né qui périt par infanticide, sauf le cas fort rare d'ailleurs où, en raison de l'âge déjà avancé et de l'apparente viabilité du fœtus expulsé, on peut supposer qu'il y a eu à la fois, ou, pour mieux dire, successivement, avortement et infanticide.

La chose capitale, dans l'examen du produit de conception expulsé prématurément par suite de manœuvres criminelles, est de rechercher, après la constatation de la nature de ce produit, si son corps ou ses débris portent des traces appréciables de ces manœuvres. Il n'est jamais utile de savoir s'il était vivant au moment où a été pratiquée l'opération. Si dans certains cas il peut être bon de constater l'état de vie même après l'expulsion, c'est tout à fait secondairement et dans le but, par exemple, d'établir, comme l'a fait Ollivier (d'Angers) dans la consultation que j'ai déjà citée, que la persistance de la vie chez un fœtus pendant six heures après son expulsion, excluait l'idée d'une action lente et progressive de la cause abortive, et se conciliait, au contraire, très bien avec l'idée d'une provocation directe par simple rupture des membranes sans lésion du fœtus. La recherche de l'âge du produit expulsé, sur laquelle insistent longuement les auteurs, n'a pas une utilité plus directe, car elle ne peut fournir qu'une notion accessoire sinon tout à fait insignifiante. Si l'on admet, en effet, comme je ne balance pas à penser qu'on doit le faire, que le crime d'avortement est constitué par l'expulsion provoquée prématurément du produit de la conception, on doit comprendre combien peu il importe que celui-ci soit plus ou moins développé. Tout au plus verra-t-on dans ce fait un caractère qui pourra servir à contrôler certains points de l'enquête ou certaines allégations de la femme.

Ce qui offrira plus d'intérêt, c'est de fixer autant que possible, comme on doit d'ailleurs toujours le faire dans tous les cas de mort violente, *l'époque à laquelle remonte la mort du fœtus ;* ce qui ne veut pas dire qu'il faille rechercher s'il était mort quand il a été atteint par des instruments vulnérants, mais ce qui peut servir à combattre des assertions qui tendraient à attribuer la mort à l'expulsion à des causes autres que les manœuvres abortives, ainsi que j'en ai cité un exemple. Tels sont les principes qui doivent guider l'expert dans les constatations qui portent sur le produit de la conception.

On a vu que l'œuf n'était pas toujours intéressé dans les opérations qui ont pour but de provoquer l'avortement. Aussi peut-il arriver qu'on le trouve intact dans la matrice, même lorsque celle ci est blessée. D'autres fois les membranes seront plus ou moins largement ouvertes, et on pourra les trouver décollées dans une étendue plus ou moins considérable, circonstance qui, si elle coïncidait avec une faible dilatation du col utérin, conduirait, suivant une observation de Devergie, à exclure l'idée d'un travail spontané d'expulsion du fœtus, et s'expliquerait au contraire très facilement par l'introduction d'un agent mécanique dans l'intérieur de la matrice. Lorsque les manœuvres ont été moins mesurées, on peut ne trouver dans l'utérus que des débris du fœtus en partie dilacérés, mais dont la présence est la plus sûre preuve des violences abortives.

Si le fœtus a été expulsé complètement et retrouvé, on doit, ainsi que je l'ai dit, rechercher s'il porte des traces de blessures, et à quelle époque peut remonter sa mort. Il est beaucoup plus rare de trouver des lésions sur le corps du fœtus que sur la matrice. Cependant, dans quelques cas, on découvre sur le sommet du crâne des piqûres, qui n'intéressent le plus souvent que les téguments, mais qui quelquefois pénètrent jusque dans la cavité cranienne. Ces piqûres ne sont marquées que par une petite tache noirâtre formée par un peu de sang coagulé. On ne se bornera pas à un examen superficiel, dans lequel on risquerait d'être induit en erreur, surtout si l'on n'avait pas eu le soin de laver préalablement le cuir chevelu de manière à enlever les petites gouttelettes de sang desséché qui pourraient simuler une blessure. On doit disséquer complètement les téguments, et l'on suivra alors aisément l'instrument vulnérant. Le cas le moins rare est celui où les piqûres existent sur le crâne ; Devergie insiste sur cette remarque générale, que les blessures du fœtus deviennent de jour en jour plus rares, et en fait une véritable exception en raison des procédés usités maintenant dans la plupart des cas d'avortement.

L'*état extérieur du fœtus* est très important à considérer au point de vue de la détermination de l'époque à laquelle il a cessé de vivre dans le sein de sa mère. Mais il faut tenir un grand compte des changements que la putréfaction a pu lui faire subir depuis le moment de l'expulsion. Il existe d'ailleurs des signes bien connus propres à différencier la décomposition qui s'opère dans le sein de la mère de celle qui se développe à l'air libre. J'ai fait une étude spéciale de ces signes dans mon mémoire sur l'infanticide (1) auquel la question se rattache plus particulièrement. Dans le premier cas, d'après les recherches d'Orfila, de Devergie, Martin de Lyon, Sentex (2) et Lempereur, et conformément aux observations de Moreau, Paul Dubois, Danyau et Cazeaux, le fœtus, mort déjà depuis quelque temps avant son expulsion, présente une teinte d'un rouge brun uniforme et très caractéristique. Pour peu que le séjour dans la matrice se prolonge, le corps du fœtus se ride, se sèche et se momifie en quelque sorte, ou bien, s'il n'est encore qu'aux premiers temps de sa formation, se transforme en une sorte de masse gélatiniforme.

Pour compléter sur ce point l'étude des constatations auxquelles doit se livrer l'expert dans les affaires d'avortement, j'ai consigné les résultats de recherches dues à Chevallier (3) sur les caractères des *taches formées par le liquide amniotique*, résultats qui, quoique encore incomplets, pourront néanmoins être utilisés dans plus d'une affaire d'avortement. Les eaux de l'amnios présentent, aux diverses époques de la grossesse, des différences assez notables, et d'ailleurs assez faciles à prévoir. Leur densité varie de 100 à 101,25. Leur odeur, plus ou moins forte, est généralement spermatique ; leur couleur, tantôt d'un jaune citron, tantôt brune ou rougeâtre si elles sont mélangées de sang ; leur transparence et leur limpidité sont variables. Elles laissent déposer une matière d'un blanc caséiforme ou jaunâtre,

(1) A. Tardieu, *Étude médico-légale sur l'infanticide*, 1880, p. 45.

(2) Sentex, *Des altérationse que subit le fœtus après sa mort dans la cavité utérine et de leur valeur médico-légale*, 1868.

(3) A. Chevallier, *Cas d'avortement suivi de mort* (*Ann. d'hyg. et de méd. lég.*, t. XLVII, XLVIII, 1852, p. 397. Voyez aussi Hippolyte Gosse, *Sur l'examen médico-légal des taches* (Thèse de Paris, 1863, p. 58).

ou coloré en rouge cinabre. Ce dépôt peut manquer complètement. Leur réaction est alcaline ; elles moussent par l'agitation, et se troublent par l'action de la chaleur. Les acides donnent lieu à des effets divers ; l'acide sulfurique n'y produit rien ; l'acide chlorhydrique y détermine un léger trouble ; l'acide nitrique, un précipité ; l'acide acétique, rien quelquefois, un trouble dans quelques autres cas. L'alcool y forme un précipité floconneux ; l'infusion de noix de galle, un précipité ; le nitrate d'argent, un précipité insoluble dans l'acide nitrique ; le chlore, un coagulum et un précipité de matière floconneuse ; le chlorure de baryum les trouble. La potasse mêlée au liquide donne par la chaleur une vapeur aqueuse, qui bleuit le papier de tournesol.

Quant aux taches, Chevallier, dans un rapport qui lui est commun avec Devergie, a reconnu que les liquides de l'amnios peuvent tacher différemment les tissus en raison de leur coloration et de leur consistance, et aussi suivant la nature du tissu : mais elles donnent, par la macération dans l'eau distillée, une liqueur qui se comporte avec moins d'énergie, toutefois d'une manière analogue au liquide amniotique lui-même. Elles occupent en général de larges surfaces, sont d'ailleurs d'un gris jaunâtre, et bordées par un liséré grisâtre très marqué. L'examen microscopique y montre quelquefois des cellules épithéliales pavimenteuses présentant un noyau fréquemment granuleux et des poils de duvet provenant du fœtus (1).

Ici se termine l'exposé des faits, et l'indication des constatations matérielles auxquelles l'expert doit se

(1) Ch. Robin et A. Tardieu, *Mémoires sur quelques applications nouvelles de l'examen microscopique à l'étude de diverses espèces de taches* (*Annales d'hygiène publique et de méd. lég.*, 2ᵉ série, t. XIII, p. 434, Paris, 1860).

livrer pour être en mesure de répondre aux questions
médico-légales, et de résoudre les difficultés que soulève la poursuite des crimes d'avortement.

Examen et appréciation des difficultés.
particulières qu'offrent les expertises médico-légales
en matière d'avortement.

Déjà j'ai touché plusieurs questions subsidiaires
telles que les particularités qui signalent le cours de
la grossesse, les effets immédiats des moyens abortifs
employés, et la marche que suit en général l'avortement provoqué ; il me reste à opposer les données
exactes de l'observation aux fausses interprétations,
aux explications subtiles, à l'aide desquelles les efforts
intéressés des coupables cherchent à les dénaturer.
Je sais par expérience qu'il n'est pas de théorie si impossible, d'hypothèses si monstrueuses, qui ne puissent
surgir dans la défense des accusations d'avortement.
Ces moyens ne triomphent que bien rarement du bon
sens et de la vérité, lorsque l'expert, fort de sa mission,
sait poursuivre et combattre jusque dans leurs derniers
retranchements et jusque sous leurs formes, en apparence, les moins saisissables, l'erreur et le mensonge.

La négation du fait de l'avortement et de la grossesse
elle-même est, on le conçoit, le plus souvent difficile, et
ce n'est pas à ce moyen que recourent en général les
accusés. Cependant, lorsque l'avortement a eu lieu à une
époque peu avancée de la grossesse, et que le produit
de la conception a pu être soustrait, on peut rester en
présence d'une hémorragie utérine, d'une perte plus
ou moins abondante, dont il est sans doute possible de
contester l'origine. Il ne faut pas oublier cependant que,
même dans ce cas, des signes d'ordres divers pourront

être mis à profit ; on doit tenir compte, par exemple, de ce fait, qu'alors même qu'on cherche à en constater la présence, le produit de la conception peut passer inaperçu au milieu des caillots dont l'issue, dans la circonstance donnée, peut constituer une suffisante présomption de l'avortement. Je ne m'arrête pas à l'histoire si obscure et si confuse de ces môles, auxquelles on a fait jouer un rôle singulièrement exagéré dans cette question de l'avortement. Si d'ailleurs, comme les accoucheurs les plus éclairés s'accordent à le reconnaître aujourd'hui, ces masses indéterminées ne sont autre chose que des débris de placenta, on voit combien on serait fondé à rejeter toute contestation qui porterait sur la nature constatée du produit expulsé.

L'effort véritable de la défense, dans les accusations d'avortement, tend à expliquer le fait par une fausse couche naturelle ou accidentelle, ou encore à en attribuer la responsabilité à d'autres qu'à ceux sur lesquels pèse actuellement l'inculpation. Dans les deux cas l'expert peut fournir les renseignements les plus utiles, parfois même les plus décisifs.

Pour ce qui est de ceux où l'accusée nie toute participation et se borne à rejeter sur d'autres la culpabilité, bien qu'il semble que l'appréciation en appartienne exclusivement aux juges, il peut se faire encore qu'ils présentent certaines circonstances qui seraient complètement du ressort de la médecine légale. Ce sont principalement alors les questions de date qui ont besoin d'être précisées. Ainsi, que les rapports d'une femme avec une sage-femme soient bien établis à une époque fixée, celle-ci s'efforcera de démontrer que la fausse couche était accomplie ou tout au moins commencée au moment où elle a été consultée et où elle est intervenue pour la première fois. Si la femme survit,

on peut, en l'interrogeant, s'éclairer sur ces circonstances, et si l'on se rappelle l'enchaînement des faits tel
que je me suis efforcé de le tracer avec une rigoureuse
exactitude, on peut arriver à contrôler avec certitude
les allégations de l'accusée. Si la femme a succombé, on
cherchera dans l'état des organes les caractères qui
peuvent assigner aux lésions leur date réelle. C'est
ainsi que j'ai montré le parti que l'on peut tirer de l'aspect que présenterait une blessure de la matrice et du
degré de transformation qu'aurait subi le sang épanché
qui en marque le trajet.

La possibilité des fausses couches naturelles ou accidentelles ne saurait être contestée. Ce serait se placer
à un point de vue faux que de prendre pour point de
départ des recherches médico-légales les conditions
plus ou moins mal définies de la fausse couche naturelle ;
il faut, au contraire, se demander si, dans le fait qui vous
est soumis, on rencontre des indices de manœuvres coupables, sauf à apprécier les allégations particulières qui
seraient produites, et qui impliqueraient une probabilité plus ou moins admissible de fausse couche naturelle.
Ces deux méthodes sont différentes l'une de l'autre ; la
première conduit à ces énonciations confuses, hésitantes,
qui ne servent ni la vérité ni la justice : la seconde
à cette formule nette et précise sans être tranchante,
qui résout catégoriquement les questions posées et
répand dans les débats judiciaires la lumière qu'elle
emprunte à la science. Les notions qui doivent intervenir
pour faire rejeter l'hypothèse d'une fausse couche
naturelle, seront donc uniquement puisées dans la considération sur les résultats matériels de cette exploration
que j'ai déjà exposés ; mais il est certains points sur
lesquels il n'est pas hors de propos d'insister.

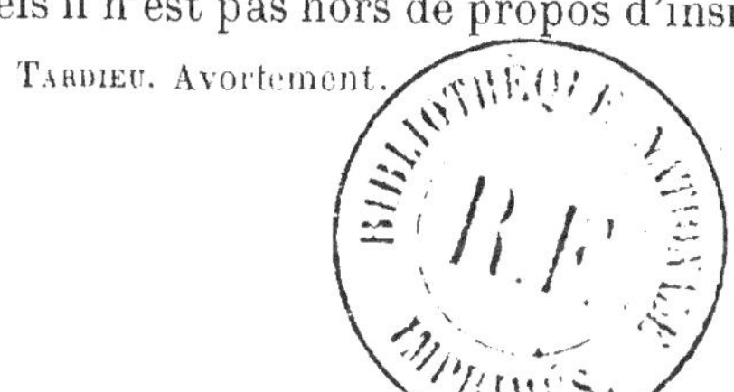

Les accidents qui sont de nature à provoquer une fausse couche sont trop variés pour qu'il soit permis d'en fixer par avance les conséquences nécessaires. Mais au point de vue qui nous occupe, ce n'est pas sur des déclarations plus ou moins suspectes, que la réalité de ces accidents devra être admise ; il faut en rechercher et en constater les traces matérielles, qui ne doivent guère manquer lorsqu'il s'agit d'une chute, d'une contusion, d'une blessure quelconque. On se tiendra en garde contre une coïncidence qui pourrait être frauduleusement invoquée, et pour cela s'attacher à reconnaître d'une manière positive, l'origine des blessures et l'époque précise à laquelle elles peuvent remonter. Est-il besoin d'ajouter que l'on doit également se prémunir contre la simulation?

S'il n'existe pas une cause naturelle appréciable bien définie d'avortement, si l'on ne peut invoquer qu'une prédisposition constitutionnelle nécessairement cachée, il est un ordre de considérations très puissantes qu'il faut bien se garder de négliger, et que l'on puisera dans la connaissance générale des faits d'avortements. Les tentatives multipliées qui précèdent constamment les manœuvres abortives prouvent, par leur impuissance même, combien sont vaines la prédisposition et les prétendues causes morbides par lesquelles on prétendrait expliquer l'avortement. Les mêmes considérations sont applicables à l'état du fœtus, qui peut permettre, dans certains cas, d'apprécier si l'expulsion prématurée est l'effet d'une action lente et naturelle, telle qu'une maladie du fœtus et de ses annexes, ou une disposition particulière à la mère.

Dans les cas de cette nature, il est un point important à éclairer, car il est l'objet d'assertions fallacieuses de la part des principaux accusés ; je veux parler de la justification tentée par eux des moyens préliminaires, tels que : émissions sanguines, médicaments divers, bains et fumigations. Le but avoué en toute occasion est le rappel des règles supprimées, et la nécessité de combattre les accidents qui sont la suite de cette suppression, ou encore l'intention de prévenir une fausse couche imminente.

Lorsque, par exemple, on trouve soit près des organes sexuels les piqûres de cent cinquante sangsues, appliquées dans un assez court espace de temps, soit aux bras ou aux pieds les cicatrices de saignées répétées ; lorsque, d'un autre côté, la constitution de la femme, l'état de la circulation, l'auscultation des bruits du cœur, établissent, comme cela arrive le plus souvent, des contre-indications formelles à un pareil traitement ; lorsque les substances employées ont une action spécifique notoire, ou que les moyens employés pour prévenir une fausse couche prétendue imminente sont précisément de nature à la favoriser et à la précipiter, on trouve dans ces contradictions flagrantes de précieux éléments de conviction et de jugement.

On sait ce que valent ces moyens pour obtenir l'avortement ; leur impuissance contraint à en chercher de plus actifs, de plus énergiques dans les manœuvres directes ; et celles-ci, comment les expliquer, comment même tenter de les défendre?

MOYENS MÉCANIQUES DIRIGÉS SUR L'UTÉRUS. — « Ce que l'on ne pourra jamais justifier, dit Devergie, ce sera l'emploi des *moyens mécaniques* dirigés sur l'utérus. » Or c'est là précisément ce que cherchent à faire les accusés qui appartiennent à la profession médicale, se retranchant derrière les exigences du traitement réclamé par une prétendue maladie, ou, ce qui serait possible encore, derrière une nécessité légitime de provoquer l'accouchement prématuré.

Le premier cas n'est pas une simple hypothèse ; j'ai cité plus d'un fait dans lequel des hommes de l'art, mis en cause, ont allégué, soit une maladie de matrice, soit une affection syphilitique, qui rendait compte à la fois des symptômes faussement attribués à un avortement, et des moyens prétendus abortifs employés par eux. Il ne faut pas dissimuler les difficultés que peut faire naître un semblable système, et l'obscurité qu'il peut répandre sur l'affaire la plus claire en apparence. Plus il sera absurde et mensonger, et plus il se dérobera souvent à toute discussion sérieuse. Ce n'est pas trop de toute la sagacité et toute la patience de l'expert le plus consciencieux et le plus exercé pour détruire une à une les arguties qui se produisent dans certaines défenses avec une incroyable ténacité. Plus d'une fois des instruments peuvent être portés sur la matrice sans que la femme en ait conscience ; le toucher ou l'exploration à l'aide du spéculum servent à masquer une opération qui ne se trahirait que par ses suites.

Mais dans d'autre cas, et sous le manteau de certaines pratiques, introduites assez récemment dans la chirurgie, les coupables ne craignent pas d'avouer l'emploi qu'ils ont fait de moyens très capables de produire l'avortement, mais dont ils soutiennent n'avoir usé que conformément aux préceptes de l'art et dans un but de conservation. L'hystéromètre introduit dans l'utérus a pu, dans les mains les plus loyales, déterminer par une fatale erreur un avortement ; et si l'on hésitait à proscrire une telle pratique, de semblables faits devraient, à ce qu'il semble, lever tous les doutes. Mais dans tous les cas, avec quelle sévérité devrait procéder l'expert appelé à juger ici non plus une question de responsabilité médicale, mais une intention criminelle. Il ne pourrait le faire qu'en recherchant scrupuleusement si l'auteur de cette faute a pu ignorer la grossesse, et sur quels motifs il s'est guidé pour introduire un hystéromètre dans la matrice.

L'*introduction de ciseaux pointus dans le vagin* sans l'aide du doigt serait très difficile à cause des replis nombreux de ce conduit, replis qui auraient pour résultat d'arrêter la pointe et de l'engager dans les tissus. Mais la difficulté d'introduction disparaît si l'on glisse les ciseaux sur un doigt préalablement introduit dans l'organe ou en plaçant les branches des ciseaux parallèlement au doigt au moment de l'introduction.

Le doigt une fois arrivé au contact du col, il est facile au moyen de l'autre main pressant sur les anneaux de l'instrument, de faire pénétrer la pointe au travers du tissu utérin ramolli comme il l'est dans les derniers mois de la grossesse.

De plus, le col de l'utérus jouissant d'une sensibilité peu marquée, la pénétration peut se faire sans grande douleur pour la patiente. Dans un cas soumis par le Dr Couillaud, d'Épernay, à l'appréciation de la Société de médecine légale, cette façon de procéder a été employée par la fille incriminée d'autant qu'elle s'est servi du doigt pour conduire les ciseaux. Lorsque les ciseaux auront ainsi été introduits au fond du vagin, la pénétration de la pointe devra se produire de préférence au niveau de la lève antérieure du col, ou même sur le segment antérieur de l'utérus à cause de l'obliquité antérieure de cet organe distendu par un produit de conception arrivé à sept mois (1).

L'emploi de l'*éponge*, sous une certaine forme, est un

____

(1) Leblond, *Rapport sur un fait d'avortement* (*Annales d'hygiène publique*, 1884, t. XI).

moyen connu et puissant pour provoquer l'avortement ; sous une autre forme, elle a été conseillée dans
certaines maladies de matrice, double propriété qu'a su
exploiter dans l'intérêt de sa défense un officier de santé
reconnu coupable d'ailleurs, et condamné comme tel. Il
importe donc de faire remarquer combien diffèrent entre
eux les procédés : le premier consistant dans l'introduction à travers le col utérin d'une éponge préparée,
c'est-à-dire comprimée et réduite à un très petit volume, et destinée à en opérer la dilatation ; le second (1)
dans l'emploi d'une sorte de suppositoire volumineux
qui doit remplir tout le vagin. Mais il est à ce dernier
des contre-indications, telles que la sensibilité extrême
ou l'inflammation des parties qui sont aggravées par
le contact de l'éponge. C'est de cet argument, ajouté à
celui de la forme et du mode d'application très différents, que je me suis servi pour détruire les assertions
d'un accusé, qui prétendait avoir fait usage d'un
pessaire en éponge contre de prétendues ulcérations
syphilitiques énormes du vagin et de la vulve, alors
qu'en réalité la femme décrivait très exactement les
éponges préparées dont l'introduction répétée avait été
suivie de l'avortement. Ce fait, sans doute unique
jusqu'à présent, méritait d'être signalé, car il peut fournir un utile enseignement dans des cas analogues.

J'arrive enfin à un fait capital au point de vue des
questions médico-légales que soulève l'avortement, je
veux parler de l'*avortement non criminel artificiellement
provoqué*, c'est-à-dire de l'opération par laquelle, dans
certains cas exceptionnels, l'accoucheur interrompt, dès
ses premières phases, une grossesse qui n'eût pu parvenir à son terme sans mettre en danger la vie de la

---

(1) Prosper Yvarem, d'Avignon, *De l'emploi d'un cylindre d'éponge
dans les maladies de l'utérus* (*Gazette hebdomadaire*, t. I, p. 1095 et 1112).

femme enceinte, sacrifiant ainsi le fœtus au salut de la mère. Je ne mets pas en question la légitimité de l'opération. Il est une autre face de la question qui doit évidemment prendre place ici. C'est l'abus qui peut être fait de cette opération comme moyen de justifier l'avortement criminel. A ce titre on doit s'attacher, d'une manière toute particulière, à poser les conditions et les limites dans lesquelles doit être renfermée la pratique de l'avortement provoqué.

Dans la discussion mémorable qui eut lieu, en 1852, à l'Académie de médecine (1), le professeur Moreau ne cachait pas la crainte que lui inspirait un débat qui lui semblait pouvoir être fécond en crimes ; Bégin (2) signalait les dangers que l'on peut entrevoir derrière l'approbation accordée à l'avortement obstétrical : « Si cette pratique recevait notre sanction, disait-il, elle s'étendrait inévitablement : l'abus succéderait à l'usage. A côté de l'exercice régulier de l'art, comme à côté de toute action faite à bonne intention, se rencontre presque toujours l'action analogue exécutée dans un but criminel. Et alors comment les distinguer? Je voudrais que l'accoucheur, qui a cru absolument nécessaire de provoquer l'avortement, fût obligé d'en faire la déc'aration, dans un délai terminé, sous peine d'être accusé d'avortement clandestin, et par conséquent criminel. » Un tel avertissement donné par des hommes si justement honorés ne peut laisser personne indifférent, et c'est un devoir, sinon d'y céder sans réserve dans la

(1) *Rapport sur l'avortement provoqué*, lu à l'Académie de médecine dans la séance du 10 février 1852, par Cazeaux (*Bulletin de l'Académie*, t. XVII, p. 364). On lira avec un vif intérêt et on consultera avec fruit sur cette question le traité *ex professo* que lui a consacré un juriste distingué, M. Brillaud-Laujardière, avocat à Nantes, *De l'avortement provoqué considéré au point de vue médical, théologique et médico-légal*. Paris, 1862.

(2) *Bulletin de l'Académie de médecine*, Paris, 1852, t. XVII, p. 23.

pratique, du moins d'en tenir le plus grand compte, surtout au point de vue de la médecine légale. A mon sens, en effet, ce ne serait pas à une simple question de responsabilité médicale (1) qu'aurait à répondre celui qui se livrerait, sans conseil et sans appui, à une semblable opération ; je ne vois pas comment il pourrait échapper, je ne dis pas à une condamnation, mais du moins à une poursuite criminelle. Et je crois d'autant plus fondé le conseil donné par Bégin, que la loi elle-même en fait un devoir en ordonnant la déclaration à l'état civil de tout fœtus ou produit de conception.

Mais le principal moyen de prévenir l'abus de cette pratique et d'assurer la répression des crimes qu'elle pourrait servir à voiler, c'est d'en poser très nettement les indications et les règles, de manière que l'expert soit en mesure de demander compte au coupable des conditions dans lesquelles il a cru devoir procéder à une aussi grave opération. Des indications de l'avortement provoqué sont, en premier lieu, les difformités poussées à l'extrême ; le rétrécissement du bassin porté de soixante-quinze à quatre-vingt-quatre millimètres au détroit supérieur ; les tumeurs qui ne peuvent être ni enlevées ni déplacées ; le plus haut degré du rachitisme ; le rétrécissement du vagin ; les hydropisies ; les déviations de l'utérus ; les hémorragies et les vomissements incoercibles ; certains cas de convulsion. Mais, dans tous les cas, l'opération de l'avortement ne devra être considérée que comme une ressource dernière.

A ces premières considérations tirées des indications on peut ajouter, comme moyen de prévenir toute confusion entre l'avortement criminel et l'avortement obs-

---

(1) *Note sur la responsabilité médicale relative à l'opération de l'avortement provoqué* (*Annales d'hygiène et de méd. lég.*, 1843, t. XXX, p. 221).

tétrical, les caractères tirés des procédés opératoires employés, et surtout des suites comparatives de l'un et de l'autre. J'ai réuni dans une catégorie spéciale un certain nombre d'observations qui fourniront à cet égard des détails suffisants, et auxquels je n'aurais rien à ajouter si je ne croyais utile d'insister sur un moyen qui se rapproche beaucoup de celui qui figure aujourd'hui dans le plus grand nombre des accusations d'avortement, les *douches d'eau chaude ou froide* projetées sur le col utérin, moyen préconisé par le professeur Kiwisch, de Wurzbourg, employé à Paris par Paul Dubois, à Édimbourg par Simpson et à Heidelberg par Lange (1). La contractilité de la matrice peut être éveillée après la première douche, et le travail s'établir après la cinquième, la sixième ou la onzième, dans un espace qui varie de deux à six jours. Mais il importe de faire remarquer qu'il ne s'agit ici que des derniers temps de la grossesse, et que pour provoquer l'avortement à une époque moins avancée, on ne recourra guère à un tel moyen.

Le Dr Tarnier, professeur à la Faculté de médecine de Paris, frappé des difficultés qui accompagnent l'application de l'éponge préparée et des insuccès de ce moyen, ainsi que des dangers graves causés par les douches utérines, a proposé un nouveau procédé pour l'accouchement prématuré artificiel. Ce procédé, qu'il a soumis à l'Académie de médecine, le 4 novembre 1862, consiste dans l'introduction à l'intérieur de l'utérus d'une sonde dont l'extrémité, coiffé d'un tube de caoutchouc, peut se dilater en boule lorsqu'on y injecte un liquide dont un robinet prévient le reflux. L'application, facile, ne cause aucune douleur et se fait sans ame-

---

(1) Nægele et Grenser, *Traité pratique de l'art des accouchements*. 2e édition française, par G. Aubenas. Paris, 1880, p. 458 et 459.

ner la rupture des membranes, et le séjour de ce corps solide volumineux dans l'utérus y fait naître rapidement les contractions (1).

Je crois inutile de parler encore soit de l'*électricité*, soit des *ventouses* sur les mamelles, qui ont été conseillées également pour provoquer les contractions utérines. Les grandes ventouses appliquées sur les membres inférieurs ont été pourtant mises en usage une fois dans un but criminel.

Quoi qu'il en soit, l'avortement, provoqué suivant les préceptes de l'art et légitimement admis dans la pratique, bien qu'à titre d'opération exceptionnelle et de recours extrême, pourrait ajouter encore aux difficultés que présentent les expertises médico-légales en matière d'avortement, en fournissant aux coupables un moyen de couvrir leurs manœuvres criminelles, et une excuse de plus à invoquer. Mais la rareté même de ces sortes d'opérations, et les indications limitées et précises qui, seules, peuvent les légitimer, sont autant d'obstacles qu'il appartient à l'expert d'opposer aux abus déplorables que l'on a pu justement redouter.

De l'avortement simulé.

Voici un fait qui montre quels problèmes inattendus peuvent surgir dans la pratique de cette partie de notre art, avec quelles difficultés imprévues l'expert peut se trouver aux prises. En effet, si une chose pouvait à bon droit rester en dehors des prévisions du médecin légiste, c'est la simulation de l'avortement, c'est-à-

(1) Tarnier, *Bulletin de l'Académie de médecine*, 1862, t. XXVIII, p. 70. — Voyez aussi *Nouveau dictionnaire de médecine et de chirurgie pratiques*, art. ACCOUCHEMENT PRÉMATURÉ ARTIFICIEL, t. I, p. 305.

dire la participation feinte d'une femme à un acte dont son aveu mensonger la faisait complice en l'exposant à une peine infamante.

Ce fait inouï s'est pourtant présenté au mois de septembre 1857, à Melun ; il a fourni au Dr Saint-Yves l'occasion de déployer sa sagacité en soupçonnant la fraude là où il était si difficile de la croire un seul instant possible.

Une sage-femme de la ville voulant, par le plus odieux calcul, se débarrasser de la concurrence d'une nouvelle venue, imagina de la dénoncer comme coupable d'avortement sur la personne d'une ancienne servante, qui ne craignit pas de s'associer à cette infâme machination dans laquelle un long service chez un médecin la mettait plus qu'une autre en état de jouer son rôle.

Voici la fable imaginée sans doute en commun et racontée avec une rare impudence et non sans une réelle habileté par la femme qui se serait soumise aux manœuvres abortives. Elle avait vu ses règles manquer trois fois, et à la quatrième époque, paraître moins abondantes que de coutume. Ne sachant si elle est enceinte, elle va consulter la sage-femme (qu'elle accuse aujourd'hui) à qui elle ne dit pas qu'elle a vu deux jours auparavant, et qui, sans lui demander où elle en est de ses époques menstruelles, la touche, lui dit qu'elle ne sait pas si c'est un amas de sang, et, séance tenante, la femme étant debout, lui introduisit une sonde. Elle dit n'avoir rien senti : il ne coule rien. Ceci se passait le 6 septembre, à neuf heures du soir. Le lendemain, à sept heures du soir de l'eau s'écoule, des douleurs et des coliques surviennent pendant la nuit. Une voisine dépose qu'elle l'a vue se tordre et grincer des dents. Le surlendemain elle se lève, mais elle est reprise de douleurs et rend du sang pur, liquide, puis un peu plus tard un caillot qu'elle dit gros comme deux doigts et recouvert d'une peau blanche. Elle s'écrie : « La malheureuse m'aura blessée ! » et fait alors appeler pour la secourir une autre sage-femme, sa complice, celle dont elle veut servir la passion intéressée. Celle-ci, de son côté, déclare qu'à ce moment elle la trouva se tordant, se cramponnant, ayant des poussements comme une femme qui va accoucher. Elle la touche et prétend aussi trouver dans le vagin un petit caillot de sang et une dilatation de l'orifice utérin de soixante millimètres. Le lendemain, examinant le vase de nuit, la sage-femme dit y avoir vu nageant au milieu du sang un morceau de placenta long comme la paume de la main. Le même jour, elle recueille encore un lambeau de chair qu'elle porte le soir à Saint-Yves, qui croit bien avoir reconnu un fragment de rate de mouton. Cependant, continuant leur triste jeu, quatre jours après la prétendue opération, les deux coupables simulent des accidents plus sérieux que la sage-femme décrit en ces termes : « Comme il y avait toujours des poussements, des maux de reins et une légère évacuation sanguine, je jugeai à propos de faire des tamponnements, » et plus tard, les maux de reins et les poussements continuant, elle crut devoir aider la nature en administrant deux grammes d'ergot de seigle.

Cependant, le docteur Saint-Yves, à la sollicitation de la sage-femme qui espérait l'entraîner dans un piège et appuyer de cette autorité son accusation mensongère, était allé vers le cinquième ou sixième jour visiter la femme accouchée. Il ne fut pas peu surpris de la trouver sans fièvre, sans altération des traits du visage. Le ventre était volumineux, mais ne présentait pas la plus petite trace d'une éraillure récente. La sensibilité prétendue de la fosse iliaque n'empêchait pas d'exercer sur ce point une forte pression, surtout quand l'attention de la femme était distraite. Il n'y avait ni vomissements, ni nausées, ni hoquets. Les mamelles flétries n'étaient le siège d'aucune sécrétion. Les parties sexuelles ne laissaient écouler ni lochies, ni sang ; le col de la matrice avait la position et la forme normales : il n'était pas chaud, ni gonflé, ni ramolli, mais seulement un peu entr'ouvert.

Dès ce moment, la conviction de Saint-Yves était formée ; l'examen auquel je soumis moi-même la femme quelques jours plus tard donna des résultats exactement semblables. Je trouvai le ventre gros, mais blanc et lisse ; la matrice remarquablement petite, le col mou mais normal ; les seins sans traces de gonflement ni de sécrétion. Je dois dire que cette malheureuse, qui commençait à se sentir embarrassée de son personnage, feignit d'avoir éprouvé une sorte de trouble des facultés intellectuelles et cherchait à éluder les questions en alléguant une perte de la mémoire qui n'était nullement admissible en présence des déclarations minutieuses qu'elle nous faisait sur d'autres points.

Nous n'avons pas eu de peine à démontrer quel tissu de faussetés, quelles impossibilités de toutes sortes se cachaient sous le

récit en apparence assez habilement conçu des deux coupables ;
et les magistrats distingués qui dirigent le parquet et l'instruction du tribunal de Melun étaient aussi convaincus que nous,
lorsque peu de jours après notre visite, à la suite d'un nouvel
interrogatoire où elle avait persisté dans sa version mensongère,
la femme qui se disait victime de l'avortement finit par se décider
à dire toute la vérité. Elle avoua alors qu'elle n'avait jamais été
chez la sage-femme accusée : et que le fait de cette visite et de
l'opération était une fable inventée par elle d'accord avec l'autre
sage-femme qui voulait nuire à sa rivale par jalousie de métier.
Interrogée sur les détails de cette comédie odieuse, elle dit que
sa complice avait attendu le moment où ses règles revenaient
avec quelques coliques pour lui faire simuler la fausse couche ;
que le sang qu'elle a montré mélangé à l'urine était le sang
de ses règles rendu comme à l'ordinaire ; qu'elle s'était laissé
réellement tamponner pour jouer mieux encore la fausse couche,
et qu'enfin les lambeaux de chair présentés au docteur Saint-Yves
avaient été apportés par la sage-femme.

Un pareil fait n'a pas besoin de commentaires : il
porte avec lui un enseignement. On a dit souvent que
tout est possible : cela est vrai, surtout de quelques-uns
des faits qui se présentent à l'observation du médecin
légiste, et parmi ceux-ci l'avortement simulé occupera
désormais une place à part. Il ne nous est pas donné de
prédire dans quelles circonstances nouvelles un second
fait de cette nature pourrait se produire. Mais nous
pensons que l'erreur ne serait pas plus difficile à éviter
qu'elle ne l'a été pour Saint Yves et pour moi, si l'on
s'attachait à analyser minutieusement, et, pour ainsi
dire, pas à pas, chacun des détails allégués par les coupables ; à en contrôler non seulement la vraisemblance
absolue, mais encore l'enchaînement et la coordination ;
à les vérifier par l'examen direct de la femme qui prétendrait avoir subi une opération abortive. Dans le cas
singulier que je viens de citer, c'est là la marche que
nous avons suivie et nous avons reconnu aisément que

les conditions dans lesquelles se serait faite l'opération n'étaient pas admissibles, la femme ayant eu deux jours auparavant ses règles, et la grossesse devant pour tout le monde paraître au moins incertaine ; que les suites de l'avortement étaient très inexactement rapportées, que la description de l'œuf expulsé était notoirement fausse ; que le traitement employé ultérieurement par la sage-femme complice ne reposait sur aucune indication même spécieuse. Enfin, l'examen direct auquel nous avons soumis la femme, examen qui, dans un cas pareil, ne devrait jamais être négligé, est venu achever de renverser l'échafaudage de mensonges sur lequel elles avaient cherché à édifier une accusation calomnieuse à l'aide d'un avortement simulé.

**Choix d'observations et d'expertises médico-légales
relatives à l'avortement.**

Je crois utile de réunir ici un certain nombre d'observations et de relations particulières destinées à servir de base et de justification à mes recherches qui ne peuvent avoir d'autre valeur que celles qu'elles emprunteront à l'observation exacte et à la saine interprétation des faits. J'ai divisé ces exemples choisis en huit catégories ainsi réparties :

1º *Tentatives d'avortement* suivies ou non de résultats, et ayant donné lieu à des poursuites fondées sur des signes probables.

2º *Avortements provoqués par l'usage de substances abortives*, if, rue, ergot de seigle et sabine.

3º *Avortements provoqués pas des manœuvres directes*, suivis d'accidents immédiats plus ou moins graves et entourés de toutes les circonstances du fait.

4º *Avortements provoqués par des manœuvres directes*,

compliqués de blessures de la matrice, et suivis le plus souvent de mort.

5º *Avortements provoqués par manœuvres directes, avec blessures sur le fœtus*, isolément ou en même temps que sur la matrice.

6º *Avortements provoqués par manœuvres directes, compliqués de mutilations étendues*, arrachement, déchirures profondes, ablation d'organes.

7º *Avortements provoqués par manœuvres directes suivis d'accidents consécutifs éloignés* dont la nature doit être appréciée.

8º Enfin, il m'a paru intéressant de rapprocher de ces faits criminels quelques exemples d'opérations obstétricales pratiquées dans le but de provoquer artificiellement l'*avortement* ou l'*accouchement prématuré*, opérations dans lesquelles tout se passe au grand jour, sous la responsabilité du médecin, et qui, par cela même, sont singulièrement propres à fournir un point de comparaison sur certaines parties de la question médicolégale dont nous nous occupons.

Ce dernier groupe comprend onze cas : les sept premiers embrassent cinquante-sept observations d'avortements criminels, dont seize appartiennent à différents auteurs que nous avons cités. Les quarante et une autres, qui ne portent aucune indication, ont été puisées par moi-même dans ma pratique personnelle.

I. – Tentatives d'avortement. — Indications de signes probables.

Obs. I. — *Tentatives d'avortement à deux mois, sans résultat. Condamnation de la sage-femme accusée.*

Nous avons eu à visiter, dans le courant du mois de mai 1863, une jeune fille arrivée au terme de la grossesse, malgré les tentatives d'avortement auxquelles une sage-femme l'avait soumise lorsqu'elle était enceinte de deux mois seulement. Celle-ci lui avait pratiqué deux saignées, et lui avait fait prendre des bains de pieds, des bains de siège, ainsi que des préparations d'absinthe et de safran. Malgré l'inefficacité complète de ces moyens et l'absence des preuves matérielles de leur emploi, la sage-femme fut condamnée sur les seuls indices résultant des circonstances du fait.

Obs. II. — *Tentatives d'avortement au moyen de l'ergot de seigle et de deux saignées sans résultat.*

Nous avons eu à visiter à Montrouge une jeune fille âgée de dix-huit ans, qui dit avoir été victime d'une tentative d'avortement de la part d'un médecin au service duquel elle était et qui l'avait rendue mère.

Dès la première fois que les règles avaient manqué, il lui avait administré, pendant quatre jours de suite, trois prises d'une poudre jaune grisâtre provenant de grains noirs comme des grains de blé. Deux saignées avaient été pratiquées en outre au premier et au deuxième mois, et le sang avait servi à tacher les linges pour faire croire à l'existence des règles. Il s'agissait d'apprécier ces faits qui, du reste, n'avaient pas arrêté le cours de la grossesse.

Or la poudre dont la fille L... dit avoir fait usage est suffisamment caractérisée dans ses explications pour que l'on y reconnaisse la poudre d'ergot de seigle. Cette substance, malgré ses effets incertains, possède des proppriétés abortives. D'ailleurs, à l'époque de la grossesse où cette fille L... l'a prise, l'emploi ne saurait en être justifié, et elle était manifestement administrée dans le but de procurer l'avortement. Les saignées pouvaient concourir au même résultat.

Obs. III. — *Suspicion d'avortement provoqué. Signes probables. Discussion des allégations de l'accusée.*

Nous avons visité, à Clamart, avec le Dr Lacroix (de Fontenay-aux-Roses), une jeune fille âgée de dix-huit ans, sur laquelle pesaient des soupçons d'avortement. Elle nous a donné avec une rare assurance les détails suivants :

Ses règles, d'abord suspendues par une émotion brusque au

mois d'août de l'année dernière, auraient cessé de paraître au mois de décembre et auraient depuis lors manqué complètement jusqu'au mois de juin dernier. Elle aurait consulté pour cette suspension un charlatan qui, sans l'interroger ni la visiter, l'aurait traitée uniquement par l'administration à l'intérieur d'une poudre blanche qu'elle aurait prise pendant cinq ou six mois. Le 2 juin, à la suite d'une fatigue un peu plus grande que de coutume, cette fille aurait ressenti des douleurs de reins qui auraient été en augmentant jusqu'à ce que, dans la nuit, fût survenue une perte caractérisée par l'issue d'une grande quantité de caillots de sang très volumineux. Cet accident, pour lequel aucun homme de l'art n'a été consulté, aurait duré quelques jours, et aurait été suivi d'un écoulement blanc assez abondant. Les règles ont reparu le mois suivant comme à l'ordinaire. Cette fille nie d'ailleurs de la manière la plus formelle s'être exposée à devenir enceinte. Elle confesse qu'elle a cessé d'être vierge : mais elle aurait été, il y a plus de trois ans, victime d'une violence unique qui ne se serait jamais répétée, et soutient que, depuis cette époque, elle n'a jamais subi les approches d'un homme.

Après avoir reçu ces déclarations faites avec une assurance qui ne s'est pas démentie malgré nos observations réitérées, nous avons procédé à l'examen de cette fille en présence de sa mère.

Les parois du ventre sont lâches et flasques et présentent, dans l'étendue de la région hypogastrique, des éraillures profondes de la peau sous forme de plis longitudinaux d'une couleur violacée remontant jusqu'à l'ombilic d'une part, et de l'autre descendant jusque sur la partie supérieure des cuisses. La ligne médiane, qui s'étend de l'ombilic au pubis, tranche sur les parties voisines par sa coloration brune très foncée d'autant plus remarquable que telle n'est pas la teinte générale de la peau chez cette fille, qui présente un très faible développement du système pileux.

Les organes génitaux offrent une conformation régulière, mais n'ont en aucune façon l'aspect qu'ils présentent chez une jeune vierge. En effet, outre qu'ils ont perdu cette fraîcheur et ce ton rosé tout à fait caractéristique, nous constatons que la membrane hymen est complètement détruite. Elle n'est pas le siège d'une simple déchirure, comme cela aurait lieu dans le cas où l'intromission du membre viril n'eût pas été renouvelée après une première et unique violence, mais elle est réduite à deux replis latéraux presque effacés, comme cela s'observe après des approches fréquemment répétées, et surtout après un ou plusieurs accouchements. De plus, la fourchette, sans être profondément déchirée, présente cependant une petite éraillure superficielle accompagnée d'une inflammation encore assez vive. Le toucher pratiqué avec beaucoup de précautions, et qui, malgré la douleur affectée qu'accuse cette fille, est rendu très facile par les dimensions des parties, permet de reconnaître que la matrice est plus développée qu'elle ne l'est en général chez une femme qui n'aurait pas conçu, et l'on constate de la manière la plus positive que le col est volumineux, notablement dilaté, et que l'orifice, élargi, forme une fente transversale dont les angles sont profonds et semblent avoir été déchirés incomplètement. Il n'y a d'ailleurs pas d'écoulement particulier par les organes génitaux.

Les seins sont volumineux, mais déjà flétris : ils offrent quelques éraillures sous-épidermiques moins prononcées, mais de la même nature que celles du ventre. L'auréole qui entoure le mamelon est d'une couleur brunâtre. Nous comprimons très doucement dans le but de constater s'il s'écoulerait du lait ; mais cette fille, par ses plaintes, évidemment exagérées, nous empêche de pousse plus loin cette expérience.

Des faits qui ont été exposés et de l'examen qui précède, nous concluons que :

Cette fille porte des traces évidentes d'une grossesse récente qui, si elle n'est pas arrivée jusqu'au terme naturel, a certainement dépassé le sixième mois.

Il est impossible de déterminer d'une manière certaine si l'accouchement a été prématuré, s'il a été naturel ou provoqué par des manœuvres abortives.

Les allégations de cette fille touchant l'impossibilité où elle eût été de devenir enceinte, et l'absence de tout commerce entre elle et un homme depuis la violation dont elle aurait été victime il y a trois ans, sont formellement contredites par l'état des parties sexuelles.

Il est également impossible d'admettre que le gonflement du ventre qui suit quelquefois la rétention des règles, ait pu donner lieu aux déformations qui ont été signalées. Cette cause ne donnerait d'ailleurs nullement la raison des modifications de forme et de volume que nous ont présentées le col et la matrice elle-même.

Obs. IV. — *Avortement. Signes négatifs n'excluant pas la responsabilité du crime.*

Nous avons été chargé par M. le procureur impérial de procéder à l'autopsie d'une femme que l'on supposait avoir succombé à un avortement provoqué, et du fœtus sorti de son sein.

Nous constatons que la mort de la femme L... est le résultat d'une attaque déterminée par une fausse couche.

Il n'existe aucune lésion particulière ; on ne trouve pas non plus sur les parties sexuelles et sur la matrice des traces de violences exercées directement dans le but de provoquer l'avortement.

La même observation s'applique au fœtus dont le corps, bien conformé, ne porte aucune trace de blessure qui ait pu le faire périr dans le sein de sa mère et amener son issue prématurée.

De cette absence de lésions appréciables, soit sur les organes de la mère, soit sur les organes du fœtus, il ne s'ensuit pas que la fausse couche ait été naturelle. Des manœuvres directes ont pu être exercées, et amener l'avortement sans laisser aucune marque visible. Rien n'explique dans l'état des organes digestifs, que des substances abortives aient été administrées à l'intérieur.

II. — Avortements provoqués par l'emploi de substances abortives.

Obs. V. — *Tentative d'avortement provoqué par l'ingestion d'une décoction de feuilles d'if* (1).

Le 18 janvier 1854, dans un village de Normandie, une jeune fille, devenue enceinte pour la seconde fois, prit dans le but de se faire avorter un breuvage composé d'une forte décoction de feuilles et de petites branches d'if. Elle succomba sans que le fœtus, âgé de trois mois et demi, fût expulsé. L'estomac présentait, vers la grande courbure, une injection capillaire notable et une légère altération de texture.

(1) Recueillie par le Dr Lenoël. Mémoire de Chevallier, Duchesne et Reynal (*Annales d'hygiène publique et de médecine légale*, 1855, 2e série, t. IV, p. 337).

Obs. VI. — *Tentative d'avortement au moyen du suc d'if, suivie de mort* (1).

Une fille de vingt et un ans, qui dissimulait sa grossesse parvenue à sept mois environ, se procura des branches d'if dont elle écrasa les feuilles avec un marteau et dont elle avala le suc contenu dans une tasse de la contenance de trois à quatre décilitres. Il était plus de minuit lorsqu'elle prit ce breuvage. Vers cinq heures du matin, ayant été obligée de se lever pour son service, elle se plaignit d'un violent malaise, de troubles de la vue et d'étourdissements. Son état empira rapidement. Elle n'y voyait plus et se laissa tomber sur un lit dans un accablement et un assoupissement profond. On n'a constaté qu'une évacuation alvine involontaire. Un peu avant six heures du matin, elle était morte.

La matrice ne présentait ni lésion ni commencement de travail. L'estomac offrait plusieurs ecchymoses dont la plus large avait la dimension d'une pièce de deux francs. Le foie, très volumineux, était gorgé de sang et presque friable. Le cerveau et le cervelet très faibles étaient légèrement sablés de sang ; la pie-mère d'un rouge brun. Il n'y avait d'ailleurs pas d'hémorragie dans l'encéphale.

Obs. VII. — *Avortement provoqué à cinq mois par l'usage de la rue* (2).

Une jeune fille, grosse de quatre à cinq mois, prend pendant plusieurs jours une forte dose de suc exprimé de feuilles de rue fraîche. Des accidents très graves surviennent : somnolence, prostration, faiblesse générale, lipothymie, petitesse extrême et lenteur du pouls, refroidissement de la peau, mouvements continuels des bras, tuméfaction énorme de la langue, salivation abondante. On voit l'avortement se préparer peu à peu pendant quelques jours. Le fœtus n'est expulsé que le sixième jour après les premiers symptômes de l'empoisonnement. Il ne survient d'ailleurs pas d'inflammation consécutive de l'utérus, les accidents vont en diminuant, et la guérison s'opère lentement.

(1) Recueillie par le Dr Lenoël. Mémoire de Chevallier, Duchesne et Reynal (*Annales d'hygiène publique et de médecine légale*, 1855, 2e série, t. IV, p. 337).

(2) Hélie, *Annales d'hygiène publique et de médecine légale*, 1838, t. XX, p. 196.

Obs. VIII. — *Avortement provoqué à quatre mois par l'usage de la rue* (1).

Une jeune fille enceinte de quatre mois environ, dans le but de se faire avorter, et sur les conseils d'une matrone, prend le soir, en une seule fois, trois tasses d'une forte décoction de racines fraîches de rue. Aussitôt après, elle éprouva une douleur horrible à l'estomac, et un trouble général si profond qu'elle se crut sur le point de mourir. Obnubilations, vertiges, étourdissements ; plus tard, efforts continuels de vomissements qui n'amènent qu'un peu de sang. Le lendemain, ces accidents diminuent, mais des coliques commencent à se faire sentir, revenant de plus en plus fortes à d'assez longs intervalles. Vers le soir du second jour, ces douleurs se rapprochent, s'accompagnent d'un écoulement de sang, et l'avortement se fait en peu de temps et sans difficulté quarante-huit heures après l'ingestion de la rue. Les symptômes d'empoisonnement se dissipent en peu de temps.

Obs. IX. — *Avortement provoqué à six mois et demi par l'usage de la rue* (2).

Une fille de vingt-cinq ans, enceinte de six mois et demi à sept mois, après avoir fait usage pendant plusieurs jours d'une décoction de feuilles de rue à l'intérieur et à l'extérieur, fut prise tout à coup de vomissements violents et opiniâtres, avec fièvre, somnolence, stupeur, vertiges, embarras de la parole, mouvements continuels de la tête et des bras, refroidissement, petitesse et lenteur du pouls, tuméfaction énorme de la langue et salivation abondante. Dans la soirée du deuxième jour après le début des accidents, les douleurs utérines commencent à se faire sentir, et le lendemain matin, deux jumeaux mort-nés sont expulsés très rapidement. La délivrance suspend les accidents qui reparaissent et se prolongent pendant vingt-cinq jours environ après lesquels la guérison est complète. Aucun trouble, aucune lésion ne se sont montrés du côté de la matrice.

(1) Hélie, *Annales d'hygiène publique et de médecine légale,* 1838, t. XX, p. 196.
(2) *Ibid.*

Obs. X. — *Avortement provoqué à quatre mois. Métro-péritonite. Ergot de seigle retrouvé en nature dans le tube digestif* (1).

Une jeune fille de vingt-quatre ans, dont on ne soupçonnait pas la grossesse, quoiqu'elle fût enceinte de quatre mois environ, sort un matin dans un état de santé parfaite. Elle est ramenée le soir même très souffrante par une sage-femme et meurt le lendemain. On constate à l'autopsie une métro-péritonite suraiguë, et l'on trouve dans toute l'étendue du tiers inférieur des intestins des fragments de seigle ergoté. La matrice était vide et récemment débarrassée d'un produit de conception.

Il nous semble que l'on doit voir dans ce cas, malheureusement dépourvu de tous les détails, un de ces faits où la substance abortive a été administrée après des manœuvres directes dont elle était destinée à hâter et à assurer les effets.

Obs. XI. — *Avortement provoqué par la sabine. Mort* (2).

Une femme de vingt et un ans, parvenue à un état de grossesse assez avancée, après avoir soupé avec son amant, est réveillée au bout de quatre à cinq heures par de violentes douleurs d'estomac et des nausées, et tombe dans un état d'insensibilité complète : respiration stertoreuse, écume à la bouche, gonflement de la face, paupières abaissées, traits fortement contractés, convulsions des membres. En même temps, le travail s'opérait ; mais la femme succomba douze heures après la première apparition des accidents, au moment où la délivrance allait se faire. L'accouchement amena un enfant mort.

A l'autopsie, on ne trouvait aucune trace de violence. Les vaisseaux encéphaliques étaient gorgés de sang noir et fluide ; la substance cérébrale infiltrée çà et là de petits caillots de sang noirâtre ; les poumons congestionnés ; l'estomac un peu plus pâle qu'à l'ordinaire, excepté dans un ou deux points qui semblaient le siège d'une infiltration sanguine.

Les liquides contenus dans l'estomac soumis à la distillation fournirent un liquide trouble et opaque qui avait le goût et l'odeur de l'huile de sabine. Examiné au microscope, il présentait de

(1) Devergie, *loc. cit.*, p. 21.
(2) Observation du Dr Letheby, *The Lancet*, 1845.

petits globules huileux ; repris par l'éther et évaporé, il donnait de petites gouttes d'une huile jaunâtre qui offrait tous les caractères physiques de l'huile de sabine. On y trouvait également un sédiment en tous points analogue à la poudre de sabine sèche. En séparant par l'éther le résidu trouvé sur le filtre, on obtint une solution verdâtre qui renfermait de la résine et de la chlorophylle. Enfin, des expériences répétées avec la poudre de sabine donnèrent des résultats exactement semblables à ceux qu'avait offerts l'analyse du liquide trouvé dans l'estomac, et ne laissèrent pas de doute aux experts sur la réalité d'un empoisonnement par la sabine.

Obs. XII. — *Avortement provoqué probablement par l'usage de substances abortives. Gastro-entérite. Mort.*

Nous avons été commis, à l'effet de pratiquer l'autopsie de la fille F..., décédée chez la sage-femme H.... Nous avons constaté les faits suivants : Putréfaction très avancée, face méconnaissable ; constitution très robuste ; embonpoint remarquable ; pas de traces de blessures ou de contusions.

Pas de lésion des parois ; méninges injectées, sans épanchement ni extravasation.

Substance cérébrale ; consistance ferme ; pointillé rouge. Dans les ventricules, petite quantité de sérosité rosée. Ni caillot ni foyer sanguin dans l'encéphale ni dans la cavité de l'arachnoïde.

Pas d'épanchement dans les plèvres ni dans le péricarde, quelques adhérences ; poumons sains, affaissés, mous, engorgés ; cœur volumineux, flasque ; ventricule gauche vide, le droit tapissé par une couche plus épaisse de sang noir en partie coagulé ; endocarde présentant des traces violacées dues à l'imbibition du sang.

Pas d'inflammation ni d'épanchement du péritoine, même aux environs de la matrice et des ovaires.

Estomac contenant une très petite quantité d'un liquide jaunâtre : muqueuse, dans toute son étendue, rouge, épaisse, mamelonnée ; le long de la grande courbure et vers le pylore, six larges taches noires au niveau desquelles la muqueuse n'est ni escarrifiée ni détruite, mais seulement ramollie. Pas d'altération de l'œsophage.

Dans l'intestin, par d'escarres ni d'ulcérations. A la partie supérieure, face interne tapissée par une matière d'un jaune éclatant. Vers l'iléon, par places, une coloration rosée très remarquable. Pas de plaques de Peyer.

Putréfaction très avancée des organes extérieurs de la génération.

Matrice de volume double, tissu ramolli, pas de traces d'inflammation. Pas de produit de conception.

Face interne tapissée d'une couche pultacée provenant des débris des enveloppes d'un fœtus récemment expulsé. Pas de caillots altérés ; col de l'utérus dilaté, cavité élargie, lèvres profondément ramollies ; pas de déchirure, ni plaie pouvant faire supposer l'action d'un instrument vulnérant : ovaires sains.

Nous concluons que le cadavre de la fille F... porte les traces d'un avortement récent pouvant remonter à deux ou trois jours, et parvenu vers le deuxième ou troisième mois de la grossesse.

Il existe dans l'estomac et les intestins des altérations qui peuvent être attribuées à l'ingestion d'une substance toxique. L'avortement est vraisemblablement le résultat de ces altérations. La mort a été causée par cette dernière cause.

Obs. XIII. — *Tentatives d'avortement pratiquées à l'aide de breuvages abortifs et de manœuvres directes non suivis d'effet. — Poursuites dirigées contre un docteur en médecine.*

Ce fait, d'une extrême gravité, est doublement intéressant au point de vue de la responsabilité terrible qui pèse sur le médecin contre lequel la simple tentative du crime provoque des poursuites ; et des constatations médico-légales auxquelles celles-ci peuvent donner lieu en l'absence de tout corps de délit.

La fille J. N..., domestique, âgée de vingt-huit ans, devient enceinte des œuvres d'un médecin. Réglée pour la première fois à quatorze ans, elle était d'une bonne constitution, plutôt sujette à voir avancer ses époques menstruelles qu'à des retards et n'ayant jamais eu de pertes. Sa grossesse était parvenue à trois mois lorsqu'elle se fit donner par le docteur A..., du 28 février au 11 mars 1857, huit potions formulées ainsi qu'il suit :

Eau d'armoise	100 grammes.
Eau de fleurs d'oranger	16 —
Sirop de sucre	25 —
Huile essentielle de sabine	) ãã 10 gouttes.
— — de rue	)

La fille J. N... prenait chaque soir une fiole entière remplie de ce breuvage. Elle éprouvait chaque fois des coliques, des vomissements, des maux de tête, des étourdissements, des convulsions. Ses souffrances étaient si insupportables qu'elle ne put continuer au delà de la huitième potion et jeta la neuvième.

Trois mois plus tard, le 20 juin, cette fille subit une opération destinée à provoquer l'avortement que les breuvages n'avaient pu déterminer. Le médecin la fit coucher en travers sur un lit. Après avoir placé un spéculum, il lui introduisit une sonde en caoutchouc munie d'un mandrin. A trois reprises, l'instrument fut poussé avec une certaine force, et à chaque fois, elle ressentit des coliques très douloureuses. Il ne vint pas de sang, mais seulement un peu d'eau. Du reste, un instant après cette opération, l'enfant ne cessa pas de remuer. La fille N... refusa de se soumettre à une nouvelle tentative qui lui fut proposée, et elle accoucha à terme le 7 octobre.

Depuis son accouchement, elle n'a pas cessé de souffrir dans le ventre, le côté et les aines. Ses règles restèrent dérangées.

Visitée par nous le 19 janvier 1859, quinze mois après, cette fille présentait encore une tension douloureuse dans l'hypocondre gauche, un engorgement considérable du col de la matrice qui était ramolli et entr'ouvert, et des pertes blanches très abondantes. La paroi abdominale seule présentait des éraillures caractéristiques.

En réponse aux questions qui nous étaient posées, nous avons déclaré que :

1º La fille N... est certainement accouchée, très probablement à terme et une fois seulement ; son accouchement peut remonter à l'époque qu'elle indique ;

2º Elle ne porte aucune trace actuellement appréciable de violences ;

3º Sa santé est gravement altérée ; et la maladie de matrice dont elle est atteinte est une des suites les plus ordinaires des tentatives d'avortement ;

4º Les substances comprises dans les huit ordonnances du docteur A... étaient de nature à procurer l'avortement et ne répondaient à aucune indication légitime ;

. 5º L'introduction d'une sonde dans les parties pouvait également amener l'avortement, à la condition toutefois que l'instrument eût bien réellement pénétré jusque dans l'intérieur de l'œuf et eût décollé assez complètement ou perforé ses membranes, ce qui ne paraît pas avoir eu lieu chez la fille N....

III. — Avortements provoqués par manœuvres directes. Circonstances de fait. Accidents immédiats.

OBS. XIV. — *Avortement infructueusement tenté par la sabine et provoqué par le cathétérisme utérin.*

Une femme, âgée de vingt-huit ans, bien réglée, ayant eu déjà un enfant, devenue clandestinement enceinte, et parvenue à deux mois et demi environ de sa grossesse, recourut d'abord, dans le but de se faire avorter, à l'usage de l'essence de sabine ; elle en prit pendant plusieurs jours de suite, en une seule fois de 10 à 40 gouttes, sans éprouver autre chose que quelques tranchées passagères et des nausées non suivies de vomissements. Ces essais étant restés infructueux, elle se décida à se confier à une sage-femme qui la soumit, à deux reprises, à une opération consistant dans l'introduction d'un stylet profondément porté dans les parties sexuelles à l'aide du spéculum. Cette femme, très explicite dans ses aveux, dit n'avoir éprouvé qu'une sensation de farfouillement et de mouvement désagréable dans la matrice. L'opération ne fut d'ailleurs suivie d'aucun écoulement de sang ou de tout autre liquide, et pendant huit jours il n'y eut d'autres signes, du côté de l'utérus, que des espèces de déchirements qui se faisaient sentir par moments dans le bas-ventre et le bassin ; c'est alors qu'une dose d'ergot de seigle-détermina le travail et amena rapidement l'expulsion du fœtus, sans autre accident qu'une perte abondante.

OBS. XV. — *Avortement provoqué à cinq mois par des manœuvres directes. Circonstances du fait.*

Une sage-femme a été condamnée, le 27 septembre 1854, par la cour d'assises de la Seine, dans les circonstances suivantes :

Une fille de campagne, voulant faire disparaître une grossesse parvenue à peu près à cinq mois, était venue trouver une de ses amies, qui lui donna le conseil de faire ce qu'elle avait fait elle-même, c'est-à-dire de se faire *décrocher* son enfant, l'assurant qu'on ne souffrait pas. Elle l'avait, à cet effet, conduite chez une sage-femme. L'opération fut remise à huit jours, parce que la fille n'avait pas d'argent. En ayant rapporté de son pays, elle se rendit de nouveau chez la sage-femme, à laquelle, dans l'espace de

quelques jours, elle fit plusieurs visites. Enfin, à la dernière, celle-
ci lui dit que cela allait arriver prochainement ; et, en effet, le
sixième ou le septième jour, les souffrances devinrent plus vives
et l'accouchement eu lieu. L'enfant, qui avait fait quelques mouvements en venant au monde, fut jeté dans la fosse d'aisances.
Tous ces faits, dénoncés six semaines après à la justice, furent
avoués par la fille qui s'était fait avorter, et qui, mise en jugement avec son amie et la sage-femme, fut condamnée comme elles.

Des perquisitions faites, tant dans la fosse d'aisances qu'au domicile de la sage-femme, avaient amené la découverte de plusieurs objets que le magistrat instructeur soumit à notre examen.

En premier lieu, nous avons trouvé plusieurs substances médicinales, les unes tout à fait insignifiantes et appartenant à la
médecine usuelle, telles que de la fleur de sureau, de l'orge, de
l'amidon ; les autres, feuilles et tige d'armoise et d'une espèce de
genévrier, plantes actives aromatiques et excitantes, pouvant être
employées comme emménagogues, et à ce titre réputées abortives, bien qu'en réalité tout à fait impuissantes à déterminer
l'avortement.

D'un autre côté, nous avons reconnu, parmi les matières
extraites de la fosse, des débris provenant d'un fœtus de cinq mois
environ, putréfiés et mutilés, dont la tête manquait presque
complètement, sans qu'on pût distinguer si la mutilation était le
résultat de la décomposition putride ou de violences directes
exercées sur le crâne.

Obs. XVI. — *Avortement provoqué à trois mois par manœuvres
directes. Circonstances qui ont précédé, accompagné et suivi l'opération.*

Une fille M..., présumant qu'elle était grosse, se fait examiner,
à deux reprises, par une sage-femme qui constate la grossesse, et
lui offre de la débarrasser pour cent francs. La somme est débat-
tue et réduite à trente francs. — Le 30 avril, dans la soirée, elle
se rend chez la sage-femme, qui, comprenant le but de cette
visite, entre dans un cabinet où l'on a saisi ultérieurement dans
le tiroir d'un meuble des aiguilles de fer de diverses grosseurs.
Elle vient alors, tenant quelque chose enveloppé dans un linge ; la
fille M... se sent piquée ; elle éprouve une faiblesse, et quelques
instants après, le sang commence à couler. La sage-femme lui
dit alors qu'elle serait débarrassée au plus tard dans neuf jours :

qu'elle prendrait un bain, se mettrait les pieds à l'eau, et lui apporterait le linge qu'elle aurait taché de sang, afin qu'elle le fît laver sans qu'on s'en aperçût. La fille M... rentre chez elle au bout d'une demi-heure environ. Dès le lendemain, elle se sent malade, et se couche de bonne heure ; son indisposition va en s'aggravant le jour suivant ; elle se plaint de coliques, se trouve mal plusieurs fois, et perd beaucoup de sang. Le médecin appelé attribue les accidents à une fausse couche survenue vers le troisième mois de sa grossesse. Tous ces faits sont confirmés par les aveux de la fille M..., qui fut mise en jugement avec la sage-femme. Celle-ci fut seule condamnée à huit années de réclusion. La fille M..., après les manœuvres auxquelles elle s'était soumise, présentait une tumeur ovarique considérable.

Obs. XVII. — *Avortement provoqué à trois mois par l'introduction d'une sonde dans la matrice.*

Une affaire très grave, dans laquelle deux sages-femmes étaient mises en cause avec une jeune fille et son amant, nous a fourni, malgré l'absence du corps de délit, des détails très précis et très dignes d'intérêt, et s'est terminée par la condamnation de l'une et l'autre sage-femme.

Il s'agissait d'une jeune fille, âgée de dix-huit ans, enceinte pour la première fois et de trois mois environ, qui, après avoir fait usage d'armoise, d'absinthe et de safran, se soumit à des manœuvres répétées qu'elle décrit d'une manière fort exacte. Lors de la première visite, la sage-femme la fit rester debout, et lui introduisit dans les parties sexuelles le doigt et un instrument qu'elle ne peut indiquer. Elle éprouva au niveau de l'épigastre une sensation toute particulière de déchirement et de défaillance, sans écoulement de liquide sanguinolent ou autre. Les deux jours qui suivirent rien ne parut, et aucun symptôme spécial ne fut observé. Alors une seconde opération fut faite de la même manière, mais ne causa pas de douleur. Quelques heures après commença une perte de sang qui dura deux jours, au bout desquels la fausse couche eut lieu avec de fortes coliques.

Depuis cette époque, la perte a persisté, avec quelques intervalles de repos ; et au moment de notre visite, un mois après, le 16 novembre 1849, elle dure encore, et s'accompagne de douleurs assez vives dans le bas-ventre. Il existe, en outre, tous les signes de l'anémie la plus prononcée, et les seins laissent suinter du lait.

L'état général de santé de cette fille, et les souffrances particulières dont les organes génitaux sont le siège, présentent les indices d'un avortement qui peut remonter à un mois environ. Il est d'ailleurs impossible de déterminer d'une manière précise si cet avortement aurait eu lieu naturellement, ou si, au contraire, il aurait été provoqué. Mais il faut reconnaître que les observations faites sur l'état actuel de cette jeune fille concordent fort exactement avec les déclarations et avec le fait d'un avortement provoqué à l'aide de manœuvres directes.

Des perquisitions faites au domicile des accusés amenèrent la saisie d'un paquet de plantes sèches réputées abortives, d'un stylet, de deux aiguilles à tricoter et de deux sondes d'argent, dont l'une des sages-femmes avoua s'être servie pour pratiquer l'avortement.

Obs. XVIII. — *Avortements nombreux imputés à une sage-femme. Perquisitions. Exhumation d'une femme morte de métro-péritonite.*

Nous avons été chargé d'assister à une perquisition faite au domicile d'une sage-femme. Cette perquisition a eu pour résultat la saisie de plusieurs objets cachés, et notamment d'un flacon de seigle ergoté, et de longues aiguilles de bois dépareillées.

Plus tard, nous avons reçu la mission de procéder, de concert avec M. Roger (de l'Orne), à l'exhumation et à l'autopsie d'une femme qui avait succombé aux suites d'une fausse couche, après avoir reçu les soins assidus et mystérieux de cette même sage-femme. Nous avons trouvé sur le cadavre les traces d'une métro-péritonite.

Plusieurs autres cas de mort avaient eu lieu dans les mêmes conditions, mais à des époques trop éloignées pour être utilement recherchées.

Il a été déclaré dans l'instruction que cette femme, qui se livrait d'une manière notoire à la pratique des avortements, s'était entendue, pour se débarrasser des fœtus qu'elle arrachait au sein de leurs mères, avec un porteur de l'administration des pompes funèbres, qui les emportait clandestinement, et les plaçait ensuite à côté des corps qu'il était chargé d'ensevelir, et les inhumait ainsi dans l'un des cercueils qu'il transportait chaque jour aux cimetières.

OBS. XIX. — *Avortement provoqué à trois mois par manœuvres directes. Péritonite. — Mort.*

J'ai été chargé de procéder à l'autopsie d'une jeune fille âgée de vingt-trois ans, qui, étant enceinte de trois mois, sortit le 19 février à dix heures du matin, rentra à quatre heures hors d'état de prendre part au dîner, se coucha très souffrante pour ne plus se relever ; elle était atteinte d'une péritonite, constatée par le Dr Allix la veille de la mort, qui eut lieu le 26 du même mois. Cette jeune fille avoua qu'elle avait été trouver une sage-femme restée inconnue, qui l'avait touchée de manière à la faire avorter, sans qu'elle puisse donner d'autres détails. Nous ne constatons aucune lésion extérieure. La putréfaction est assez avancée. Il n'y a rien à la tête ni à la poitrine.

Il existe une péritonite suraiguë avec épanchement énorme de pus ; fausses membranes très épaisses, surtout dans le bassin. La matrice est développée comme à trois mois de grossesse ; le col largement ouvert et ramolli. La surface interne de l'utérus présente des débris de placenta en décomposition. Il n'y a de trace de piqûre ni dans la matrice, ni dans le vagin, ni au col. Rien non plus aux organes extérieurs de la génération. La membrane hymen est anciennement et complètement détruite.

Il est constant que cette jeune fille a succombé à une péritonite suraiguë.

Cette inflammation a eu son point de départ dans les organes génitaux, qui portent la trace d'un avortement récent.

L'étendue et la nature des désordres dont la matrice est le siège nous portent à penser que l'avortement a été provoqué par des manœuvres directes, qui ont pu d'ailleurs avoir lieu sans laisser de traces apparentes.

OBS. XX. — *Avortement provoqué à trois mois par des manœuvres directes. — Métro-péritonite. — Mort.*

J'ai été chargé de faire, à l'Hôtel-Dieu, l'autopsie d'une jeune fille morte d'une métro-péritonite suraiguë, suite d'un avortement qu'elle avait confessé. — L'accouchement prématuré avait eu lieu à une époque qui ne dépassait pas le troisième mois de la grossesse. — Bien qu'il n'existât pas de traces de blessure directe, l'étendue et la gravité des désordres du ventre et des organes génitaux étaient bien l'indice des manœuvres criminelles qui avaient eu lieu. — La sage-femme accusée de ce crime a été condamnée par la cour d'assises de la Seine.

Obs. XXI. — *Avortement provoqué par manœuvres directes et suivi de mort.*

Je fus chargé de procéder à l'autopsie de la femme S..., décédée le 4 otcobre, après six jours de maladie après avoir eu des rapports avec une sage-femme que l'on accusait de l'avoir fait avorter. Je constate les faits suivants : Putréfaction très avancée ; parties génitales externes gonflées, infiltrées de sang ; pas de lésions appréciables ; utérus triple de son volume ; col élargi, non déchiré ; seulement en arrière, à droite, éraillure superficielle avec ecchymose sous-jacente ; pas de piqûre ni plaie apparente ; face interne de l'utérus tapissée par les villosités du chorion et une couche de sang altéré ; tissu de l'utérus ramolli et enflammé ; pas de péritonite ; exhalation de sérosité sanguinolente dans le petit bassin ; viscères abdominaux sains ; estomac vide, sans lésion ; poumons exsangues ; cœur vide dans ses quatre cavités ; rien de notable du côté de la tête.

De ce qui précède, je conclus que la mort de la femme S... est le résultat d'une métrite aiguë produite par un accouchement prématuré.

Le fœtus, qui a été récemment expulsé, et que je ne retrouve pas, pouvait être parvenu au troisième mois environ de la vie intra-utérine.

Je n'ai pas aperçu de traces appréciables de piqûres ou de déchirures à la surface ou dans l'épaisseur des organes génitaux, tant externes qu'internes.

La pâleur générale des organes contenus dans la poitrine et dans l'abdomen me fait présumer qu'il y a eu chez la femme S... des hémorragies abondantes et répétées.

Obs. XXII. — *Avortement provoqué à sept mois par ponction de la poche des eaux, suivi de mort* (1).

Une fille paraissant jouir d'une bonne santé, enceinte de sept mois, succomba de mort très rapide, sans maladie antérieure, et

(1) Devergie et Chevallier, *Annales d'hygiène publique et de médecine légale,* 1re série. Paris, 1852, t. XLVIII, p. 403.

sans que rien eût paru éveiller des inquiétudes sur son état. On trouva à l'autopsie la poche des eaux ouverte dans une étendue de la largeur d'une pièce de deux francs, les eaux complètement écoulées, les membranes du fœtus décollées au voisinage du col de l'utérus, dans une hauteur de 5 à 6 centimètres, tout autour de la paroi utérine ; plusieurs petites ecchymoses noirâtres sur le bord libre du col de l'utérus, qui est assez dilaté pour laisser passer deux doigts ; les ovaires, les trompes, les ligaments larges infiltrés. Le fœtus est à peine humide. L'estomac et les intestins présentaient, en outre, une rougeur intense, et des ecchymoses partielles qui ont fait supposer qu'il y avait eu ingestion de substances abortives vénéneuses. L'analyse n'a pas fait retrouver cette substance ; mais les experts ont fait remarquer, avec juste raison, que la nature des lésions des organes génitaux, et notamment les ecchymoses du col de la matrice, la large ouverture de la poche des eaux, et le décollement étendu des membranes rapproché de la faible dilatation de l'orifice utérin, excluent l'idée d'un travail spontané d'expulsion du fœtus, et s'expliquent, au contraire, très facilement par l'introduction d'un agent mécanique dans l'intérieur de la matrice.

OBs. XXIII. — *Avortement provoqué par manœuvres directes. — Discussion des circonstances et des faits allégués par le principal accusé, docteur en médecine.*

La triste affaire dont nous allons rapporter les principaux détails a été jugée, au mois de décembre 1849, par la cour d'assises de l'Oise. Nous avons pris, de concert avec notre collègue le Dr Roger (de l'Orne), une part active aux débats dans lesquels les questions médico-légales ont tenu d'autant plus de place, que le principal accusé était un docteur en médecine qui avait fait un déplorable abus d'une intelligence distinguée et qui a dû expier son crime par une condamnation infamante.

Nous commencerons par faire connaître ses propres déclarations. Suivant lui, c'est le 20 ou le 21 août qu'il aurait vu pour la première fois la fille H..., qui, en lui confessant son état de grossesse, aurait avoué de nombreuses tentatives d'avortement, et après avoir allégué une chute faite le 12 août, à la suite de laquelle seraient survenues des coliques, des douleurs de reins, une sensation de ballottement dans le ventre, aurait terminé en demandant à se faire saigner. L'examen auquel ledit médecin soumet la fille H... lui permet de reconnaître une grossesse parvenue à six ou sept mois ; mais il dit n’avoir pu constater ni les mouvements de l’enfant, ni les battements de cœur, ni le souffle utéro-placentaire. Des signes de congestion, qu’il déclare avoir observés chez la fille H... et qui consisteraient dans un état vultueux de la face avec rougeur des pommettes, le font acquiescer à la saignée qui lui était demandée, et qui, quoique le sang n’ait pas coulé après une première piqûre, n’a pas paru assez urgente pour être en réalité pratiquée. La consultation se termine par l’indication d’une dose, que l’on dit minime, d’une préparation de fer et de sabine.

Une seconde visite a lieu deux jours après. La fille H... ressent des douleurs plus vives. Le Dr X... dit avoir reconnu un commencement de travail, et avoir cherché à le favoriser en conseillant une promenade. Bientôt l’accouchement a lieu dans des circonstances qu’il est inutile de rappeler ici.

Il n’en est pas de même de l’état du fœtus, qu’il est très important de noter, et que nous reproduisons dans les termes mêmes qu’a employés le Dr X... : « Il ne portait à l’extérieur aucune trace de contusion. Il était *pâle*, et à la vue de l’*enlèvement de l’épiderme sur certains points*, je dis à la sage-femme que le mouvement qu’elle avait cru apercevoir pouvait bien être une illusion, et que cet état de l’épiderme rapproché des symptômes accusés par la malade lors de notre première consultation, de la chute qu’elle avait accusée, et de l’absence de tous signes révélateurs de l’existence de l’enfant à mon premier examen : que tout enfin se réunissait pour rendre probable à mes yeux la mort du fœtus dans le sein maternel et son arrivée en ce monde mort-né. »

Quant aux déclarations de la fille H..., non seulement elle dit être enceinte de six à sept mois, mais reconnaît avoir fait, durant les premiers temps de sa grossesse, un usage répété de substances abortives et de sangsues. Elle ajoute qu’elle a fait une chute dans son escalier environ dix jours avant son accouchement, et que depuis cette époque, elle n’a plus senti remuer son enfant. Un fait plus rare est signalé avec une rare précision par la fille H... dans une déclaration que nous reproduisons : « Lors de sa première visite le 20 ou 21 août, vers trois heures, le médecin s’est servi d’un outil très long, argenté, ayant à son extrémité une courbure avec des petits trous, etc. Il a inséré cet instrument dans la matrice, ce qui a fait sortir beaucoup d’eau et occasionné peu de douleurs, puis il lui a recommandé de se promener.

Le lendemain, dans la matinée, et avant que les douleurs se manifestent, le médecin a inséré une deuxième fois cet instrument dans la matrice ; puis la fille a été remise entre les mains de la sage-femme, et l'accouchement a eu lieu la nuit suivante. »

Le Dr Varenghien de Villepin, appelé le premier à éclairer la justice, a, par ses constatations, confirmé les déclarations de la fille H... touchant les applications réitérées de sangsues qu'elle a subies. Il trouve environ cent cinquante piqûres de sangsues remontant à des époques variables, et les dernières à quinze jours seulement. Il reconnaît tous les signes d'un accouchement récent. Mais il fait remarquer que le corps de la fille H... ne présente aucune trace de coups et de blessures, ni ecchymoses, ni plaies, ni bosses, bien que la chute qu'elle dit avoir faite date de moins de quinze jours. Il note aussi que cette chute n'a pas produit d'hémorragie. Quant à l'enfant dont la fille H... est accouchée, M. de Villepin le trouve « bien conformé, d'un blanc mat, ne portant aucune blessure, taches ou traces de violence ou de maladie ».

Le cadavre de l'enfant de la fille H..., transporté à la Morgue de Paris, a été soumis à notre examen. Il était suspendu dans le bocal rempli d'esprit de vin au moyen d'un fil qui traverse les téguments. Nous l'avons extrait et nous avons procédé à l'autopsie.

Le poids du corps est de 1 kg, 180 ; sa longueur totale de 36 centimètres, l'ombilic se trouve à 21 centimètres du sommet, le cordon a été divisé par une section nette, et lié à 1 centimètre de la paroi abdominale.

La peau est d'un blanc grisâtre ; nulle part, elle n'offre la teinte rouge, ni le soulèvement de l'épiderme, ni les traces de putréfaction qui annoncent une macération prolongée du fœtus privé de vie dans les eaux de l'amnios.

Les cheveux sont assez longs ; les ongles, à peine formés, n'arrivent pas à l'extrémité des doigts ; la membrane pupillaire est complète. Il n'y a pas de point osseux dans l'épaisseur des condyles du fémur ; c'est à peine s'il en paraît un dans le calcanéum. La clavicule est ossifiée.

On ne trouve ni contusions, ni plaies, ni indices de violences quelconques sur aucune partie du corps. Au sommet du crâne, notamment, il n'y a pas d'autre solution de continuité que celle qui résulte du passage du fil à travers les téguments, et sous le cuir chevelu, il n'y a ni infiltration ni épanchement du sang coagulé. Les enveloppes membraneuses et osseuses du cerveau sont intactes.

Les organes contenus dans la poitrine, détachés en masse et plongés dans un vase plein d'eau, surnagent d'abord ; mais les poumons, après qu'on les a séparés et divisés par fragments, gagnent le fond de l'eau. Ils sont d'ailleurs peu volumineux d'une teinte violacée uniforme, mous, spongieux et non crépitants.

L'estomac est vide ; le gros intestin, dans la portion la plus élevée, est distendu par le méconium.

Ces résultats, fournis par l'autopsie cadavérique du fœtus provenant de la fille H..., complètent l'exposé des faits que nous devions rappeler.

Dans la discussion des questions que nous avons eu à résoudre dans cette grave affaire, dans le but de déterminer s'il y avait eu avortement provoqué, nous avons cherché à nous appuyer exclusivement sur les faits matériels, tels qu'ils ont été constatés et qu'ils viennent d'être rapportés.

Il est constant que la fille H... est accouchée avant terme ; mais aussi que malgré l'emploi répété de moyens réputés abortifs, la grossesse avait marché régulièrement jusqu'au sixième mois. A cette époque se place une chute dont la réalité n'est établie par aucune trace physique, et qui aurait eu lieu douze jours environ avant la fausse couche. Il n'est pas rare de voir des accidents de cette nature amener par eux-mêmes l'avortement ; mais cette terminaison fâcheuse ne s'observe, en général, qu'à la suite d'une contusion assez violente ou chez des femmes qui offrent une prédisposition particulière. Or on peut dire que cette dernière condition n'est guère admissible chez la fille H..., dont la grossesse avait résisté à de nombreuses tentatives d'avortement ; et, en second lieu, il ne paraît pas que la chute, si elle a réellement eu lieu, ait eu beaucoup de gravité, puisque, après moins de quinze jours, elle ne laissait sur le corps aucune trace, aucune ecchymose appréciable. De plus, il importe de remarquer que les symptômes précurseurs d'une fausse couche accidentelle, et notamment l'écoulement du sang, avaient manqué complètement, ainsi que le fait remarquer si judicieusement M. le docteur de Villepin, jusqu'au jour où a commencé le travail de l'accouchement. Il ne reste donc pour indices de la chute et du résultat qu'elle aurait produit que les allégations de la fille H..., relatives à la cessation des mouvements de l'enfant, aux douleurs lombaires et au ballottement. Dans tous les cas, et quelle qu'ait été l'influence de la chute, aucun signe annonçant la délivrance, ou du moins le commencement du travail et de l'accouchement, ne s'était manifesté lors de la visite de la fille H... au docteur X...

En nous reportant aux déclarations de ce médecin, nous voyons qu'il avait reçu la confidence des essais infructueux et répétés qu'avait tentés la fille H... pour arrêter violemment le cours de sa grossesse. Et cependant sans chercher à s'assurer par un examen direct des marques qu'aurait dû laisser une chute violente, il cède au désir de la fille H... et ordonne une saignée. Ce n'était pas cependant sur des indications bien sérieuses qu'il fondait l'urgence de ce moyen, puisqu'il n'y insiste pas en voyant qu'un thrombus n'a pas permis au sang de couler. Enfin, en laissant de côté cette saignée, on voit que les prescriptions qui l'accompagnent sont également puisées parmi les moyens réputés abortifs, c'est-à-dire parmi ceux qui peuvent le mieux favoriser les projets hautement avoués par la fille H...

Lors de la seconde visite, les choses sont beaucoup plus avancées, bien qu'il n'y ait en apparence aucune raison pour cela. Le travail de la délivrance est commencé, sans cependant que de nouveaux accidents aient pu déterminer ce changement dans l'état de la fille H...

Nous ne pouvons nous empêcher de faire voir la contradiction singulière qui se remarque entre les craintes prétendues du médecin sur l'issue du travail de l'accouchement qu'il veut favoriser d'une manière au moins insolite à l'aide d'une promenade fatigante, et cette opinion énoncée par lui-même, « qu'il savait la présentation naturelle et céphalique, et qu'il n'y avait qu'à attendre ».

L'examen du fœtus acquiert ici une très grande importance. En effet, si l'accouchement prématuré est la suite naturelle de la chute qui a eu lieu douze jours auparavant, la mort de l'enfant doit remonter à une époque très voisine de cet accident. Or rien n'est plus facile que de reconnaître si un fœtus est resté longtemps après avoir cessé de vivre dans le sein de sa mère. Ces signes non équivoques de putréfaction n'existaient nullement sur le cadavre de l'enfant de la fille H..., ainsi que cela résulte manifestement de l'examen du premier expert, M. le docteur de Villepin, et de nos propres observations, mais encore du témoignage même du docteur X.... Il est donc très difficile d'admettre que l'enfant fût mort au moment de la première visite de la fille H...

au docteur X... La déclaration de la sage-femme qui aurait vu l'enfant faire en venant au monde quelques mouvements, serait du moins conforme aux constatations faites sur l'état du fœtus.

Si donc la mort de l'enfant n'a précédé que de très peu de temps l'accouchement ; si même, comme cela paraît probable, elle n'a eu lieu que durant le travail, il faut renoncer à expliquer la fausse couche par une chute datant de douze jours et assez peu grave pour n'avoir déterminé ni contusion, ni hémorragie. Et si l'on ajoute que les tentatives d'avortement faites avant l'époque que l'on assigne à la chute ont été complètement impuissantes et n'ont nullement contribué à hâter le terme de la grossesse, il faut reconnaître que l'on ne trouve dans les faits allégués aucune cause directe d'accouchement prématuré. Les conditions dans lesquelles surviennent les fausses couches naturelles sont d'ailleurs très différentes de celles dans lesquelles s'est trouvée la fille H.... Aussi, bien qu'il ne nous appartienne pas de nous prononcer sur la véracité de cette fille et sur la sincérité de sa dernière déposition, nous sommes conduits à déclarer que la manœuvre décrite par elle, et qu'elle dit avoir eu à subir, est exactement conforme à celle qui est le plus efficacement employée dans le but criminel de déterminer un avortement. Et dans le cas où cette manœuvre aurait été réellement opérée la veille ou l'avant-veille de l'accouchement, les choses ne se seraient pas passées autrement qu'on l'a vu chez la fille H....

Conclusions. — En conséquence de l'exposé des faits et de la discussion qui précède, nous concluons que : 1º l'accouchement prématuré de la fille H... ne peut être attribué à la chute qu'elle dit avoir faite quelque temps avant sa délivrance, ni aux moyens employés précédemment dans le but de produire l'avortement, tels que pilules, breuvages, applications de sangsues ; 2º il ne paraît pas non plus que l'on puisse le rapporter à une autre cause accidentelle indéterminée ; 3º nous sommes portés à penser qu'il y a eu avortement provoqué par des tentatives directes ou manœuvres criminelles ; 4º l'enfant, arrivé à la fin du sixième mois de la grossesse, offrait des conditions de viabilité ; 5º il n'a pas vécu et n'a pas respiré ; 6º la mort du fœtus est le résultat de la rupture de l'œuf, de l'écoulement prématuré des eaux de l'amnios et de l'action immédiate que les contractions de la matrice ont exercée sur lui.

Obs. XXIV. — *Avortement provoqué par des manœuvres directes. — Métrite. — Signes probables.*

La fille B..., entrée à l'Hôtel-Dieu, à la suite d'une fausse couche qu'elle avoua avoir provoquée par des manœuvres directes, a été atteinte d'une perte considérable qui a mis ses jours en danger. Les accidents les plus graves ayant été conjurés, il est resté une inflammation subaiguë des organes contenus dans le petit bassin, et à laquelle la matrice a certainement participé. Du reste, l'examen direct des organes sexuels ne permet de reconnaître aucune trace appréciable de blessures.

A défaut de cette preuve matérielle, dont l'absence n'exclut en aucune façon le fait d'un avortement provoqué par des manœuvres, il importe de faire remarquer que l'opération décrite par la fille B..., les sensations qu'elle dit avoir éprouvées et les conséquences qu'a eues cette opération, sont tout à fait de nature à confirmer la sincérité de ses déclarations. Quant à l'usage qui aurait pu être fait de substances abortives, il est impossible aujourd'hui de le constater.

En résumé, de l'état dans lequel nous avons trouvé la fille B..., de la marche qu'a suivie sa fausse couche, et de l'ensemble des accidents qui en ont été la conséquence immédiate, il est permis de conclure que :

S'il n'existe pas sur les organes sexuels de la fille B... les traces de blessures produites par des instruments introduits dans ces parties, cette introduction peut néanmoins avoir eu lieu, et que la maladie de la fille B... peut être le résultat de semblables manœuvres.

Obs. XXV. — *Avortement provoqué à six mois, à l'aide d'une sonde introduite dans la matrice. — Métro-péritonite aiguë. — Objets saisis chez la sage-femme accusée.*

Chargé, le 3 novembre, de visiter la fille V..., inculpée d'avortement, nous l'avons trouvée au lit ; sa physionomie exprimait la souffrance ; elle se plaignait de vives douleurs dans le ventre ; la moindre pression exercée sur l'abdomen était insupportable. Il existe, en effet, une tuméfaction et une tension très considérable du ventre. On sent à l'hypogastre la matrice, dont le volume est très augmenté ; elle est le siège principal de la douleur et manifestement enflammée. La sensibilité est tellement vive, qu'une exploration plus complète est impossible. La fille V... est en outre atteinte d'une fièvre ardente.

Des renseignements qu'elle nous donne, il résulte qu'il y a trois semaines, étant enceinte de six mois, elle subit une opération qui consista dans l'introduction d'une sonde dans la matrice. Elle ressentit une sensation de piqûre peu douloureuse, suivie peu de temps après d'une perte qui, moins de vingt-quatre heures après, amena l'issue prématurée du produit de la conception. Les suites immédiates de la fausse couche furent assez régulières ; mais quelques jours plus tard, des accidents graves apparurent et par·vinrent au point où nous les voyons aujourd'hui.

1º La fille V... est atteinte d'une inflammation aiguë de la ma·trice et du péritoine, consécutive à un avortement.

2º L'état grave dans lequel est cette fille ne permet pas de cons·tater directement en ce moment les traces de violence qui pour·raient exister du côté de la matrice ; mais les renseignements qu'elle donne et la nature des accidents qu'elle éprouve ne peuvent laisser de doute sur la réalité de l'opération qu'aurait subie la fille V... et dont l'avortement aurait été la conséquence.

Chez la sage-femme accusée, on saisit, entre autres objets : du laudanum, du nitrate acide de mercure, du sirop de chicorée et de l'huile d'amandes douces, de l'essence de térébenthine, de la poudre de lycopode, etc. ; deux baleines de corset ; l'une munie d'une éponge pour essuyer la matrice, l'autre coupée, pouvant servir d'instrument abortif.

Obs. XXVI. — *Avortement provoqué par manœuvres directes à l'aide d'une aiguille à tricoter. — Métrite consécutive.*

Le 3 octobre 1857, je fus chargé de visiter, à Saint-Lazare, la fille B..., qui s'était fait avorter dans la prison avec l'aide d'une sage-femme, qui lui avait introduit à plusieurs reprises une aiguille à tricoter. — L'avortement datait du 1er septembre.

La fille B... a eu déjà plusieurs enfants. Les organes sexuels, qui ne présentent rien à noter à l'extérieur, sont le siège d'un écoulement assez abondant, et la matrice est plus épaisse et plus colorée que celle d'une accouchée ordinaire. Le toucher montre que la matrice est augmentée de volume, un peu déviée en avant et manifestement abaissée. Mais l'examen à l'aide du spéculum révèle des lésions plus caractéristiques. Le col est tuméfié ; sa surface granuleuse, d'un rouge vif, excoriée en certains points, indique une violente inflammation. On ne distingue pas de trace apparente d'une blessure ou d'une piqûre ; mais l'inflammation se produit à l'intérieur de la cavité utérine. — La santé générale ne paraît pas altérée.

1º La fille B... est atteinte d'une inflammation subaiguë du col de la matrice.

2º Elle présente en outre tous les signes d'une fausse couche assez récente, et qui aurait eu lieu à une époque peu avancée de la grossesse.

3º Bien que l'on ne trouve pas sur la partie de la matrice accessible au regard la trace apparente de piqûre ou blessure qui, d'ailleurs, aurait pu disparaître depuis l'époque où a eu lieu la fausse couche, les lésions que l'on constate sur le col de l'utérus sont tout à fait identiques à celles que produisent des manœuvres abortives directes et notamment l'introduction répétée d'une tige métallique dans l'intérieur de cet organe.

OBS. XXVII. — Avortement provoqué par manœuvres directes.
Métro-péritonite suraiguë. — Mort.

Le 12 février 1862, je fis l'autopsie, à la Morgue, de la fille A..., née P..., morte des suites d'un avortement.

Relevé général du cadavre : Putréfaction assez avancée, tuméfaction énorme du ventre. — Traces de sinapismes ou de brûlure sur le ventre.

Dans l'abdomen : Gaz et liquide saineux et putride ; flocons albumineux. Adhérences récentes.

La vulve laisse écouler un liquide sanieux, noir, très fétide. La matrice répond à trois mois de gestation, non revenue sur elle-même, à parois très amincies ; tissu ramolli, diffluent. Inflammation putride au plus haut degré. Ni déchirure ni perforation, ni blessure. — Reste de placenta.

Tube digestif sain. Un peu de bile dans l'estomac. Nulle trace de poison ou d'abortif ingéré. Foie volumineux et ramolli.

1º La fille A... a succombé à une inflammation putride de la matrice et du péritoine ;

2º Cette inflammation est la conséquence d'un avortement qui a précédé la mort de plusieurs jours ;

3º Bien qu'il n'existe aucune trace appréciable de violences, la nature des lésions graves que nous avons constatées dans la matrice, la marche qu'elles ont suivie, la putridité rapide qu'elles ont déterminée, donnent lieu de penser que l'avortement peut avoir été provoqué par des manœuvres criminelles, aucune cause de fausse couche n'existant chez la fille A...

Obs. XXVIII. — *Avortement provoqué par manœuvres directes. — Métro-péritonite suraiguë. — Mort.*

Le 23 mars 1862, je fis, à la Morgue, l'autopsie de la fille D...' morte chez la sage-femme P....

Jeune femme de vingt-cinq ans ; bonne constitution. Teinte ictérique générale. Ventre volumineux. A l'ouverture, on reconnaît dans le bassin et le petit bassin une inflammation suraiguë du péritoine ; la matrice, les ovaires et tous les organes sains sont entourés de fausses membranes et plongés dans le pus. Il n'existe pas de putréfaction de la matrice ; mais cet organe, dont le volume répond au développement d'une grossesse de deux à trois mois, est lui-même le siège d'une violente inflammation qui offre un caractère gangreneux. La cavité ne contient plus de produit de conception, mais ses parois sont tapissées par des débris de placenta. Le col de la matrice et le vagin laissent écouler une matière putride. Il n'y a pas de blessure apparente au col, mais il est impossible de ne pas être frappé du ramollissement et de l'infiltration purulente qui occupent cette partie de l'utérus.

Les autres organes sont sains. — L'estomac et les intestins n'offrent rien à noter.

La fille D... a succombé à une inflammation suraiguë de la matrice et de ses annexes consécutive à l'avortement.

Bien qu'il n'existe pas de trace apparente de violences, le siège des lésions, leur point de départ, leur acuité, indiquent d'une manière à peu près certaine qu'elles sont le résultat de manœuvres criminelles destinées à provoquer l'avortement.

Il n'existait d'ailleurs aucune maladie, aucune cause acciden- telle ou autre, auxquelles puissent être attribuées la fausse couche et la mort.

Obs. XXIX. — *Avortement provoqué par des manœuvres directes et suivi de mort. — Accusation portée contre une sage-femme et un docteur en médecine.*

La fille A. B...., âgée de vingt-deux ans, a succombé le 27 juin 1858. — Le 17 du même mois elle avait été soumise par

le médecin accusé à une opération qu'elle décrivait en ces termes :
« J'étais couchée ; il m'a fourré le doigt jusqu'au fond de la
matrice. Je ne sais pas ce qu'il m'a fait : ça m'a fait mal. J'ai
poussé un cri. — Depuis je suis malade. J'ai des maux de tête
affreux. » Le lendemain elle était prise de vomissements. Le 21,
à deux heures du matin, quatre jours après l'opération, elle
accouchait d'un fœtus qu'elle dit gros comme e bout du doigt ;
et le dixième jour elle expirait.

Autopsie le 13 *juillet, après quinze jours d'inhumation.* — La
décomposition du cadavre, assez avancée sur les parties extérieures du corps et notamment à la face, n'est cependant pas telle
que l'on ne puisse parfaitement apprécier l'état de tous les organes.
Il n'existe au dehors aucune trace de violences. Les organes génitaux externes, que la putréfaction a envahis, ne sont le siège d'aucune lésion appréciable. Il n'en est pas de même à l'intérieur.   .

La matrice a le volume d'une orange de moyenne grosseur. Son
tissu est ramolli ; la cavité, remplie d'une matière noirâtre putride, est tapissée vers le fond de l'organe par des débris de placenta fongueux et en partie décomposés. Le col est largement
ouvert et laisse écouler une sanie putride ; il ne présente du
reste, non plus que le corps de l'utérus, ni piqûre, ni perforation.

De nombreuses adhérences de formation récente unissent
l'utérus et ses annexes aux portions d'intestins qui les avoisinent.
Du pus floconneux et mal lié forme dans le petit bassin un épanchement considérable.

Les autres organes sont à l'état normal. L'estomac est complètement vide ; il n'est d'ailleurs, de même que les intestins, le
siège d'aucune inflammation, d'aucune lésion quelconque.

En résumé. — 1º La fille A. B... a succombé à une inflammation
suraiguë de la matrice et du péritoine consécutive à un avortement.

2º L'avortement a eu lieu à une époque qui correspondait au
moins à deux mois et demi ou trois mois de gestation, et non pas
seulement à six semaines.

3º L'étendue des désordres, la violence et la nature de l'inflammation, rapprochées de l'époque peu avancée de la grossesse, ne
permettent pas de rapporter l'avortement à une cause naturelle
ou simplement accidentelle.

4º Des manœuvres telles que celles qui ont été attribuées au
docteur L..., et qui auraient consisté dans l'introduction à l'intérieur de la matrice d'un corps étranger quelconque, même du
doigt seul, étaient parfaitement de nature à produire l'avortement.

5° Les remèdes administrés, les bains de siège, les sangsues, les sinapismes ne doivent être considérés que comme des moyens très secondaires, et destinés à préparer ou à faire attendre l'opération véritablement abortive, due aux manœuvres directes qui seules ont pu déterminer les désordres consécutifs auxquels doit être attribuée la mort.

Obs. XXX. — *Avortement provoqué à l'aide d'une injection intra-utérine. — Perforation des membranes par la canule. — Enfant né vivant. Infanticide.*

Le 14 août 1862, la fille E. B..., enceinte de plus de six mois et qui avait déjà fait plusieurs démarches pour obtenir des breuvages abortifs, se rendit avec le père de son enfant à Paris sous prétexte d'assister à la fête du 15 août. Ils arrivèrent à dix heures du soir, ils couchèrent dans un hôtel aux environs de la gare du chemin de fer. Le lendemain matin, ils allèrent chez leur beau-frère, qui les conduisit le 16 chez la femme B..., reçue nouvellement sage-femme. Celle-ci leur donna rendez-vous pour le lendemain matin, à neuf heures, chez la fille R..., qui depuis de longues années exerce la profession de sage-femme ; ils s'y trouvèrent tous les trois à l'heure qu'avait indiquée la femme B...

La fille R... exigeait trois cents francs pour faire l'opération. Les hommes sortirent pour se procurer les cent cinquante francs qui, sur les trois cents francs, devaient être payés d'avance, et laissèrent E... chez la fille R... où était la femme B....

Alors la fille R... avait fait coucher E... sur le dos, les jambes hors du lit, lui introduisit plusieurs fois un instrument en fer dans les parties sexuelles où elle lui fit ensuite des injections d'eau tiède, avec une seringue que la fille R... a remplie après qu'elle eut été vidée. Ces opérations n'amenèrent d'abord aucun résultat : la fille R... les recommença dans l'après-midi. Cette fois, au bout de quelque temps, elle dit : *Ça y est, je crois que ça y est.* La poche des eaux avait été percée et une certaine quantité de liquide était tombée à terre.

E. B... et la femme B... se retirèrent alors, pour aller chez cette dernière attendre l'avortement qui devait être l'effet nécessaire des opérations auxquelles E... venait de se soumettre.

Le lendemain 18 août, E... sentit les premières douleurs de l'accouchement provoquées par les manœuvres abortives pratiquées sur elle. Le 19, dès le matin, les douleurs devinrent plus vives. La femme B..., d'après les instructions qu'elle déclare avoir reçues à l'avance de la fille R..., fit prendre alors à E..., en une demi-heure, deux doses, chacune de 5 grammes, de seigle ergoté. Vers midi, cette fille, à qui la douleur arrachait des cris que la femme B... lui disait de comprimer en la menaçant de la laisser seule si elle criait de nouveau, mit au jour un enfant du sexe féminin. Cet enfant était vivant, il avait des cheveux et des ongles. La femme B... après avoir reçu l'enfant, l'avoir lavé et ondoyé, le plaça dans le lit à côté de sa mère. Celle-ci déclara que l'enfant ayant alors crié, la femme B... l'a retiré du lit et l'a mis dans le bas d'une armoire afin que l'on n'entendît pas ses cris, qui ont cessé peu de temps après. L'enfant est mort une heure et demie ou deux heures après sa naissance, sans avoir reçu les soins qu'exigeait sa situation, ni de sa mère qui était hors d'état de les donner, ni de la femme B.... Le docteur Ph..., aide naturaliste au Muséum d'histoire naturelle, qui s'occupe de recherches scientifiques sur les fœtus et chez qui, en son absence, la femme B..., sur l'indication de la fille R..., avait aussitôt porté le cadavre de l'enfant, qu'il a renvoyé chez la fille R... après l'avoir vu, a déclaré qu'à cette simple vue, il avait pensé que l'enfant était né viable. Un autre homme de l'art, entendu dans l'instruction, a émis l'opinion qu'il aurait dû venir au monde après six mois et demi de gestation. La fille R... a jeté le cadavre dans la Seine, auprès de la Morgue, après qu'il eut été renvoyé par le docteur Ph...

OBS. XXXI. — *Avortement par injection intra-utérine.*

La fille H..., visitée par moi le 2 février, s'était soumise à des manœuvres abortives, consistant en une injection faite au moyen d'une seringue à canule recourbée remplie d'eau de savon, mélangée d'une poudre blanche. Elle était debout, et avait éprouvé une sensation de liquide montant dans l'intérieur du corps. Un écoulement immédiat de quelques gouttes de sang ; des coliques survenant promptement ; enfin la délivrance survenant après quatorze heures : telles furent les suites de l'opération, qui détermina ultérieurement une métrite chronique avec engorgement considérable et écoulement leucorrhéique.

1° La fille H... porte les traces d'une grossesse qui peut remonter à l'époque du mois d'avril dernier et qui paraît avoir été interrompue vers le milieu de son cours.

2° Il est impossible de constater des traces positives des

manœuvres abortives qui ont pu provoquer l'accouchement prématuré ; mais il est permis d'affirmer que des manœuvres semblables à celles que décrit cette femme auraient pu produire des
lésions exactement pareilles à celles dont la matrice est actuellement atteinte.

3º Les détails donnés par l'accusée offrent d'ailleurs un caractère de parfaite exactitude.

4º L'eau de savon et la poudre blanche inconnue n'ont pas dû
ajouter aux effets de l'injection.

Obs. XXXII. — *Avortement provoqué par une injection intra-
utérine. — Métro-péritonite aiguë.*

Le 26 novembre, je fus chargé de visiter, à l'hôpital Beaujon,
la fille M... Je la trouvai au lit, dans un état qui n'était pas sans
gravité. Une pâleur de cire, les traits contractés, la respiration
courte et oppressée, la peau sèche et brûlante, le pouls petit et
très fréquent ; les idées sont nettes, mais ne peuvent être rassemblées et exprimées sans fatigue : le ventre est très tendre,
ballonné et douloureux, il existe surtout dans le flanc droit un
point où la sensibilité est très vive et ne permet pas la plus légère
palpation ; des lochies sanglantes s'écoulent par la vulve.

Elle était enceinte pour la seconde fois de deux mois et demi
environ, lorsque, le 16 novembre, elle se rendit, à dix heures du
matin, chez une sage-femme. Elle se plaça sur le bord d'un canapé
et la sage-femme lui introduisit profondément dans les parties
une petite seringue avec laquelle elle fit une injection. Cette
opération ne détermina qu'une douleur très modérée ; elle put se
rendre à pied chez elle, de la rue Saint-Roch à la rue Miromes-
nil. Dès ce moment, la douleur qu'elle avait ressentie se fixa dans
le côté, qu'elle n'a plus quitté. Dans l'après-midi, une perte se
déclara ; elle se remit au lit, et à quatre heures du matin, dix
heures après l'opération, elle fut délivrée par l'expulsion brusque
du fœtus que nous avons examiné ; mais son état alla en s'aggravant. Outre la perte de sang, qui fut assez considérable, la douleur augmenta au point de devenir intolérable ; la fièvre survint,
et lorsque, trois jours après, elle se fit transporter à l'hôpital,
elle était mourante.

1º La fille M... est actuellement grièvement malade des suites
d'un avortement qui remonte à huit jours.

2º La nature des accidents qu'elle éprouve, rapprochée des

détails qu'elle nous a donnés elle-même, ne permettent pas de douter que cet avortement n'ait été provoqué par des manœuvres directes qui ont pu consister, comme le déclare la fille M..., en une simple injection faite dans l'intérieur de la matrice.

3° La grossesse remontait à trois mois, ainsi que le prouve le développement du produit expulsé.

4° Le fœtus, dont nous avons examiné le cadavre, ne porte aucune trace de blessure directe ou de lésion quelconque, mais n'en provient pas moins de l'*avortement provoqué*.

Obs. XXXIII. — *Avortement provoqué à six semaines à l'aide d'une injection intra-utérine. — Mort au bout d'un mois. — Objets saisis chez la sage-femme accusée.*

Vers le milieu d'avril 1860, la fille T..., enceinte de six semaines, s'adressa, pour se faire avorter, à une sage-femme qui, moyennant quatre-vingts francs, lui donna un lavement dans les parties sexuelles à l'aide d'une seringue à injection. La délivrance eut lieu dans la nuit, l'opération ayant été pratiquée vers neuf heures du soir.

Je procédai à la visite de cette fille, à l'hôpital Lariboisière, le 13 mars. Elle était au lit, très malade ; le visage, pâle et amaigri, exprimait les plus vives souffrances. En proie à une fièvre ardente le pouls très petit et d'une excessive fréquence ; le siège du mal est dans le bas-ventre, qui est très douloureux et supporte à peine le moindre contact. Les symptômes sont ceux d'une péritonite tendant à devenir chronique. Cet état, d'une extrême gravité, présage une mort prochaine. Cette fille succombe, en effet, trois jours après.

A l'autopsie, je constate une extrême maigreur du cadavre. Les lésions sont limitées au petit bassin. Tous les organes agglutinés adhèrent entre eux par de fausses membranes épaisses, grisâtres, qui unissent la matrice, ses annexes et les anses d'intestin les plus voisines. L'utérus, revenu sur lui-même, plus développé cependant qu'à l'état normal, est manifestement le point de départ des accidents inflammatoires, bien qu'il n'y ait ni déchirure ni perforation. Les ovaires sont tuméfiés et ramollis. Les organes de la poitrine sont parfaitement sains ; nulle part on ne rencontre de tuberculose ni de cancer.

Un très grand nombre d'objets saisis chez la sage-femme furent soumis à mon examen.

Conclusions : 1º La fille T..., dont j'ai constaté l'état de maladie dans les derniers jours de sa vie, a succombé à une inflammation subaiguë de la matrice et du péritoine.

2º Cette maladie qui remontait à un mois environ, était la conséquence d'un avortement provoqué par une manœuvre directe exercée sur la matrice.

3º Les moyens annoncés par la fille T..., c'est-à-dire une injection faite à l'intérieur de l'utérus dans les circonstances qu'elle relate, ont pu produire l'avortement au bout de quelques heures et être l'origine des accidents et des désordres qui ont fait périr la fille T....

4º Les objets saisis au domicile de la sage-femme comprennent un grand nombre de médicaments, soit purgatifs, soit astringents, soit toniques, qui peuvent être employés d'une manière inoffensive à l'usage de la pensionnaire et pour combattre les maladies qui compliquent la grossesse ou suivent l'accouchement.

5º Une seule des substances médicamenteuses, l'ergot de seigle, peut servir à favoriser la terminaison de l'avortement provoqué et ne doit pas être conservée en provision par une sage-femme.

6º Certains instruments figurant parmi les objets saisis, notamment les sondes de femme, lancettes, irrigateurs, sont d'un usage constant et très légitime entre les mains d'une sage-femme.

7º La longue canule d'étain ajoutée à la seringue et l'hystéromètre sont des instruments qui figurent au premier rang dans la pratique criminelle de l'avortement. (L'hystéromètre, notamment est un instrument très dangereux, destiné à mesurer les dimensions intérieures de la matrice, mais dont l'usage peut avoir pour effet de déterminer l'avortement et ne saurait, dans aucun cas, être laissé en la possession des sages-femmes.)

Obs. XXXIV. — *Avortement provoqué par une injection intra-utérine. — Métro-péritonite. — Mort. — Objets saisis chez la sage-femme accusée.*

L'autopsie que je fis à la Morgue, le 5 décembre, de la fille C..., me fit constater, sur le cadavre de cette jeune femme bien conformée, des traces de sangsues et de l'onguent mercuriel appliqués sur l'abdomen ; dans le ventre, un épanchement très considérable de pus floconneux et des adhérences nombreuses qui unissaient entre elles les anses intestinales. L'inflammation est surtout marquée autour de la matrice, qui est enveloppée de fausses membranes et semble perdue dans le foyer d'un vaste abcès. Son volume est un peu augmenté, les parois épaissies et infiltrées de pus, surtout au niveau de la partie postérieure du col, où l'on voit une infiltration de sang coagulé et un ramollissement qui sont l'indice d'une violence directe. A l'intérieur, la matrice renferme un débris de placenta.

L'estomac et les intestins sont presque vides, dans aucun point ils n'offrent ni infiltration sanguine, ni ulcération, ni perforation. Les autres organes sont à l'état normal.

La fille C... a succombé à une inflammation provoquée de la matrice et du péritoine.

Cette maladie, nécessairement mortelle, a été déterminée par une lésion directe de la matrice destinée à provoquer l'avortement, qui a eu lieu à six semaines ou deux mois de grossesse. Le temps qu'a duré la maladie ne permet pas de rechercher les traces d'un breuvage abortif qui a pu être employé pour hâter les effets des manœuvres opérées sur la matrice.

Les objets saisis chez la sage-femme inculpée comprennent des herbes, un liquide et une seringue.

1º Saponaire et fumeterre, plantes médicinales fréquemment employées comme dépuratives, surtout dans le traitement des maladies des femmes ;

2º Seringue de un quart de litre ; canule très longue, très pointue, en étain, de forme droite insolite, qui a pu être introduite dans la matrice et produire les lésions constatées sur la fille C... Cette seringue a pu concourir doublement à la production de l'avortement, et comme instrument d'impulsion et comme tige aiguë et rigide ayant lésé l'utérus ;

3º Liquide contenu dans la fiole (120 grammes), de couleur lie de vin trouble, pulvérulent ; filtré et évaporé, il dépose de la poudre d'ergot et de quinquina. Ce mélange a dû être injecté dans la matrice, car il en restait de tout semblable dans la seringue. Il pouvait, du reste, quelles qu'aient été sa nature et sa composition, déterminer l'avortement.

Nous empruntons à la relation médico-légale de l'affaire Thomas par M. le docteur Vibert (1), les observations de sept femmes qui *pendant l'injection* ou quelques minutes

(1) Vibert, *Relation médico-légale d'une affaire d'avortement* (*Annales d'hygiène publique et de médecine légale*, 1893).

après ont été prises de défaillance, de lipothymie, d'étourdissements, de vomissements, état qui a duré en général plusieurs heures pour disparaître ensuite sans laisser de traces.

Obs. XXXV.

La fille M..., bien constituée, vigoureuse, jouissant habituellement d'une bonne santé, sans antécédents nerveux, nous a-t-on dit, était enceinte de quatre mois et demi. Elle se confie à la femme Thomas pour se faire avorter ; celle-ci, en présence d'une autre femme, la fait coucher sur un lit, lui introduit dans les parties génitales une canule qu'elle fait pénétrer directement (toujours sans toucher vaginal ou spéculum) dans le col de la matrice. Elle s'apprêtait à faire passer de l'eau à travers cette canule. en manœuvrant la boule de l'injecteur, quand la fille M... s'est plainte d'un grand malaise. Elle a glissé sur le sol, a perdu connaissance, a poussé quelques gémissements sans pouvoir parler, et est morte au bout d'un temps qui n'à pu être spécifié exactement, mais qui ne paraît pas avoir dépassé quelques minutes.

A l'autopsie, j'ai trouvé le col de l'utérus intact, fermé, les membranes de l'œuf non ouvertes ni décollées. Tous les organes étaient parfaitement sains, y compris l'utérus qui présentait seulement quelques petits corps fibreux ne dépassant pas le volume d'une noisette.

La mort survenant dans de telles conditions ne peut être expliquée que par une action réflexe, par une inhibition du système nerveux provoquée par l'excitation du col de l'utérus.

Obs. XXXVI.

La fille W... a déjà eu trois accouchements effectués au terme normal. Au mois d'avril 1889, elle se trouvait enceinte, pour la quatrième fois, de six à sept semaines. Elle s'est adressée à la fille Thomas pour se faire avorter. Celle-ci l'a fait venir chez elle quatre jours de suite, et chaque fois lui a fait une injection. Les trois premières n'ont occasionné aucune douleur, immédiate ou consécutive. Le quatrième jour, la fille W... a ressenti, pendant que la canule était en place, une douleur assez légère d'ailleurs mais accompagnée d'un grand malaise. Elle est sortie immédiatement et est montée dans un fiacre qui l'attendait pour regagner son domicile. Dans le trajet, le malaise a encore augmenté ; elle a vomi et a été plusieurs fois sur le point de se trouver mal. Elle a pu cependant remonter seule chez elle et se mettre au lit : au bout d'une ou deux heures elle a senti que du sang s'écoulait des parties génitales, mélangé de quelques caillots. Cet écoulement a continué cinq ou six jours, comme une menstruation ordinaire. Dès le lendemain de l'opération, la fille W... était complètement rétablie ; elle a passé cette journée à célébrer le baptême d'un de ses enfants, et personne, dit-elle, n'a pu soupçonner son malaise de la veille.

A la fin de l'année 1889, la fille W... est devenue enceinte encore une fois. Vers le troisième mois de sa grossesse, elle s'est adressée à la fille Thomas qui lui a fait une injection à trois ou quatre reprises. Les premières manœuvres n'auraient eu aucun résultat ; à la suite de la dernière, la fille W... aurait eu pendant quelques jours divers troubles de la santé : étourdissements, sueurs, douleur à l'estomac, assez vive pour l'empêcher de porter un corset. Mais elle n'a pas eu de coliques utérines ni d'écoulement sanguin, et la grossesse a continué son cours jusqu'au terme normal, sans incidents.

Obs. XXXVII.

La fille M..., domestique, âgée de trente-quatre ans, a déjà eu deux accouchements à terme. En septembre 1888, ayant un retard de six à sept jours, elle s'est crue enceinte et a demandé à la fille Thomas de la faire avorter. Celle-ci lui a pratiqué deux injections à une demi-heure d'intervalle. La première n'aurait occasionné aucune douleur. La seconde n'aurait pas produit non plus de douleur au moment où la canule était mise en place, ni même lorsque le liquide a été injecté. Mais quelques minutes après, la fille M... a éprouvé des étourdissements, une grande faiblesse et a cru qu'elle allait s'évanouir. Aussitôt après l'injection, elle avait quitté la fille Thomas pour regagner son domicile, mais dans la rue elle s'est trouvée si mal à l'aise qu'elle a été obligée de prendre un fiacre. Son malaise, auquel s'étaient ajoutées quelques coliques, persista toute la journée et fut assez fort pour qu'on allât chercher un médecin. Celui-ci, sans formuler de diagnostic, conseilla de transporter la fille M... à l'hôpital. Elle y fut amenée en effet, le jour même de l'injection, et y resta une huitaine de jours. En y

arrivant, elle fut prise d'une perte sanguine un peu plus abondante qu'au moment des règles ordinaires.

Obs. XXXVIII.

La fille D... nie s'être fait avorter ; mais la fille Thomas raconte
qu'un jour, en présence de son complice Floury, et d'autres
témoins, qui certifient les faits, elle lui a fait coup sur coup deux
injections. La seconde l'a rendue très malade ; elle a vomi, avait
des étourdissements qui l'empêchaient de se tenir debout, et
Floury a été obligé de la reconduire en voiture chez elle. Le soir
du même jour, elle a expulsé un fœtus de trois à quatre mois.

Obs. XXXIX.

La femme Ma..., trente-deux ans, a déjà eu quatre accouchements à terme. En mars 1889, étant en retard d'une dizaine de
jours, elle s'est adressée à la fille Thomas qui lui a fait à trois
reprises une injection, tous les deux jours. La première n'a produit aucun effet, la seconde a été suivie presque immédiatement
de coliques et d'un grand malaise général avec vomissements et
état lipothymique. La troisième injection aurait été suivie, le lendemain, du retour des règles.

Obs. XL.

La fille R... qui a eu déjà trois accouchements à terme, s'est
fait donner une injection alors qu'elle avait un retard d'une dizaine
de jours. Cette injection a occasionné des douleurs et un malaise
général qui a duré toute la nuit. Le lendemain elle a reçu une
seconde injection, très bien supportée celle-là, et qui a été suivie,
au bout de quelques heures, du retour des règles.

Obs. XLI.

La fille L... s'est fait avorter à plusieurs reprises, et après
chaque opération, au dire de la fille Thomas et de Floury, elle a
éprouvé de grands malaises.

IV. — Avortements provoqués par manœuvres directes, compliquées de blessures et de perforations de la matrice.

OBS. XLII. — *Avortement provoqué à cinq mois par manœuvres directes. — Blessures de la matrice. — Mort.*

En 1871, comparut devant le tribunal de Durham, une accoucheuse du nom de Ms. Tincker, accusée d'avoir fait périr une femme appelée Jeanne Parkingson, en lui introduisant dans l'utérus une baguette de bois. Cette femme, durant sa maladie, avait déclaré que, enceinte de cinq ou six mois, elle avait cédé aux conseils du père de son enfant, qui l'avait engagée à aller trouver la sage-femme pour savoir de quelle manière elle pouvait être débarrassée. L'opération, à laquelle elle s'était soumise, avait en effet amené l'expulsion du fœtus vivant, mais avait été promptement suivie de la mort de la mère. Les chirurgiens appelés à examiner le cadavre constataient que la mort était le résultat des violences à l'aide desquelles avait été provoqué l'avortement, et dont ils trouvaient la trace dans les nombreuses déchirures et perforations faites à la matrice par les fragments de bois qui y avaient été introduits, et qui y avaient déterminé une inflammation gangreneuse.

OBS. XLIII. — *Avortement provoqué à trois mois. — Perforation de la matrice sans issue du fœtus. — Métro-péritonite rapidement mortelle* (1).

Une jeune fille, âgée de vingt-deux ans, enceinte de trois mois, se rend chez une sage-femme qui lui introduit dans les parties un instrument très aigu. Au moment où celui-ci a pénétré profondément, elle ressent une violente douleur dans le ventre Un peu de sang s'écoule, et les souffrances augmentant, elle est obligée de passer la nuit chez cette sage-femme, qui la ramène le lendemain matin à son domicile, où elle l'abandonne. Les douleurs vont en augmentant rapidement, et malgré le traitement le plus énergique, la mort survient le quatrième jour. — A l'autopsie,

(1) Ollivier (d'Angers), *Mémoires et consultation médico-légale sur l'avortement provoqué* (*Annales d'hygiène publique et de médecine légale.* Paris, 1830, t. XII).

on trouve une péritonite très aiguë, dont le principal foyer est concentré autour de la matrice. Celle-ci contient un fœtus enveloppé de ses membranes intactes et non enflammées, et des eaux de l'amnios restées limpides. Dans l'épaisseur des parois du col on découvre une perforation étroite qui se prolonge en haut et en arrière jusqu'à 6 centimètres environ, et s'ouvre à la partie postérieure de l'utérus. La surface de la plaie fistuleuse était noire, mais le tissu environnant était sain. Il n'y avait aucune trace de caillot sanguin. L'œuf n'avait pas été intéressé.

Obs. XLIV. — *Avortement provoqué à quatre mois et demi. — Perforation de la matrice. — Mort.*

Marie S..., âgée de vingt-six ans, enceinte de quatre mois et demi, se rend chez un officier de santé, le mardi 25 février, à dix heures du matin, avec toutes les apparences de la meilleure santé. Elle prend le même jour, à quatre heures du soir, un bain ; un second le lendemain, à onze heures du matin, et vers deux heures elle subit une opération tendant à déterminer l'avortement. Elle succombe trente heures après, dans la soirée du 26. On trouve à l'autopsie le col de la matrice dilacéré ; au fond de l'utérus, une ouverture de 4 à 5 centimètres d'étendue dans laquelle sont engagés des débris de placenta. Enfin, dans le péritoine, un vaste épanchement de sang en partie coagulé et des signes d'inflammation commençante.

Obs. XLV. — *Avortement provoqué par manœuvres directes. — Blessure de la matrice — Mort.*

Nous avons reçu mission, le 16 décembre 1850, de procéder, de concert avec M. le Dr Yvan, à l'autopsie d'une fille de dix-huit ans, chez laquelle nous avons trouvé les désordres suivants :

Putréfaction avancée, principalement sur le ventre. Pas de traces extérieures de violences.

Ventre très tuméfié. Péritonite. Épiploons très injectés, noirâtres. Fausses membranes. Épanchement sanieux dans le bassin. Estomac contenant du sang décomposé. Pas d'inflammation intestinale.

Matrice grosse comme la tête d'un fœtus de six à sept mois ; sanie très fétide accumulée dans la cavité. Col ramolli, tuméfié, verdâtre. Vers l'angle gauche de l'orifice, déchirure qui se prolonge jusque dans l'épaisseur du col et jusqu'au corps de l'organe. Intérieur de la cavité enflammé à un moindre degré que le col ; débris de placenta au fond. Lait dans les seins.

Poumons très congestionnés. Ramollissement putride.

En résumé, cette femme avait succombé à une métro-péritonite suraiguë, suite d'un avortement.

L'existence d'une déchirure au col et la violence de l'inflammation, beaucoup plus grande dans le col que dans le corps, démontraient d'une manière presque certaine que l'avortement avait été provoqué par des manœuvres directes, et notamment par une piqûre faite à la matrice.

La grossesse de la fille M... pouvait être parvenue au troisième ou quatrième mois, et l'avortement pouvait remonter à dix ou quinze jours au plus.

Obs. XLVI. — *Avortement provoqué par manœuvres directes. — Blessures de la matrice. — Hémorragie. — Mort.*

Une sage-femme de Paris a été traduite devant la cour d'assises de la Seine et condamnée le 15 juillet 1853, dans les circonstances suivantes :

La jeune O. M... passait pour avoir des mœurs relâchées. Au mois de janvier, le bruit de sa grossesse se répandit dans son village. Le 9 février, elle se rendit à Paris à l'insu de sa mère. Dès le lendemain, elle écrivait à sa sœur qu'elle était malade, et elle la priait de lui envoyer des vêtements sous un nom supposé. Le 12, au soir, O. M... revenait ; elle avait l'air souffrant. Dès le lendemain elle était prise d'une hémorragie considérable, suivie d'une fausse couche, et elle se délivrait d'un fœtus de trois ou quatre mois. Bientôt les accidents devenaient plus graves, et malgré les soins du médecin la jeune fille périssait d'hémorragie, le 18 février, au bout de six jours de maladie. Près de ses derniers moments elle se décida à révéler à sa mère et au médecin les causes de son mal, qui n'étaient pas douteuses pour un homme de l'art. Le 9 février, O... était allée à Paris chez la fille M..., qui avait habité Ris et dont l'enfant était sa filleule. La fille M... l'avait conduite chez une sage-femme, qui, pour 100 francs, avait consenti à l'opérer. Cette femme lui avait introduit dans la partie un instrument qui lui avait causé une vive douleur ; elle lui avait ensuite ordonné une longue promenade suivie d'un bain chaud.

L'autopsie du cadavre de la victime a fait retrouver les traces de cette opération ; les médecins ont constaté deux déchirures dans le trajet du col de l'utérus, c'est-à-dire des traces du passage d'un instrument vulnérant dirigé dans la cavité utérine.

Dès lors il était certain que des manœuvres et violences abortives avaient été pratiquées sur la personne d'O. M... et que les blessures résultant de ces violences avaient occasionné par l'hémorragie la mort de cette jeune fille.

Obs. XLVII. — *Avortement tenté par manœuvres directes.* — *Blessures de la matrice et de l'artère iliaque interne.* — *Hémorragie mortelle* (1).

Une femme âgée de trente-six ans, enceinte de six mois, s'adresse à un charlatan qui, sur sa demande, se mit en devoir de la faire avorter, et pratiqua une opération qui, au bout de douze heures, était suivie de la mort de la patiente et amena cet homme devant la justice. L'autopsie, à laquelle procédèrent quatre médecins, permit de constater les faits suivants : le cadavre est exsangue ; la cavité abdominale renferme une énorme quantité de sang en partie coagulé ; la paroi postérieure de l'utérus offrait une ouverture d'un diamètre d'une sonde ordinaire, qui s'étendait jusqu'à l'artère iliaque interne du côté droit, qui était elle-même perforée un peu au-dessous de son origine. L'ouverture du vaisseau aurait pu admettre une plume d'oie ; trois autres piqûres existaient à travers l'utérus, dans une direction à peu près semblable. Toutes les quatre avaient leur point de départ au col de l'utérus, de sorte qu'un stylet introduit dans le vagin, en suivait très aisément le trajet. Malgré leur multiplicité, aucune de ces ponctions n'avait atteint l'œuf. Les membranes étaient intactes, ainsi que le fœtus.

Obs. XLVIII. — *Avortement provoqué à l'aide d'une aiguille introduite dans la matrice.* — *Perforation de la matrice.* — *Guérison* (2).

Une femme, s'étant introduit une aiguille dans la matrice, afin de se faire avorter, ne put retirer cet instrument. Au bout de quelques semaines, un abcès se forma dans la région de l'aine,

(1) Dʳ Raynard, *Americ. Journal of the med. sciences*, 1853, p. 77.
(2) Froriep, *Notizen aus dem Gebiete der Natur und Heilkunde*, Weimar, Band XI, nᵒ 18 ; cité par Slingenberg, *loc. cit.*, p. 68.

et donna issue à ce corps étranger, dont la femme fut ainsi délivrée sans accident sérieux. Ce fait, si heureusement terminé, peut être, malgré le résultat différent, rapproché de celui qui précède.

Obs. XLIX. — *Avortement provoqué par manœuvres directes. — Blessure de la matrice suivie de mort.*

La fille A. V... a succombé, en décembre 1858, après quinze jours d'une maladie consécutive à une fausse couche caractérisée par de violentes douleurs dans le ventre avec perte de sang et symptômes de plus en plus graves d'une inflammation de la matrice. L'autopsie a révélé des lésions qui de cet organe s'étaient étendues au péritoine et sur lesquelles nous aurons à revenir. L'accident auquel la fille V... a cherché à attribuer sa fausse couche, c'est-à-dire une chute faite dans un escalier, n'a été vérifié par aucun témoignage, ni par aucune constatation faite sur le cadavre. D'ailleurs, il est une remarque décisive, c'est qu'à l'époque à laquelle était arrivée la grossesse de cette fille, deux mois environ, si une chute peut déterminer la fausse couche, elle ne peut, dans aucun cas, atteindre et léser la matrice, dont le volume est encore très peu considérable, et y déterminer les désordres que nous avons nous-même reconnus. Il n'y a pas à s'étonner que le produit de la conception n'ait pas été retrouvé par les personnes qui ont assisté la fille V... La délivrance a dû suivre de très près l'opération qui a dû provoquer l'avortement, et cette fille n'a pris le lit et n'a appelé du secours que lorsque les accidents inflammatoires consécutifs à l'avortement se sont développés et ne lui ont plus permis de résister

L'examen direct des organes extraits du cadavre confirme pleinement ces premières données. Il nous sera permis de faire remarquer que si nous n'avons pas procédé à l'autopsie complète, nous avons eu sous les yeux la matrice et ses annexes, siège de lésions caractéristiques ; une observation poursuivie plus loin dans la profondeur du tissu montre, d'une manière plus évidente encore, les altérations qui ne peuvent laisser aucun doute sur l'origine et la nature des violences auxquelles a succombé la fille V...

En effet, l'utérus, dont le volume répond à une grossesse de deux mois environ, présente vers l'angle de la lèvre antérieure du col une piqûre qui pénètre dans l'épaisseur du tissu de la matrice et vient s'ouvrir, après un trajet de 4 centimètres, à l'intérieur de l'organe. Il est très facile de suivre l'instrument vulnérant, dont le passage est marqué pn cauar illot de sang altéré qui adhère à la paroi du tissu utérin traversé. Cette blessure, cette plaie intérieure a été le point de départ d'une inflammation aiguë qui s'est terminée par la formation d'un abcès et par l'extension du foyer purulent dans la substance même de la matrice et jusque dans les ligaments et les annexes de cet organe.

En résumé : 1º V... a succombé à une inflammation aiguë de la matrice consécutive à un avortement ;

2º L'avortement a été provoqué par des manœuvres directes qui ont consisté dans l'introduction d'un instrument piquant qui a perforé la matrice et amené le désordre profond dont la mort a été la conséquence ;

3º Il est absolument impossible d'attribuer à une chute accidentelle les lésions tout à fait caractéristiques que nous avons constatées à la matrice.

Obs. L. — *Avortement criminel.* — *Perforation de la matrice attribuée par l'accusée à une rupture spontanée.* — *Discussion du mémoire présenté par la défense.*

Au mois de février 1857, la cour d'assises du département de l'Aisne jugeait et condamnait, pour crime d'avortement, un médecin de Saint-Quentin, que son âge et son titre n'avaient pas préservé de l'infamie.

En l'absence de renseignements précis sur les circonstances qui ont précédé et suivi l'avortement de la dame C..., les constatations anatomiques faites sur le cadavre formeront l'unique base de notre jugement et nous serviront à contrôler les assertions contenues dans le mémoire justificatif du docteur F...

La femme C... a succombé le 27 octobre 1856, vers minuit, après avoir fait, le 23 au soir, une fausse couche à deux ou trois mois de grossesse ; et à l'autopsie on a trouvé dans la matrice et dans la cavité abdominale des désordres profonds auxquels la mort doit être attribuée.

Que cette femme ait fait déjà d'autres fausses couches, que durant cette dernière grossesse elle ait éprouvé divers accidents, chute dans un escalier, choc contre un meuble, ou enfin qu'elle ait eu recours à différents moyens réputés propres à rappeler la menstruation, tels que application de sangsues, bains de siège, ce sont là des circonstances dont la réalité ne nous est pas démontrée, mais qui, dans tous les cas, ne sont que secondaires en présence des lésions constatées par l'autopsie.

Celles-ci sont tout à fait caractéristiques.

Le péritoine est le siège d'une inflammation presque générale et des plus intenses, caractérisée par la production de fausses membranes étendues, de pus épanché à la surface de l'épiploon et entre les anses intestinales. — Du sang altéré baigne les organes contenus dans le petit bassin. — La matrice, qui ne renferme que quelques débris de placenta et qui offre tous les caractères d'une récente délivrance, est perforée vers le fond de sa cavité. Les bords de l'ouverture sont noirâtres, pulpeux et inégaux ; le tissu qui l'entoure, à une distance de 2 centimètres environ, est aminci et ramolli superficiellement ; mais, au delà, la texture de l'organe n'est nullement altérée.

Les honorables experts qui ont procédé à l'autopsie ont conclu que ces lésions, consécutives à un avortement, étaient la cause de la mort ; et qu'elles avaient été elles-mêmes produites par des manœuvres directes exercées sur la matrice et notamment par l'introduction violente d'une tige métallique ; se refusant ainsi à admettre que la perforation qu'ils avaient constatée au fond de la matrice eût pu survenir spontanément.

C'est précisément contre cette interprétation des désordres existant sur le cadavre de la femme C... que l'inculpé s'est efforcé de lutter en cherchant à en donner une explication différente, et c'est entre les deux systèmes que je suis appelé moi-même à me prononcer.

Je ne crois pas devoir suivre l'inculpé dans les explications personnelles par lesquelles il cherche à prouver que, si l'avortement a été provoqué, il n'en est pas l'auteur. Je ferai remarquer seulement ce qu'il y a de contradictoire dans ces explications qui admettent, d'un côté, la réalité de l'avortement provoqué, tandis que, de l'autre, le sieur F... fait tous ses efforts pour démontrer qu'il n'y a pas eu avortement. Je ne relèverai pas l'insinuation par laquelle il essaye de faire croire qu'un coup de scalpel maladroitement dirigé aurait pu perforer la matrice au moment de l'examen cadavérique. Si l'inculpé avait cru sincèrement à la possibilité de cet accident, que contredisent formellement les caractères de la perforation, si nettement et si explicitement consignés dans le rapport, il ne se serait apparemment pas donné la peine de poser et de discuter la thèse d'une perforation spontanée.

L'hypothèse à laquelle se rattache l'inculpé peut être exactement résumée en ces termes : La femme C... est morte d'une
métro-péritonite, six jours après l'avortement, et d'une rupture
de l'utérus arrivée une heure avant qu'elle succombât, et parfaitement indiquée par le cri perçant et la syncope, sur lesquels a
insisté le professeur Désormeaux. Cette rupture elle-même serait
le résultat d'une inflammation et d'une gangrène, déterminées
par une forte contusion qui aurait eu lieu sur la matrice à une
certaine époque de la grossesse.

L'inculpé a bien compris que l'on ne pourrait se contenter
d'attribuer l'avortement de la femme C... à une cause naturelle,
telle que la prédisposition, où l'état d'affaiblissement de la constitution, ou encore une émotion morale. Une simple fausse couche
ordinaire n'amène pas ces accidents terribles et ces désordres si
étendus et si profonds. C'est pourquoi il a invoqué une violence
extérieure, une chute, un choc. Mais alors même qu'il serait démontré que la femme C... est tombée de sa chaise ou s'est heurtée
contre un meuble, ce n'est pas à l'époque peu avancée où elle
était de sa grossesse que la matrice peut être atteinte, dans de
telles circonstances, par une contusion assez forte pour déterminer une inflammation et une désorganisation du tissu de l'organe. Les cas dans lesquels une violence extérieure directe a pu
agir sur la matrice et en amener la rupture diffèrent essentiellement de celui-ci, soit par le développement plus considérable que
présentait la matrice, soit par l'énergie plus grande de la cause
vulnérante.

Dans l'hypothèse de l'inculpé, on a vu que la rupture ne serait
survenue qu'au dernier moment de la vie et consécutivement à
l'inflammation de la matrice, c'est là le point capital de son argumentation ; et il insiste, pour le prouver, d'une part, sur le cri
perçant qu'aurait poussé la femme C... quelques instants avant
de mourir, et, d'une autre part, sur le temps qui s'est écoulé entre
l'avortement et la mort.

Mais le cri et la syncope, auxquels le sieur F... paraît attacher
tant d'importance, ont, dans les auteurs auxquels il emprunte ce
caractère, une signification toute différente de celle qu'il leur
attribue. C'est dans les cas de rupture subite survenant soit dans
le travail, soit dans un état de santé apparente, que ces phénomènes marquant le début des accidents, peuvent avoir une
valeur pathognomonique, et non chez une femme atteinte depuis
plusieurs jours d'une maladie mortelle et prête à rendre le der-

nier soupir. Ce n'est pas d'une syncope qu'il s'agit chez la malheureuse femme C..., mais des dernières douleurs de l'agonie.

Quant à l'objection tirée de la durée excessive qu'aurait eue la maladie à laquelle elle a succombé, elle ne mérite pas qu'on s'y arrête. Ce n'est ni six jours ni huit jours, comme le prétend, à quelques lignes de distance, l'auteur du mémoire justificatif, que la femme C... a survécu à l'avortement, mais seulement quatre jours ; car, d'après le propre récit de l'inculpée, délivrée dans la soirée du 23 octobre, elle n'existait plus le 27 à minuit, c'est-à-dire après quatre jours. Or ce terme de quatre jours est précisément celui qui marque la limite dans laquelle est contenue le plus ordinairement la durée de la métro-péritonite consécutive à l'avortement provoqué par des manœuvres directes, maladie qui dure en général, ainsi que je l'ai établi d'après le relevé d'un grand nombre de faits, d'un à quatre jours.

En 1856, j'ai été appelé à procéder, à l'hôpital Beaujon, à l'autopsie d'une femme qui avait succombé après quatre jours de maladie aux suites d'une perforation de la matrice résultant de violences abortives, qui offrait avec le cas de la femme C... la plus complète et la plus frappante analogie ; tandis que les deux exemples de blessures de la matrice cités par l'inculpé, par un coup de cornes dans un cas, par une fourche dans l'autre, n'ont pas avec celui qui nous occupe le moindre rapport.

Mais il est d'autres preuves plus décisives encore à opposer aux assertions du sieur F.... Elles résultent du caractère même des lésions si bien décrites dans le procès-verbal d'autopsie. L'aspect de la perforation, la couleur et la disposition de ses bords, la consistance des parties voisines, indiquaient de la manière la plus positive que la solution de continuité n'était pas toute récente et n'avait pas précédé la mort de quelques instants seulement. La présence de sang altéré dans le bassin ajoute à cette démonstration, en prouvant que l'épanchement remonte à une époque assez éloignée déjà du moment de la terminaison funeste. Enfin, la généralisation et l'intensité de l'inflammation du péritoine constituent des caractères tout à fait propres à la péritonite par perforation, et ne permettent pas d'attribuer la présence du pus à la surface des intestins et de l'épiploon à une autre cause qu'à la déchirure de l'utérus.

Il n'est donc pas douteux que celle-ci ait eu lieu au début même des accidents et en soit la cause déterminante : dès lors on ne peut l'expliquer que par une lésion directe de la matrice, et, comme l'ont pensé les experts, par l'introduction d'un instrument vulnérant dans l'intérieur de l'organe : car nous avons vu qu'une contusion extérieure n'avait pu atteindre la matrice au point de la désorganiser. Quant aux autres causes de rupture spontanée, qui ont pu être signalées d'une manière générale, il est à peine nécessaire de faire remarquer qu'elles s'appliquent toutes à des conditions tout autres que celles dans lesquelles s'est trouvée la femme C.... C'est dans le travail d'un accouchement difficile, ou sous l'influence d'un très violent effort, ou encore dans le cas d'une désorganisation générale de la matrice due à une maladie putride, que la perforation pourrait s'opérer spontanément. L'état d'intégrité du tissu utérin exclut toute idée d'un travail morbide capable de favoriser la perforation.

En résumé, je conclus que :

1º Il est impossible de distinguer les cas de rupture spontanée de la matrice des cas où cette lésion est occasionnée par des causes traumatiques ; et en admettant comme exactes les constatations faites sur le cadavre de la dame C..., il est permis d'affirmer que cette dame a succombé à une perforation de matrice résultant de manœuvres abortives directes et à la péritonite aiguë qui en a été la suite ;

2º On ne peut s'arrêter un seul instant à l'idée que la lésion observée soit le résultat d'un coup de scalpel porté par les médecins chargés de l'autopsie : cette lésion a eu lieu très positivement pendant la vie ;

3º Les circonstances indiquées par l'inculpé comme ayant pu déterminer chez la dame C... une fausse couche naturelle, eussent été absolument impuissantes à produire les désordres qui ont été constatés sur le cadavre ;

4º La nature, la marche et la durée des symptômes qui ont été observés chez la dame C... sont, de même que les lésions trouvées dans les organes, caractéristiques d'un avortement provoqué par des manœuvres criminelles.

OBS. LI. — *Perforation de la matrice, suite des manœuvres ayant pour but de déterminer violemment un accouchement à terme clandestin.*

L'affaire dont je vais parler est plus horrible encore que celle qui précède. Il s'agit d'un père qui, après avoir abusé de sa fille pendant plusieurs années et l'avoir rendue cinq fois mère, en faisant chaque fois disparaître le fruit de l'inceste, l'aurait enfin fait périr elle-même en la délivrant violemment. Les graves questions de médecine légale que soulevait ce fait inouï m'ont été soumises concurremment avec le docteur Paul Lorain.

Nous commencerons par résumer, d'après les déclarations recueillies dans l'instruction, les antécédents relatifs à la santé de la fille P..., et les faits qui ont précédé, accompagné et suivi l'accouchement.

Depuis sept ans environ cette fille, qui était âgée de trente-neuf ans lors de son décès, était, au dire de sa sœur, dont le récit, empreint de la plus expressive naïveté, mérite d'être reproduit textuellement, « atteinte d'une maladie qui lui faisait beaucoup grossir le ventre, et qui, vers la fin, lui donnait de fortes coliques. Cette maladie s'est renouvelée tous les dix ou onze mois. La première fois qu'elle fut malade, son ventre était énorme, ses jambes et ses bras étaient enflés, et une nuit, vers deux heures du matin, elle souffrait beaucoup, elle se plaignait, disant : « Cela ne finira donc jamais ! » puis tout d'un coup elle me dit : « Tiens, je sens quelque chose qui s'en va. » J'ai porté la main, j'ai senti que cela se balançait comme une vessie, puis cela s'est crevé et le lit a été inondé d'eau. » Tels étaient la marche et les symptômes de cette maladie singulière, qui s'est répétée avec la périodicité la plus frappante, et dans laquelle il est impossible de ne pas reconnaître l'évolution régulière de plusieurs grossesses et les premiers indices du travail de l'accouchement. Il convient d'ajouter que l'examen du col de la matrice nous a fait reconnaître des traces de déchirures anciennes qui démontrent l'existence de grossesses et d'accouchements répétés.

Pour ne parler que du dernier accouchement, celui qui a été suivi de la mort et sur lequel nous devons plus particulièrement donner des explications, aucune des phases qu'il a présentées n'est à négliger. Elles sont d'ailleurs retracées de la manière la plus précise dans la déposition remarquable de la sage-femme Combault.

Lorsque celle-ci a été appelée, dans la soirée du 4 mars dernier, les douleurs de l'enfantement, qui avaient paru depuis deux ou trois jours, étaient arrivées au dernier période, et le travail était assez avancé pour que, à travers le corps dilaté, la sage-femme trouvât la tête au détroit inférieur, la poche des eaux bien formée et les membranes intactes. Il n'est pas douteux qu'à ce moment la délivrance fût imminente et se fût accomplie rapidement si la poche eût été percée ; il est non moins constant qu'il n'y avait pas alors de déchirures de la matrice, puisque les eaux faisaient saillie à travers le canal largement dilaté et étaient encore contenues dans la poche régulièrement formée. D'ailleurs la fille P... n'éprouvait alors que des douleurs ordinaires de l'enfantement ; elle pouvait descendre de son lit, aller prendre une chemise sur un meuble, et ne présentait, en un mot, aucun des terribles symptômes de la délivrance ou de la rupture de la matrice.

Huit heures plus tard, lorsque la sage-femme, qui avait été éloignée revint, la scène avait complètement changé : les traits de la fille P... étaient décomposés, les extrémités froides, le pouls presque insensible ; du côté de la matrice les choses étaient aussi dans une situation bien différente : l'accouchement, qui, la veille au soir, était sur le point de se terminer naturellement, n'avait pas eu lieu, et cependant on ne retrouvait plus la tête de l'enfant au seuil en quelque sorte du bassin : elle était considérablement remontée, quoique les membranes fussent rompues. La faiblesse de la fille P... était telle, qu'immobile et sans voix, elle perdait à chaque instant connaissance. Quelques instants après, elle expirait.

La cause de ce changement inattendu et de cette mort si rapide a été révélée par l'autopsie, qui a permis de constater une lésion profonde de la matrice, sur laquelle nous avons dû fixer toute notre attention. En effet, la question qui nous est soumise a précisément pour objet de déterminer la véritable nature de cette lésion, et de reconnaître si elle est le résultat d'un accident en quelque sorte spontané au travail de l'accouchement ou d'une manœuvre directe sur la matrice dans le but d'opérer la délivrance violemment et contre toutes les règles par une personne étrangère à l'art.

L'examen, que nous avons fait de concert, des organes extraits du cadavre de la fille P..., a pleinement confirmé les observations consignées dans le procès-verbal d'autopsie ; aussi, après les avoir rappelées succinctement, nous n'aurons ici qu'à en rechercher et à en montrer la signification.

La matrice de la fille P... était déchirée, et l'enfant, parfaitement conformé et parvenu au terme de la vie intra-utérine, a passé dans le ventre à travers la déchirure. Celle-ci est située en arrière, au-dessus du col, transversale, d'une étendue de 12 à 15 centimètres, irrégulière, et à bords déchiquetés, présentant toute l'apparence d'une plaie par arrachement, des débris du tissu utérin étant en partie détachés. Nous constatons de la manière la plus positive que ce tissu n'est d'ailleurs nullement altéré, qu'il n'a subi aucun ramollissement morbide et n'offrait aucun changement dans sa texture qui pût l'exposer à se rompre. Il est à remarquer, en outre, que le col est notablement dilaté, et que son ouverture répond très exactement aux constatations faites par la sage-femme Combault, c'est-à-dire à un travail régulièrement commencé et déjà assez avancé : les membranes ont été trouvées, lors de l'autopsie, complètement rompues, preuve nouvelle du progrès qu'avait fait l'accouchement naturel.

Les caractères de cette lésion sont tellement tranchés, les circonstances dans lesquelles elle s'est produite sont si évidentes, qu'il suffit de les avoir exposées pour en faire apprécier les causes et la véritable nature. Cependant il ne saurait être inutile de faire ressortir les différences principales qui permettront de distinguer la déchirure de la matrice, observée chez la fille Victorine P..., des ruptures spontanées qui peuvent survenir durant la travail de l'accouchement.

Une première remarque ne doit pas être négligée, c'est que ces ruptures spontanées de la matrice constituent, en réalité, un accident fort rare, surtout chez une femme qui a eu plusieurs enfants. Les conditions dans lesquelles elles se produisent ont en outre quelque chose de caractéristique. Tantôt elles résultent d'une altération du tissu de l'organe, d'un ramollissement partiel qui rend la matrice facile à rompre sous un effort peu considérable ; rien de semblable n'existait chez la fille P.... Tantôt, et c'est là le cas le plus commun, le tissu de l'utérus cède et se rompt pendant un travail difficile, lorsque le col ne se dilatant pas et l'ouverture naturelle par laquelle l'enfant doit sortir ne cédant pas, des contractions énergiques, répétées, violentes, parviennent à surmonter la résistance des parois de la matrice, les déchirent et chassent le produit de la conception dans le ventre au lieu de le pousser hors du sein de sa mère. C'est là le mécanisme nécessaire, essentiel des ruptures spontanées de l'utérus pendant l'accouchement. Mais si, au contraire, le travail se préparant naturellement, le col a subi une dilatation suffisante pour que la poche des eaux fasse saillie au dehors ; si la tête de l'enfant, régulièrement engagée dans les voies naturelles, les a déjà parcourues presque tout entières, et se trouve descendue au détroit inférieur, qui ne comprend que c'est par cette issue facile et libre, et non par une rupture impossible, que sortira l'enfant, sous l'influence des contractions utérines? Or c'est précisément dans ces conditions que se trouvaient les organes de la fille P..., lorsque

ont eu lieu les constatations si précises, et nous ne craignons pas de
le dire, si exactes de la sage-femme Combault. Tout se préparait
chez elle pour une délivrance naturelle, que l'on pouvait regarder
comme imminente, et, si le travail avait été un peu lent, ce qui
paraît résulter de l'apparition de quelques douleurs, dans les deux
ou trois jours qui ont précédé celui où elle a été examinée, il
n'en est pas moins vrai que ce travail n'avait pas été stérile et avait
amené une dilatation suffisante du col, la formation d'une poche
des eaux et la descente de l'enfant jusqu'au détroit inférieur.
Que l'on suppose à ce moment les contractions les plus énergiques,
les plus désordonnées de la part de la matrice, celle-ci étant
saine, exempte de toute lésion de tissu, l'enfant sera rapidement
expulsé par les voies naturelles, la matrice ne se rompra pas.

Cependant cet enfant n'est pas sorti du sein de sa mère ; on l'a
retrouvé dans la cavité abdominale, dans une position qui indique
qu'il se présentait, non dans une position tout à fait vicieuse,
mais la tête un peu déviée de la position la plus ordinaire. Il n'est
pas difficile de voir comment il avait pu ainsi changer de direction. Quelque dilaté qu'ait été le col utérin, quelque libres que
se soient trouvées les voies naturelles, elles n'étaient ni aussi
larges, ni aussi faciles que l'ouverture béante offerte par la déchirure de 15 centimètres faite à la paroi postérieure de la matrice.
C'est par là que devait nécessairement passer l'enfant, au moment
même où la déchirure s'est produite ; mais, nous le répétons,
celle-ci ne pouvait, chez la fille P..., se produire spontanément,
l'intégrité du tissu de l'utérus, le progrès régulier du travail s'y
opposaient d'une manière absolue.

Tout concourt ainsi à démontrer que la déchirure est le résultat
d'un véritable arrachement : sa forme, son siège dans la partie
la plus accessible à une main inhabile, ses bords irréguliers, déchiquetés, en partie détachés, son étendue lui assignent tous les
caractères des plaies par arrachement, et viennent ainsi confirmer, en établissant sa nature, ce que nous avons dit de son origine. Des tractions opérées avec violence et précipitation pour
saisir l'enfant, dans une intention que nous n'avons pas à rechercher, ont presque nécessairement dû amener cette déchirure de la
matrice, par laquelle l'enfant devait forcément échapper d'une
manière subite à la main inhabile ou criminelle qui voulait le saisir.

En résumé, de l'exposé des faits qui précèdent, des constatations et de la discussion à laquelle nous nous sommes livré,
nous n'hésitons pas à conclure que :

1° Les prétendues maladies qu'aurait eues à cinq reprises la fille Victorine P..., et qui auraient présenté des caractères et une durée identiques, ne sont autre chose que des grossesses répétées et successives.

2° La mort de la fille P... est le résultat de la déchirure de la matrice.

3° Cette déchirure a été manifestement produite par des manœuvres directes et violentes opérées au dernier moment d'un accouchement qui était sur le point de se terminer d'une manière naturelle.

4° Elle ne saurait, dans aucun cas, être attribuée à une rupture spontanée de la matrice ou à une cause accidentelle quelconque survenue pendant le travail.

OBS. LII. — *Perforation de la matrice par un instrument introduit pour provoquer l'avortement.*

Ce dernier exemple, que je crois inutile de rapporter en détail, est celui auquel j'ai fait allusion dans la XLIIIe observation.

Il s'agit de la femme Froment, qui succomba à l'hôpital Beaujon, quatre jours après un avortement provoqué par des manœuvres directes, vers le quatrième mois. Chargé de procéder à l'autopsie, je constatai une perforation de la matrice large comme une pièce de cinq francs environ, située sur le fond de l'organe, qui avait été traversé de part en part par la tige volumineuse et mousse d'un fer à papillottes. La plaie de la matrice était le siège d'une violente inflammation avec infiltration de pus dans le tissu voisin, dont l'état contrastait avec l'intégrité des autres parties de l'utérus.

V. — Avortements provoqués par manœuvres directes. Blessures du fœtus.

OBS. LIII. — *Avortement provoqué à six mois.* — *Piqûre sur la tête du fœtus* (1).

Le cadavre d'un enfant nouveau-né, trouvé dans le cimetière du Nord, et dont le développement est celui d'un enfant de six mois révolus, présente au sommet de la tête une plaie anguleuse

(1) Ollivier (d'Angers), mémoire cité.

de 1 centimètre d'étendue, à bords nettement arqués, paraissant
faite par un instrument très acéré, à lame triangulaire évidée
sur l'une de ses faces, et traversant toute l'épaisseur de la plaie.
L'instrument vulnérant n'avait pas dépassé le tissu cellulaire
sous-cutané.

OBS. LIV. — *Avortement provoqué à huit mois par manœuvres
directes. — Blessures du fœtus à la tête* (1).

Un enfant nouveau-né trouvé sur la voie publique, et parvenu
au huitième mois de la vie intra-utérine, présentait, outre les
signes de la mort par strangulation, une plaie située sur la ligne
médiane et à la partie moyenne de l'occipital, dirigée verticalement, longue de 8 millimètres, à bords très nets, à angle supérieur aigu et inférieur obtus. La paroi osseuse a été traversée par
l'instrument qui a pénétré jusque dans l'épaisseur du cervelet,
et du sang coagulé est épanché à la surface du cerveau. — D'où
l'expert, appelé à prononcer sur ce fait, conclut, avec raison,
qu'il y a eu provocation de l'accouchement prématuré par la
rupture de la poche des eaux, et leur écoulement au moyen d'un
instrument piquant et tranchant, comme un bistouri droit, plongé
dans la tête du fœtus.

OBS. LV. — *Avortement provoqué à quatre mois par manœuvres
directes. — Blessures du fœtus sur la poitrine et sur la tête* (2).

Un fœtus, trouvé à Paris, dans un égout, et parvenu à quatre
mois environ de la vie intra-utérine, présentait, d'une part, sur
la peau du crâne, depuis le sommet jusqu'au niveau des vertèbres
cervicales, une incision très nette, avec épanchement de sang sous
les bords de la plaie ; et d'une autre part, sur la partie antérieure de la poitrine, quatre incisions linéaires de 3 à 5 centimètres, très nettes, dirigées obliquement de gauche à droite, et
ayant les bords infiltrés de sang. — Bayard, chargé de l'autopsie,
conclut que la forme particulière des incisions indiquait qu'elles
avaient été produites par un instrument qui, après avoir perforé
les membranes amniotiques, avait glissé à plusieurs reprises sur

(1) H. Bayard, *Annales d'hygiène publique et de médecine légale*, 1re série,
loc. cit.
(2) Bayard, *loc. cit.*

la poitrine et sur la tête, en n'intéressant que la peau, sans doute
à cause de la mobilité du fœtus.

OBS. LVI. — *Avortement provoqué par manœuvres directes. —
Blessure de la tête du fœtus.*

Le 30 janvier 1846, la dame de S... est entrée comme pensionnaire chez une sage-femme ; le 2 février, dans la journée, elle
s'est absentée : quatre jours après, un médecin, appelé par la
sage-femme, trouvait cette dame au lit, dans un état de faiblesse
extrême, et se plaignant de suffocation, d'engourdissements dans
les membres inférieurs et de douleurs vives dans la fosse iliaque
gauche. La peau était pâle, anémique, recouverte d'une sueur
froide. Le col de l'utérus était dilaté. Le lendemain, dans la
soirée, l'affaiblissement était arrivé au dernier degré, la vue était
éteinte et l'expulsion du fœtus eut lieu sans que la mère en eût
connaissance. Elle expira presque aussitôt.

Chargé de procéder à l'autopsie des deux cadavres, j'ai constaté
les faits suivants :

Examen et ouverture du corps de la dame de S... — La conservation du corps est parfaite, quoique la mort ait eu lieu le 7 de
ce mois ; mais pendant cinq jours la température a été très basse,
il y avait plusieurs degrés de froid.

Pâleur générale du corps. — Absence de toute trace de violence à la surface du tronc et des membres. Dans la région abdominale, la peau a une teinte légèrement verdâtre. On sent une
tumeur volumineuse faisant saillie au-dessus de l'arcade du
pubis et formée par l'utérus.

Les parties génitales sont baignées par des mucosités séro-
sanguinolentes ; le vagin est élargi, béant, et permet l'introduction facile de l'extrémité de la main.

Je n'aperçois pas de traces de piqûres ou de déchirures sur les
grandes et petites lèvres, non plus que sur les parois du canal
vaginal.

La section de l'arcade pubienne nous permet d'examiner dans
leurs rapports naturels les organes génitaux. Le col de l'utérus
est élargi, distendu, sans que cependant il soit très aminci. —
Il n'existe pas sur les bords du col de traces de piqûres ou de
déchirures.

L'utérus est très volumineux, il renferme dans sa cavité du sang en caillots. Le placenta a été expulsé.

Des adhérences nombreuses unissent la surface extérieure de l'utérus avec les portions voisines des intestins.

A gauche, près de l'insertion des trompes, la paroi externe est le siège d'une injection sanguine notable dans une étendue de 8 à 10 centimètres.

A droite, nous constatons une injection sanguine analogue, mais elle existe plus profondément sous le péritoine.

Dans le petit bassin, il y a 300 grammes environ d'un liquide jaunâtre sans flocons blanchâtres.

Ces altérations dénotent une métro-péritonite à son début, et dont les symptômes se sont manifestés pendant les derniers jours qui ont précédé la mort.

La pâleur générale que nous avons déjà notée existe aussi sur les intestins. — L'estomac et le tube intestinal ont été ouverts sur toute leur longueur, il n'y a pas de traces d'inflammation ni d'altération organique. Nous avons mis à part l'estomac et les intestins pour examiner avec soin les matières qu'ils renferment. On aperçoit une substance pulvérulente grisâtre, dont on ne peut déterminer la nature que par des recherches spéciales. Le foie et les autres viscères sont décolorés, pâles. Ils ne contiennent que très peu de sang.

Les organes contenus dans cette cavité sont à l'état normal, le cœur est assez volumineux ; son tissu est très pâle, mais le ventricule droit renferme du sang coagulé.

Il n'y a pas de liquide épanché dans les plèvres.

Le cerveau présente la décoloration, l'absence du sang que nous avons déjà signalée pour les autres parties du corps. — Il n'y existe d'ailleurs aucune lésion morbide.

Examen et autopsie du fœtus. — Le fœtus est du sexe masculin. — Poids, 670 grammes ; longueur totale, 32 centimètres ; du sommet de la tête à l'ombilic, 18 centimètres ; le cordon ombilical a été coupé avec un instrument tranchant à 48 centimètres de l'insertion abdominale ; la coloration générale du corps est d'un rouge brunâtre, sur les parois abdominales la teinte est plus foncée ; l'épiderme est détaché sur les parties latérales du tronc et des membres inférieurs. — Il est conservé sur les autres régions, il n'y a pas de traces de duvet sur la tête.

Nous constatons à l'union antérieure des pariétaux et des fron-

taux, dans cette partie désignée sous le nom de fontanelle antérieure, une ecchymose noirâtre de 3 centimètres d'étendue. La
dissection de la peau fait reconnaître que cette ecchymose est
formée par du sang coagulé et liquide. Il existe à peu près au
milieu une plaie longue de 2 millimètres, linéaire, dirigée transversalement. Cette plaie a intéressé l'épaisseur de la peau, et
elle existe sur la dure-mère, immédiatement au-dessous.

Entre la dure-mère et le cerveau, du sang coagulé est épanché
en nappe, le sinus a été ouvert et a donné issue au sang infiltré.

Sur les autres parties de la tête, nous n'avons pas aperçu de
plaies ou de déchirures ni aucune ecchymose.

L'examen des viscères de la poitrine et de l'abdomen n'a rien
offert de particulier, tous les organes sont à l'état normal et ont
le développement ordinaire à cet âge de la vie intra-utérine.

Conclusions. — De l'ensemble de ces faits nous n'hésitons pas à
conclure :

Que des manœuvres criminelles avaient été exercées sur la
dame de S..., dont la grossesse était parvenue au cinquième mois ;
— Qu'à l'aide d'un instrument piquant, tel qu'une sonde à dard,
ou un stylet aplati, on avait perforé les membranes et atteint la
tête du fœtus, sur la fontanelle antérieure ; — Que cette blessure
avait occasionné sa mort ; — Que la mort du fœtus avait eu lieu
plusieurs jours avant l'accouchement ; — Qu'en rapprochant de
la pâleur extrême du corps, de l'absence du sang que nous avions
constatée, les remarques faites pendant la vie sur la faiblesse
excessive de la dame de S... et sur son état d'anémie, dans notre
conviction, la dame de S... a dû éprouver des hémorragies abondantes antérieurement au 6 février ; — Que les douleurs ressenties dans la région iliaque gauche par la malade, étaient un des
symptômes de la métro-péritonite que nous avons constatée par
l'autopsie ; — Qu'enfin la mort de la dame de S... avait été la
conséquence des manœuvres exercées sur elle pour provoquer
l'avortement.

Obs. LVII. — *Avortement provoqué à deux mois et demi par manœuvres directes. — Blessure de la matrice et du fœtus. — Mort.*

Une femme âgée de trente-quatre ans arrive de la province à
Paris, le 7 avril 1853 ; elle passe toute la journée du 8 chez une
sage-femme, d'où elle ne sort que pour se mettre au lit, se plai-

gnant des plus vives douleurs ; et, après avoir réclamé en vain tous les secours de celle à qui elle attribuait sa mort, elle expire dans la soirée du surlendemain, le 10, à onze heures du soir.

Chargé de procéder à l'autopsie, nous trouvons le cadavre de cette femme, jeune et vigoureusement constituée, dans un état de putréfaction avancée. Il n'existe sur diverses parties du corps aucune trace de violences.

Les téguments et les os du crâne sont intacts. Il n'y a rien à noter de ce côté.

Les organes thoraciques sont sains. Les poumons sont fortement engorgés à la base et vers les parties postérieures. Le cœur est presque complètement vide ; on ne trouve que quelques caillots très peu volumineux dans les ventricules.

Les viscères abdominaux sont à l'état normal. L'estomac renferme quelques cuillerées de liquide biliaire. Il n'est le siège d'aucune inflammation ou lésion quelconque. Il en est de même du reste du tube digestif.

On ne trouve dans le péritoine ni épanchement, ni inflammation, ni perforation.

Les seules lésions qui existent sur le cadavre sont limitées aux organes génitaux.

Les ovaires sont notablement tuméfiés et ramollis par une infiltration sanguine considérable.

L'utérus dépasse de deux travers de doigt environ l'arcade du pubis. Son volume dépend en grande partie de la congestion des vaisseaux qui sont gorgés de sang. Son tissu est violacé.

Le col est allongé, ramolli, gonflé et dilaté au point d'admettre facilement le doigt. La surface du col lui-même ne présente aucune déchirure; mais de chaque côté du museau de tanche, à la face interne du vagin, à 1 centimètre environ du cul-de-sac uréthro-vaginal, on voit trois petites piqûres récentes caractérisées par une plaie très régulièrement arrondie, dont le trajet est marqué par une infiltration de sang coagulé. En suivant ce trajet, on voit que deux de ces plaies n'intéressent que la membrane muqueuse. Mais la troisième est plus profonde et pénètre loin dans le tissu cellulaire sous-muqueux. Toutes les parties voisines sont, comme l'utérus même, fortement congestionnées. — L'intérieur de la matrice est vide, on y trouve seulement quelques débris de placenta et quelques détritus de sang coagulé. Mais, entre les grandes lèvres, à l'entrée même de la vulve, nous découvrons des fragments de caillots irréguliers, longs et ayant à peu près le volume d'une amande verte. L'examen attentif de ces caillots nous permet d'y reconnaître, de la manière la plus positive, les débris d'un fœtus. Nous distinguons l'un des pariétaux, les deux membres supérieurs, sous forme de filaments bien dessinés mais non ossifiés, un tronçon de colonne vertébrale auquel adhèrent plusieurs côtes. Tous ces fragments sont déformés, en partie brisés et réunis en un amas informe agglutiné par du sang coagulé.

De l'examen qui précède nous concluons que la mort de la demoiselle B... est la suite d'un avortement provoqué.

L'avortement a été déterminé par des manœuvres directes, exercées sur la matrice, et dont les trois piqûres constatées au voisinage du col utérin sont l'indice manifeste. Ces manœuvres, qui n'ont exigé ni beaucoup de temps ni beaucoup d'adresse, n'ont certainement pas été exercées plus de quarante-huit heures avant la mort.

Le fœtus a été expulsé; et l'état dans lequel ont été trouvés ses fragments prouve que le produit de la conception avait été violemment dilacéré dans le sein de la mère. La grossesse était parvenue environ à deux mois ou deux mois et demi.

Dans cette affaire, qui amena devant la cour d'assises de la Seine l'une des sages-femmes les plus connues de Paris, l'éloquence de M⁰ Chaix d'Est-Ange réussit à faire naître des doutes sur l'auteur, mais non sur les circonstances et la réalité d'un crime dont les traces étaient pour ainsi dire palpables. L'argumentation de l'habile défenseur eut principalement en vue de faire admettre que l'opération avait été pratiquée à une époque antérieure à l'arrivée de la victime à Paris: ce que le caractère tout récent des lésions que nous avons constatées ne nous a pas permis de confirmer dans nos déclarations ; et que la blessure de la matrice supposait une inhabileté qu'on ne pouvait imputer à une sage-femme, et qui était incompatible avec l'emploi du spéculum. Nous n'avons pas besoin de dire combien les faits contredisent ce système de défense.

VI. — Avortements provoqués par manœuvres directes, compliqués de mutilations, d'arrachement.

Obs. LVIII. — *Avortement à sept mois par arrachement du fœtus, de la matrice et des intestins.*

Un homme, qu'une condamnation capitale a frappé, en 1847, aux assises du Finistère, avait plusieurs fois déjà fait avorter sa femme et lui avait introduit, à différentes reprises, la main tout entière dans les parties sexuelles. Elle était parvenue au septième mois d'une dernière grossesse, lorsque, pour mettre le comble à ses atroces brutalités, il lui fit subir d'effroyables mutilations qui amenèrent un avortement suivi de mort. — L'autopsie cadavérique pratiquée par le docteur Morband, ancien interne fort distingué des hôpitaux de Paris, et par Salzat, tous deux médecins à Lanilis, montre alors les désordres suivants : La vulve et l'anus sont béants et excoriés. Une déchirure longue de 10 centimètres comprend la partie supérieure gauche du vagin et une portion de l'utérus lui-même. Le péritoine est ouvert en trois parties différentes, et les bords de ces plaies sont irréguliers. Il existe, en outre, une perte de substance qui intéresse les parois internes de la matrice. Enfin la plus grande partie de l'intestin grêle a été arrachée. Il n'en reste en tout qu'un tronçon supérieur long de 50 centimètres, et un inférieur qui n'en a pas plus de 8, formant de part et d'autre des lambeaux inégaux et frangés. Entre les jambes était le fœtus, qui fut reconnu avoir vécu et respiré.

OBS. LIX. — *Avortement à quatre mois par violences, suivies de déchirures du vagin et du péritoine ; renversement et issue de la matrice au dehors* (1).

La femme Grand succomba, au quatrième mois de la grossesse à des violences qui ont amené dans les organes génitaux les désordres les plus graves. La cloison postérieure du vagin avait été déchirée ; la matrice, complètement renversée, faisait saillie hors de la vulve. Le péritoine était largement ouvert dans une étendue de 7 centimètres, et l'on remarquait de chaque côté de la plaie des déchirures semblables à celles qu'auraient produites des coups d'ongles. Les intestins étaient mis à nu, mais non lésés. La mort, arrivée seulement sept heures après, a été attribuée à une hémorragie et à la violence des douleurs.

OBS. LX. — *Avortement provoqué par manœuvres directes.* — *Mort.* — *Mutilation du cadavre.*

Ce fait d'avortement provoqué par manœuvres directes, suivi de mutilation du cadavre, en apparence inouï, n'est pas sans

(1) Paul Dubois et Devergie, *Annales d'hygiène et de médecine légale*, 1re série, t. XIX, p. 125.

analogue, et l'on aurait pu, en rappelant les observations que j'en rapproche ici, arriver à une interprétation extrêmement probable, sinon à une certitude, sur l'origine des désordres anatomiques qui ont été constatés. En effet, l'ablation complète des organes génitaux externes et internes peut-elle avoir d'autre but, de la part des criminels auteurs d'un avortement, que de faire disparaître les parties sur lesquelles ont porté leurs manœuvres?

Le 21 avril 1852, entre huit et neuf heures du matin, le D^r de Ch... se présenta à la mairie du deuxième arrondissement, et y fit la déclaration qu'une jeune fille, nommée Caroline, était décédée dans la soirée de la veille, rue Thérèse, chez la dame A..., sage-femme.

Aux questions qui lui furent posées, il répondit qu'on ne connaissait à la jeune fille d'autre nom que celui de Caroline; que c'était sans doute une fille de campagne venue à Paris pour y faire ses couches, et à laquelle on avait dû donner quelques drogues dans son pays, car elle était morte subitement.

Une telle déclaration était de la nature à faire naître des soupçons. Elle fut signalée à l'attention du Dr Guindet, chargé d'examiner l'état du cadavre et de vérifier les causes du décès.

Le Dr Guindet, en arrivant chez la sage-femme, fut frappé de certains désordres que présentait le corps soumis à sa visite. Il lui fut déclaré, soit par la sage-femme, soit par le D^r de Ch..., qui ne s'éloigna pas un instant, que la jeune fille morte était enceinte de cinq mois, et que de certaines paroles prononcées par elle dans son délire on pouvait conclure qu'on lui avait donné, dans son pays, quelque boisson pour la faire avorter.

Le Dr Guindet décida que le permis d'inhumer ne pouvait être accordé.

Instruit de ces faits par une lettre du maire du deuxième arrondissement, le commissaire de police se transporta chez la sage-femme, accompagné du docteur Favrot. Il était environ cinq heures du soir.

Introduits dans un salon au premier étage, éclairé par deux fenêtres donnant, l'une sur la rue Thérèse, l'autre sur la rue Sainte-Anne, ils virent sur un lit, dans un état de putréfaction déjà avancée, le cadavre d'une jeune fille de vingt à vingt-deux ans environ ; l'ayant découvert, ils reconnurent qu'un écoulement sanguin avait eu lieu par les parties génitales, et que le drap inférieur et le matelas en portaient la trace.

Le Dr Favrot eut bientôt à constater des désordres plus graves. Les organes de la génération avaient été enlevés en totalité. Les ouvertures du vagin et du rectum ne formaient plus, suivant les expressions du docteur, qu'un vaste cloaque. Le docteur put y introduire d'abord le doigt, puis la main, puis le bras, sans rencontrer d'autre obstacle que les intestins.

L'autopsie du cadavre fut pratiquée à la Morgue, le 22 avril, par les docteurs Favrot et Maisonneuve.

Cette opération eut pour résultat de confirmer les observations faites la veille et révéla que l'enlèvement déjà signalé de certains organes avait été pratiqué après la mort, par une main exercée.

On lit dans le rapport rédigé à cette occasion :

« La vulve, le périnée, le vagin, l'utérus, l'urèthre, le rectum sont absents. A leur place existe une large ouverture à bords irréguliers, s'étendant, d'une part, de la symphyse du pubis au sacrum, et, d'autre part, d'une tubérosité sciatique à l'autre.

« Par cette ouverture une main a pu s'introduire facilement dans l'intérieur du ventre.

« De tous les organes contenus ordinairement dans le petit bassin il ne reste plus que la vessie. L'urèthre, le vagin, l'utérus, les ovaires, le rectum ont été complètement enlevés, sans qu'il en reste aucune trace.

« En examinant les draps dans lesquels le corps était enveloppé, nous avons trouvé quelques caillots sanguins et une masse informe dans laquelle un examen attentif nous a fait reconnaître les débris d'un fœtus âgé d'environ quatre à cinq mois. Ces débris consistaient en un mélange de chairs écrasées et de parties osseuses, parmi lesquelles nous avons reconnu plusieurs os du crâne, de la poitrine, de la colonne vertébrale et des membres.

« De tout ceci, il résulte : 1° qu'au moment de la mort, la fille C... était enceinte ou récemment accouchée ; 2° que le fœtus, contenu dans son sein, en a été expulsé avant terme ; 3° que les organes ont été enlevés après la mort, au moyen d'un instrument tranchant ; 4° que cette ablation a été faite par une main exercée. »

En présence de faits aussi décisifs, il n'était pas douteux que la fille C... était morte victime d'un crime et que la désorganisation constatée lors de l'autopsie avait pour but de faire disparaître les traces de ce crime.

Les accusés n'ont imaginé, pour expliquer les mutilations du cadavre, que les hypothèses les plus absurdes, telles que les investigations peu mesurées du médecin appelé par le commissaire, qui aurait, en quelque sorte, dilacéré, broyé et détruit les organes en introduisant le bras tout entier dans le ventre ; ou encore la voracité des rats ou des souris. D'un autre côté, les experts se sont bornés à exprimer leur étonnement à la vue d'un si énorme délabrement, qui leur a paru ne pouvoir être expliqué raisonnablement et constituer l'acte le plus stupide. Appelé par M. le procureur général à suivre les débats où mon intervention lui paraissait pouvoir devenir nécessaire, j'ai conçu une opinion beaucoup plus formelle et tout à fait en rapport avec les autres faits que la science possède. Il m'a semblé que les criminels, pour se décider à cette mutilation barbare dont les caractères anatomiques, nettement tracés par MM. Maisonneuve et Favrot, démontrent qu'elle a été faite après la mort à l'aide d'un instrument très tranchant et assez artistement ; il m'a semblé que pour prendre ce parti, les auteurs de l'avortement ont dû y être forcés par le renversement et l'issue au dehors de la matrice, survenus sous l'influence de tractions violentes mal dirigées et compliquées de dilacérations qui auraient certainement déterminé des douleurs atroces par lesquelles la mort si rapide s'expliquerait mieux que par toute autre cause.

On comprend que l'on ait cherché, même au prix de cette mutilation, que son improbabilité même semblait rendre plus facile à faire accepter, à effacer les traces flagrantes et comme le cachet même du crime imprimé sur les organes.

Ce procès s'est terminé par la condamnation de la sage-femme chez laquelle avait succombé la victime.

Obs. LXI. — Avortement provoqué. — Mort (1).

Une jeune femme, appartenant au monde des théâtres, mourait le 3 juillet 1877, à la suite d'accidents qui pouvaient être attribués à un avortement. Son cadavre fut transporté à la Morgue, où M. Gallard pratiqua l'autopsie.

Le corps est celui d'une femme forte, vigoureuse, bien constituée, avec un certain degré d'embonpoint et paraissant âgée d'environ vingt-cinq ans.

La vulve est béante, déchirée à la partie inférieure ; les deux grandes lèvres sont tuméfiées, principalement celle du côté droit

(1) Gallard, De l'avortement au point de vue médico-légal. Paris, 1878.

qui présente, vers le milieu de sa hauteur, une assez grande éraillure ; la paroi antérieure du vagin fait saillie entre les grandes lèvres.

Le vagin est largement distendu et présente une déchirure à la partie inférieure de sa paroi postérieure. Le col de la matrice est largement ouvert au fond du vagin et complètement ramolli.

Les seins sont peu volumineux ; par la pression, on n'en fait pas sourdre de lait, mais seulement quelques gouttelettes d'un liquide roussâtre ; cependant la coupe montre que la glande mammaire est un peu rouge, congestionnée dans sa totalité.

A l'ouverture de l'abdomen, on ne trouve pas trace de péritonite.

L'utérus est volumineux, un peu incliné en arrière et remonte jusqu'à la partie supérieure du pubis ; il mesure 12 centimètres dans le sens vertical, et 9 centimètres dans le sens transversal, au niveau de l'insertion des trompes ; on ne trouve ni à l'intérieur, ni à l'extérieur, aucune trace de perforation de cet organe. A l'intérieur de la cavité utérine, on voit une bouillie grisâtre, étendue sur toute la surface muqueuse, et des débris de placenta sur la face antérieure, au niveau de la corne gauche, où la muqueuse est enlevée dans une étendue à peu près circulaire de 3 centimètres et demi à 4 centimètres, ce qui indique qu'il y avait eu là insertion d'un placenta tout récemment détaché.

Les ovaires sont un peu volumineux, rouges et congestionnés. Celui du côté droit présente, à sa partie supérieure, un corps jaune en voie de formation du volume d'un gros pois.

Les gros vaisseaux veineux, veines caves supérieure et inférieure, veines iliaques, saphène interne, etc., sont complètement vides de sang.

En résumé, l'absence d'autres lésions organiques et l'état exsangue des principaux organes (cœur, troncs veineux, cerveau) prouvent que la femme *** est morte d'hémorragie.

Les organes génitaux internes sont ceux d'une femme ayant fait une fausse couche très peu de temps avant la mort, et l'hémorragie qui a causé la mort a été déterminée par cette fausse couche.

Le volume de l'utérus, l'état des ovaires et des seins prouvent que la grossesse ne devait pas être de plus de trois ou quatre mois au maximum.

Les lésions constatées sur les organes génitaux externes (distension et éraillure du vagin, tuméfaction et dilacération des grandes lèvres) ne peuvent avoir été occasionnées par le passage à travers ces organes d'un fœtus de cet âge, trop peu volumineux pour déterminer de semblables désordres. L'existence de ces lésions démontre donc que des manœuvres ont été exercées directement sur ces parties, soit pour extraire ce fœtus, soit pour provoquer son explusion et déterminer l'avortement.

L'analyse chimique de l'estomac et de son contenu, confiée à M. L'Hôte, ne révéla la présence d'aucune substance toxique.

A la suite de ces premières constatations établissant que la mort de la dame *** était due à un avortement provoqué, les soupçons se portèrent sur une sage-femme avec laquelle elle était en relations suivies. Cette sage-femme fut arrêtée et l'on opéra chez elle la saisie de divers objets que M. Gallard eut à examiner, en même temps qu'il fut chargé de rechercher, dans le dossier de l'instruction, les renseignements médicaux propres à éclairer la justice.

M. Gallard rédigeait alors le rapport que voici :

Je soussigné, T. Gallard, etc., agissant en vertu d'une ordonnance de M. N..., juge d'instruction près le tribunal de première instance du département de la Seine, rendue dans les termes suivants :

« Vu la procédure suivie contre la fille X..., inculpée d'avortement, détenue, commettons M. le Dr Gallard à l'effet d'examiner les substances et certains instruments saisis chez l'inculpée.

« M. le Docteur dira si les instruments sont simplement ceux dont fait usage une sage-femme dans la pratique régulière de sa profession ; s'il n'en est pas qui permettraient de tenter une opération telle qu'un avortement.

« M. le Docteur dira si parmi les substances saisies chez l'inculpée il n'en est pas qui impliquent l'idée que la demoiselle X... faisait de la médecine au lieu de rester dans les limites de sa profession de sage-femme.

« Il voudra bien prendre communication des pièces de la procédure, en vue de rechercher si les indications fournies par les témoins, mises en regard des observations que l'autopsie lui a permis de faire, ne jettent pas un jour sur les pratiques abortives qui ont entraîné la mort de Mme***.

« Le Dr Gallard est autorisé, par la présente ordonnance, à s'entourer de tous renseignements, à interroger tout témoin dont l'audition lui paraîtrait nécessaire au point de vue de la mission médico-légale qui lui est confiée. »

Parmi les objets saisis se trouve une longue tige emmanchée, en forme d'hystéromètre et terminée à son extrémité par une espèce de petite pelle ovale.

De ces divers objets, les uns n'ont aucune signification particulière et peuvent se rencontrer entre toutes les mains ; ce sont : le flacon d'essence pour eau de Cologne, les pilules écossaises, et la seringue en verre pour injections.

D'autres sont d'un usage journalier pour les sages-femmes, et leur présence s'explique parfaitement chez une personne pratiquant l'art des accouchements. Il en est ainsi du seigle ergoté, du petit moulin qui sert à le pulvériser instantanément, et de la petite trousse avec les divers instruments qu'elle contient.

Mais il n'en est pas de même des autres instruments et des médicaments, dont quelques-uns sont des agents caustiques d'une grande énergie ; aucun de ces objets ne peut et ne doit être employé par une sage-femme dans la pratique régulière de sa profession, tandis que tous, ou du moins presque tous, trouvent leur emploi dans l'exercice de la médecine, et plus spécialement dans le traitement des maladies de la matrice. Si l'on tient compte du nombre et de la variété des spéculum, des porte-caustiques et des agents médicamenteux ainsi réunis entre les mains de la même personne, on ne peut s'empêcher de remarquer qu'ils constituent un arsenal suffisant pour permettre de pourvoir aux besoins d'une pratique assez étendue. Ils portent des traces d'un usage répété, et, de leur seul examen, il résulte que leur possesseur a dû faire acte journalier d'exercice de la médecine.

Si non pas tous, mais presque tous les instruments soumis à l'examen de M. Gallard trouvent leur emploi dans la pratique de la médecine, appliquée plus spécialement à la connaissance et au traitement des maladies des femmes ; dans le nombre, il en est un dont l'usage est demeuré inexpliqué pour lui. C'est cette espèce de petite pelle ovoïde, montée sur un long manche en forme d'hystéromètre, qui figure comme dernier article des objets contenus dans le scellé n° 2. C'est un instrument que M. Gallard n'a jamais vu. Il a été fabriqué par M. Mathieu, qui n'a pu dire ni par qui il lui a été commandé, ni à quel usage il est destiné.

M. Gallard dut alors demander à Mlle X... à quoi il lui servait. Elle a répondu qu'il lui avait été donné par un docteur, qui l'a inventé et qui s'en sert pour refouler les poudres caustiques à travers le spéculum, jusque sur la surface du col utérin, avec laquelle elles doivent être mises en contact. Cette explication lui a semblé étrange, et M. Gallard n'a pu, malgré la démonstration qui lui a été faite, parvenir à se rendre un compte exact de la manœuvre indiquée, et, par suite, de l'utilité de ce singulier instrument.

Si l'on disait qu'il a servi à pratiquer des manœuvres abortives, on expliquerait bien mieux comment il a pu agir, car sa forme, sa configuration, sa flexibilité le rendent tellement propre à cet usage, que l'on serait tenté de le considérer comme ne pouvant pas avoir une autre destination. Sans aller si loin, on peut considérer comme certain que, quelle que soit la destination première d'un tel instrument, il peut, avec la plus grande facilité, être détourné de cette destination première par une main criminelle et employé très efficacement pour pratiquer des manœuvres abortives.

Cela dit, à propos des objets saisis, M. Gallard rechercha dans les pièces de la procédure les éléments médicaux sur lesquels il est possible de se fonder pour établir à quel moment ont eu lieu les manœuvres abortives qui ont déterminé la mort de la veuve*** et quelles ont été ces manœuvres.

Exposé des faits. — Des documents qui sont passés sous mes yeux, il résulte que Mme***, alors âgée de vingt-cinq ans environ, est accouchée naturellement, le 27 ou le 28 février dernier, d'un enfant vivant. Elle se serait, au dire de Mlle X..., levée un peu prématurément et aurait éprouvé de la fatigue, à la suite de laquelle serait survenue une ulcération du col de la matrice, soignée par des cautérisations que la sage-femme avait pratiquées seulement dans le cours des deux mois de mai et juin. — Mlle X... prétend n'avoir aperçu alors aucun indice qui lui permît de songer à la possibilité d'une grossesse commençante, et nous ne trouvons malheureusement dans l'instruction aucun renseignement qui nous permette de savoir si Mme*** a eu ou non ses règles pendant le temps qui a séparé son accouchement de sa mort.

Quoi qu'il en soit, un moment est venu où cet écoulement sanguin a manqué et où, tant à cette absence qu'à certains autres signes, elle a reconnu qu'elle était enceinte. Elle a eu presque aussitôt recours à divers moyens qu'elle croyait propres à faire disparaître une grossesse commençante. C'est ainsi qu'on l'a vue boire de l'absinthe, ce qu'elle ne faisait pas auparavant (déposition M...), s'appliquer des sinapismes et prendre un bain tellement chaud qu'elle a failli se trouver mal (déposition fille M...).

Ces tentatives ne réussirent pas et sa santé n'en fut nullement ébranlée.

Aussi est-il parfaitement constaté et avéré, que le samedi 30 juin, elle est tout à fait bien portante. Le matin, elle déjeune chez son père, à l'heure habituelle, sans se plaindre d'aucun malaise. Dans l'après-midi, elle va au café ; elle y rencontre une personne avec qui elle part pour aller rue Z... ; elle n'accuse alors aucune souffrance. Après un séjour de vingt minutes seulement dans la maison qu'habite Mlle X..., elle ressort et déjà elle commence à se trouver malade. Cela est remarqué par le nouveau compagnon qu'elle trouve au café et qui lui offre son bras pour la reconduire jusqu'à sa demeure : « Elle marchait assez difficilement, à ce point que je lui avais proposé de monter en voiture, proposition qu'elle a déclinée tout en se trouvant fatiguée » (déposition M...). — Elle arrive ainsi chez son père, souffrante et ensanglantée. — Elle se couche alors sans pouvoir dîner ; l'hémorragie continue toute la nuit, avec une abondance excessive. Le lendemain, la famille effrayée réclame l'assistance de Mlle X..., qui « ne paraît pas autrement étonnée de cette grande perte de sang » (déposition T...) ; mais, le danger devenant plus pressant, on appelle M. le Dr M.... Il reconnaît un avortement, et des paroles qu'il prononce alors, il semble résulter qu'il considère cet avortement comme ayant été provoqué par une main criminelle. Malgré ses soins, les accidents continuent, et cette jeune femme, qui était si pleine de santé le samedi matin, succomba le mardi, après trois jours seulement de maladie.

A l'autopsie, M. Gallard constate que la mort est due à une hémorragie, causée elle-même par un avortement. Il trouve des signes permettant de reconnaître que cet avortement a été provoqué, à l'aide de manœuvres exercées directement sur la matrice par une main criminelle ; et, en ce qui concerne l'époque de la grossesse, il est conduit à conclure qu'elle ne devait pas être de plus de trois ou quatre mois, au maximum. — Nous allons rechercher dans un instant s'il est possible d'apporter plus de précision dans la détermination de l'âge que pouvait avoir le fœtus.

Discussion. — Je n'ai pas à agiter en ce moment la question de savoir si la dame*** a fait un avortement et si cet avortement a causé sa mort, ces deux points ayant été établis par mon rapport d'autopsie et confirmés par la déposition de M. le Dr M..., qui a tenu entre ses mains un fragment de membrane placentaire fort caractéristique ; mais il me reste à rechercher quel pouvait être l'âge du fœtus et comment s'est produit l'avortement.

J'avais dit dans mon rapport d'autopsie que la grossesse ne pouvait pas dater de plus de trois à quatre mois, au maximum, et les renseignements recueillis depuis montrent que cette appréciation était fort exacte, puisqu'il est établi que quatre mois seulement se sont écoulés entre l'accouchement précédent et cet avortement. — J'étais alors préoccupé seulement de déterminer le volume maximum que pouvait avoir le fœtus, afin de rapprocher ce volume supposé de certaines lésions constatées sur les organes génitaux de la dame***, et de rechercher si ces lésions avaient pu être causées par le passage de ce fœtus, ou si elles avaient dépendu d'une tout autre cause.

Envisageant la question à un autre point de vue, j'ai à me demander, maintenant, quel pouvait être au minimum l'âge de ce fœtus. Si, physiologiquement, la grossesse ne pouvait pas avoir atteint le quatrième mois, elle pouvait cependant très bien être arrivée au troisième et même l'avoir dépassé, car Mlle X... nous a appris que, très prématurément, moins de quinze jours après son accouchement, la dame*** s'est levée pour aller au bal et a dû s'exposer à devenir enceinte. Ce n'est cependant pas là un indice suffisant pour nous fixer sur la date du début de sa grossesse, et je trouve, dans l'état des organes examinés à l'autopsie, des renseignements qui ont une bien plus grande importance pour cette détermination. — Ainsi, les dimensions de l'utérus qui a 12 centimètres de long sur 9 centimètres de large ; la plaie placentaire, qui a de 3 à 4 centimètres d'étendue ; le corps jaune qui occupe l'ovaire droit, sont autant de signes sur lesquels il est permis de se fonder pour établir que la grossesse devait être d'au moins trois mois. Il est bien certain qu'une semblable évaluation comporte toujours un écart d'une ou deux semaines, soit en plus soit en moins ; mais ici j'ai de sérieuses raisons de penser que le terme de trois mois a dû être atteint, sinon dépassé. — Il en résulte que Mlle X..., qui examinait, au moins une fois par semaine, la matrice de la dame***, pour la cautériser, a dû remarquer sur cette matrice des changements qui, s'ils n'étaient pas suffisants pour lui permettre de diagnostiquer sûrement une grossesse commençante, devaient au moins la lui faire soupçonner et la mettre en éveil.

L'avortement qui a mis fin à cette grossesse ne s'est pas produit spontanément; il a été provoqué par des manœuvres directes, exercées à l'aide d'instruments introduits dans les organes génitaux. — Nous n'avons pas trouvé de lésion déterminée par ces instruments sur la matrice elle-même, qui n'a pas été perforée comme cela arrive quelquefois, mais la trace de leur passage existe sur la vulve et dans le vagin, dont la muqueuse a été éraillée.

On se demande comment une main, supposée assez habile pour faire pénétrer un instrument jusque dans l'intérieur de la cavité utérine, a pu être assez maladroite pour déterminer ces éraillures, ces érosions de la muqueuse vaginale et vulvaire qui viennent d'être signalées en dernier lieu. — Mais, outre que l'adresse n'exclut pas un certain degré de brutalité, on comprend très bien qu'un individu préoccupé de la façon dont manœuvre l'extrémité de son instrument, oublie un instant de surveiller l'action du manche, et que, soit avec ce manche, soit avec ses doigts et ses ongles, il fasse des déchirures semblables à celles que nous avons constatées. — Puis, qui peut nous dire ce qui s'est passé entre ces deux personnes, dont l'une est morte, dont l'autre est intéressée à dénaturer la vérité ? et ne se peut-il pas que, dominée par la douleur, la patiente ait fait un faux mouvement qui, par sa brusquerie même, ait produit des désordres que l'habileté opératoire la plus consommée devait être impuissante à éviter ?

A côté de ces hypothèses il y a des faits patents, irrécusables. Ces faits, les voici : la dame*** était enceinte, elle le savait et elle voulait faire cesser sa grossesse. Comme toutes les femmes qui sont dans cette situation, elle a essayé de moyens inefficaces tels que l'absinthe, les sinapismes, les bains chauds et dont l'emploi réitéré prouve sa résolution bien arrêtée de se faire avorter. L'insuccès de ces moyens la décide à recourir à des manœuvres plus directes qui, cette fois, sont suivies d'effet, et dont nous trouvons la trace sur ses organes.

Il nous reste à déterminer une chose, c'est le moment où ces manœuvres abortives ont été appliquées. Or, rien n'est plus simple et facile que la solution de ce problème. — Nous voyons la dame vaquer à toutes ses occupations habituelles, sans pré-

senter le moindre indice d'un état maladif quelconque. Dans la première partie de la journée du samedi 30 juin, elle déjeune comme à son ordinaire, et elle est encore gaie et bien portante lorsqu'elle arrive dans le café, d'où elle part pour aller dans une maison de la rue Z..., où elle reste environ vingt minutes. A sa sortie de cette maison, tout est changé, elle souffre, elle marche péniblement, elle perd son sang ; et, malgré cela, elle refuse de prendre une voiture pour rentrer chez elle, où elle va succomber au bout de trois jours à une hémorragie dont l'apparition et l'intensité ne surprennent ni n'émeuvent la demoiselle X....
— Que s'est-il donc passé pendant ces vingt minutes de séjour dans la maison de la rue Z...? Je n'ai pas à le demander aux paroles échappées à la mourante, ce sont là des éléments d'appréciation qui n'ont rien de médical, mais je le demande à l'état de santé dans lequel elle se trouvait auparavant, aux symptômes qu'elle a éprouvés aussitôt après, à la façon dont elle est morte, aux lésions constatées sur son cadavre. En tenant compte de tous les renseignements fournis par ces divers ordres de preuves, il est impossible d'admettre que ce ne soit pas à ce moment précis qu'elle a été soumise aux manœuvres qui l'ont fait avorter et qui l'ont tuée. Il n'est pas jusqu'à son obstination à vouloir marcher, en refusant de prendre une voiture pour faire le trajet assez long la séparant de son domicile, qui n'ait une signification importante à mes yeux, car il est dans les usages des personnes se livrant à la pratique criminelle des avortements, de recommander aux malheureuses qui se confient à elles de faire d'assez longues marches à pied aussitôt après l'application des manœuvres abortives, afin d'en favoriser l'action.

Conclusions. — 1° Les instruments et les diverses substances, parmi lesquelles figurent des caustiques énergiques, qui ont été saisis chez la demoiselle X..., ne sont pas seulement ceux dont une sage-femme fait usage dans la pratique régulière de sa profession, et le plus grand nombre ne pouvait être employé que par une personne faisant habituellement de la médecine, au lieu des rester dans les limites de la profession de sage-femme.

2° Parmi les instruments, il en est un dont l'usage m'est inconnu, mais qui, par sa forme et sa configuration, est disposé de telle sorte qu'il peut parfaitement être employé pour pratiquer des manœuvres abortives.

3° L'emploi d'un instrument semblable aurait certainement **pu** produire les désordres et les lésions constatés sur le cadavre **de** la dame***.

4° Lorsque cette dame a été soumise aux manœuvres qui ont été exercées directement sur sa matrice, elle était enceinte d'environ trois mois.

5° Ces manœuvres, qui ont eu pour résultat de causer sa mort, ont été exercées sur sa personne l'après-midi du **samedi** 30 juin et, très exactement, pendant le court espace de temps qu'elle a passé dans la maison de la rue Z... où habite la demoiselle X....

Que les lésions constatées à la vulve et à la partie inférieure du vagin aient été produites avec les doigts, cela est possible ; mais avec les doigts saisissant les parties, y imprimant leurs ongles, afin de s'y fixer avec une certaine force, luttant enfin contre une résistance ou contre des mouvements désordonnés, soit ; mais qu'elles aient été produites par un doigt graissé, introduit doucement, méthodiquement, avec précaution, en vue d'une exploration médicale? Jamais! Je soutiens que cela n'est pas possible.

L'inventeur de l'instrument a donné des explications sur l'emploi auquel il le destine. Il s'en sert, non pour refouler les poudres au fond du vagin, comme me l'avait dit Mlle X..., mais pour tasser la charpie autour du col, entre les replis du vagin et le bord du spéculum, lorsqu'il veut pratiquer la cautérisation, et cela afin d'empêcher le caustique de fuser sur la muqueuse vaginale. — Je dus lui faire remarquer qu'une simple baguette, une tige quelconque, un crayon ou un manche de plume pouvant parfaitement suffire pour cela, ce n'était vraiment pas la peine d'inventer un instrument spécial, dont le besoin se faisait si peu sentir que depuis cinq années on n'en avait pas fabriqué en tout plus de quatre exemplaires, ce qui me justifiait amplement de ne pas le connaître.

Allant plus loin, l'inventeur de cet instrument prétendit que sa configuration au lieu de le rendre d'un emploi facile pour la pratique des avortements criminels, était telle qu'il ne pouvait pas être utilisé dans ces cas, comme je l'avais dit, car, d'une part on ne pourrait le faire pénétrer jusque dans la cavité utérine et que, de l'autre, si on l'y introduisait de vive force, ce ne serait qu'en causant des déchirures qui laisseraient des traces impossibles à méconnaître. A cette assertion, toute gratuite, je n'avais qu'une réponse à faire, c'était d'offrir à mon contradicteur de lui montrer expérimentalement combien il est facile d'introduire son instrument dans une cavité utérine vide, sans causer le moindre désordre ni la plus légère déchirure. C'est ce que je fis, et je dois dire que ma proposition ne fut pas acceptée.

Certainement que la petite pelle, surajoutée à la tige de l'hystéromètre, rend son introduction un peu difficile ; mais cette pelle n'a pas plus de 1 centimètre de large sur quelques millimètres d'épaisseur et ses angles sont mousses ; aussi, tout en apportant un peu de gêne dans le maniement de l'instrument, ne peut-elle, dans aucun cas, constituer un obstacle sérieux à son introduction à travers le canal cervico-utérin.

Je dirai plus, au point de vue de la pratique des avortements cette addition constitue ce qu'il serait permis d'appeler un regrettable perfectionnement de l'hystéromètre ordinaire. En effet, si ce dernier est plus facile à introduire, en raison de sa forme un peu cylindro-conique, il n'agit qu'en déchirant ou perforant les membranes, et cette déchirure peut être facilement constatée par l'expert qui est chargé d'examiner le produit de la conception lorsqu'il a pu être mis sous la main de la justice.

D'un autre côté, il suffit d'un mouvement un peu brusque pour que la tige de l'hystéromètre, si mousse et si arrondie qu'elle soit à son extrémité, vienne heurter violemment les parois de la matrice et les contondre ou les perforer. On sait les conséquences fâcheuses d'une semblable lésion pour la femme qui en est victime, en même temps que les renseignements précieux qu'elle fournit à l'expertise.

Avec la pelle en question, on a bien plus de chances d'éviter à la fois les accidents résultant de la perforation et par suite les traces accusatrices qu'elle laisse après elle. On peut, en effet, avoir l'espoir d'agir sur l'œuf en le décollant, au lieu de le déchirer, et c'est à ce point de vue surtout que l'instrument dont il s'agit doit être considéré comme susceptible d'être utilisé pour provoquer l'avortement criminel. Au surplus, et, tout en reconnaissant qu'on a pu s'en servir, je n'ai jamais dit que ce fût de celui-là plutôt que de tout autre dont il ait été fait usage par la personne qui a provoqué l'avortement de Mme***. Toute la partie de la discussion qui a porté sur la manière de se servir de cet instrument était donc absolument étrangère aux faits de la cause.

On s'est demandé enfin si, dans ce cas, l'avortement, au lieu d'être provoqué par une action criminelle, n'aurait pas pu être causé par une des cautérisations auxquelles l'accusée avait l'habitude de soumettre Mme***, pour le traitement d'une ulcération du col de la matrice.

Il est bien certain qu'en introduisant un caustique jusque dans la cavité d'un utérus gravide on déterminera l'avortement non pas seulement tout aussi bien, mais encore avec plus de certitude qu'en y introduisant un autre corps inerte quelconque. Que ce soit un crayon d'azotate d'argent? on aura l'action vulnérante de la tige solide à laquelle viendra s'ajouter l'action irritante du caustique. Que ce soit une solution? mais, puisqu'il suffit d'injecter une petite quantité d'eau pure dans la matrice pour provoquer l'avortement, le liquide caustique ne pourra pas manquer de le provoquer de même. Ainsi employée, soit avec un solide, soit avec un liquide, la cautérisation n'aurait été qu'une simple manœuvre abortive tout aussi répréhensible que les autres.

Quant à la cautérisation légère, pratiquée sur la surface d'un col couvert d'ulcérations, comme il s'en rencontre si souvent dans le cours de la grossesse? nous savons, par expérience, qu'elle peut être impunément employée sans déterminer le moindre accident. Malgré cela, la prudence la plus élémentaire commandait, surtout à une personne exerçant illégalement la médecine, de s'abstenir d'y avoir recours dans de semblables circonstances. C'est pourquoi je me suis étonné que Mlle X..., que l'on disait si instruite et si expérimentée, n'ait pas su, dans les divers examens au spéculum auxquels elle a procédé, constater la présence de certains signes qui pouvaient lui permettre, sinon de reconnaître sûrement, au moins de soupçonner un commencement de grossesse et lui imposer l'obligation d'ajourner toute manœuvre imprudente.

On m'a objecté, il est vrai, que la grossesse pouvait ne pas être aussi avancée que je l'avais pensé ; mais le volume de l'utérus et les dimensions de la plaie placentaire concordaient trop exactement avec mes appréciations pour qu'elles pussent être entachées d'erreur. En tout cas, le fait même de la grossesse n'a jamais été contesté et l'on sait que même dès les premières semaines, le col prend un aspect tout spécial et une coloration violacée bien caractéristique qui suffisent pour attirer l'attention.

Enfin, ce qui prouvait d'une façon bien péremptoire que l'avortement ne pouvait pas être attribué à une cautérisation inopportune, c'est que, d'après les déclarations de l'accusée, la dernière cautérisation aurait été pratiquée le 24 juin et non le 30, tandis que tous les faits de la cause démontrent, avec une précision pour ainsi dire mathématique, que c'est à cette dernière date, du 30 juin, qu'ont été appliquées les manœuvres dont la conséquence a été de déterminer, en un très court espace de temps, d'abord l'avortement, puis la mort de la malheureuse femme qui s'est soumise à ces manœuvres.

Me Lachaud a présenté la défense de l'accusée ; il ne pouvait contester ni qu'il y avait eu avortement, ni que cet avortement avait causé la mort ; aussi tous les efforts de son éloquente plaidoirie eurent-ils essentiellement pour but de faire naître des doutes sur l'âge que devait avoir le fœtus au moment de l'avortement. En considérant la grossesse comme moins avancée qu'elle ne l'était en réalité, il expliquait comment elle avait pu demeurer inaperçue et comment sans la moindre intention criminelle, on avait pu déterminer l'avortement en pratiquant des cautérisations intempestives sur le col de la matrice. Quant aux lésions de la vulve et de la partie inférieure du vagin, elles pouvaient parfaitement avoir été produites par la main du médecin qui avait pratiqué le toucher, pour s'assurer de l'état des organes le lendemain même de l'avortement.

Dans cette argumentation il n'était pas tenu compte, comme l'on voit, ni du volume de l'utérus et des dimensions de la surface d'implantation du placenta, qui m'avaient conduit à considérer la grossesse comme étant arrivée à son troisième mois ; ni de la date de la dernière cautérisation, ni de l'impossibilité qu'il y a d'expliquer les déchirures de la vulve et du vagin par un simple toucher médical, méthodiquement pratiqué.

Sur tous ces points, comme sur ceux qui ont été concédés par la défense, les constatations médicales restent entières et les conclusions qui en ont été déduites ne se trouvent nullement atteintes par le verdict d'acquittement qu'a rendu le jury. En effet, quelle que soit la façon dont se soient répartis les douze votes des honorables citoyens, devant la sentence desquels il faut s'incliner avec tout le respect dû à la chose jugée, on ne doit pas oublier qu'ils avaient à se prononcer, non sur la réalité du crime, mais seulement sur la culpabilité de l'accusée.

Le jury n'a donc pas déclaré, et il ne pouvait pas déclarer, ni que la mort de la victime n'a pas été causée par un avortement, ni que cet avortement n'a pas été pratiqué dans les circonstances de fait établies par le rapport qu'on vient de lire ; la seule chose qu'il ait déclarée, la seule qu'il pouvait déclarer, c'est que, dans sa conscience, l'accusée n'était pas coupable de cet avortement, soit qu'il ait été pratiqué par d'autres mains que les siennes, soit qu'elle l'ait provoqué, sans intention criminelle, à l'aide de manœuvres exercées intempestivement, dans un tout autre but.

GALLARD.

VII. — Avortements provoqués par manœuvres directes. — Accidents consécutifs éloignés. — Appréciation des faits.

OBS. LXII. — *Avortement provoqué à deux mois et demi par manœuvres directes. — Accidents consécutifs éloignés.*

Au mois de mars 1850, une fille âgée de vingt et un ans, après une suppression de deux mois et demi, subit, de la part d'une sage-femme, une opération qui consiste dans l'introduction, étant debout, d'une aiguille à tricoter dans la matrice. Elle ressent une douleur instantanée, suivie de perte de connaissance ; elle rentre cependant chez elle à pied, mais ne peut monter l'escalier sans être portée. Dès le lendemain survient une perte ; elle ne sait s'il est sorti des caillots ou autre chose. Depuis elle est restée atteinte de dysménorrhée.

Ces faits n'ayant été que tardivement déférés à la justice, nous sommes chargé de la visiter seulement trois ans après. Nous trouvons une constitution flétrie, une défloration complète et ancienne ; pas de signes de grossesses antérieures développées jusqu'au terme ; le col de la matrice est allongé, ramolli, largement ouvert.

L'époque éloignée à laquelle remonterait l'avortement qui aurait été pratiqué sur la personne de cette fille ne permet pas d'en retrouver actuellement les traces ; mais l'absence d'indices appréciables n'exclut pas la possibilité des manœuvres rapportées parelle au mois de mars 1850.

Les malaises que signale cette fille peuvent provenir d'un avortement.

Les détails qu'elle donne sur l'opération qu'elle aurait subie, bien qu'incomplets et insuffisants, peuvent, dans des circonstances données, s'appliquer à un avortement provoqué par des manœuvres criminelles.

OBS. LXIII. — *Avortement provoqué par manœuvres directes. — Cancer consécutif. — Mort.*

Une jeune dame veuve, d'une famille des plus honorables, eut ce double malheur de devenir enceinte et de céder à la funeste influence d'un officier de santé et d'une sage-femme qui lui firent subir à deux reprises de douloureuses opérations ayant pour but de lui procurer un avortement. Depuis la dernière, elle resta constamment et de plus en plus souffrante, et nous la vîmes près d'un an après dans les derniers jours de sa vie.

Chargé par M. le procureur général de procéder à l'autopsie, nous trouvâmes un ulcère cancéreux du col de la matrice, avec fistule vésico et recto-vaginale. Les désordres étaient tout à fait locaux, et le corps de l'utérus était intact. Il n'y avait pas trace de péritonite. La mort était le résultat de la cachexie et de la fièvre hectique qui avait amené une émaciation squelettique.

Cette dame a donc succombé aux suites d'un ulcère cancéreux de la matrice.

Cette maladie était parvenue à un degré trop avancé pour qu'il fût possible de retrouver la trace appréciable de violences directes exercées sur la matrice à une époque plus ou moins éloignée. Quant à l'influence que de semblables violences auraient pu avoir sur le développement du cancer, elle ne saurait être douteuse, et s'il est vrai que des causes variées peuvent produire cette maladie, il est permis d'affirmer qu'il n'en est pas de plus active que les manœuvres criminelles destinées à provoquer l'avortement.

Les circonstances du crime parfaitement établies et la condamnation des coupables ne peuvent laisser de doutes sur la cause déterminante de la maladie et de la lésion profonde qui a conduit cette malheureuse femme au tombeau.

OBS. LXIV. — *Avortement provoqué par manœuvres directes. — Accidents consécutifs éloignés. — Mort.*

L'affaire que nous allons rapporter dans les plus grands détails est une des plus importantes que l'on puisse citer, en raison de la difficulté qu'offrait la constatation des faits et de la nature des preuves qui ont amené la conviction dans l'esprit des jurés et justifié la condamnation de la sage-femme accusée.

Le 1ᵉʳ juillet 1854, je fus chargé de visiter, à la Maison municipale de santé où elle était entrée depuis un mois, une femme que je trouvai dans l'état le plus grave, en proie au dernier degré du marasme et de l'amaigrissement, tellement faible qu'elle peut à peine articuler quelques paroles, atteinte de cette éruption de muguet qui complique les derniers moments de la fièvre hectique : la femme G... était vouée à une mort prochaine. En l'interrogeant avec tous les ménagements possibles, nous parvenons à apprendre d'elle qu'il y a trois mois, étant enceinte de six semaines environ, elle s'est soumise à des manœuvres abortives consistant dans l'introduction de la main à l'intérieur de la matrice. C'est depuis cette époque qu'elle a commencé à avoir des pertes répétées, et à souffrir dans le bas-ventre et dans la cuisse.

L'examen très sommaire auquel nous nous livrons nous permet de reconnaître un engorgement du tissu cellulaire du petit bassin et des vaisseaux de la cuisse.

En résumé, la femme G... était dans un état de maladie qui ne laissait plus d'espoir, et qui devait se terminer prochainement par la mort.

Cette maladie était localisée dans les organes génitaux internes. Il était impossible en ce moment d'en apprécier exactement le siège et la nature.

Quoique cette femme fût déjà presque complètement incapable de répondre aux questions qu'on lui adressait, on distinguait au milieu des explications entrecoupées qu'elle donnait des détails qui ne peuvent être attribués qu'à des manœuvres abortives exercées sur sa personne.

Quelques heures après, la malheureuse avait succombé, et le 8 juillet, nous sommes chargé de procéder à l'autopsie.

Le cadavre est dans un état d'émaciation arrivé au dernier degré, et qui annonce que la mort a été précédée de longues souffrances. La putréfaction n'est pas commencée.

Les seules lésions que l'on constate sont concentrées dans le bas-ventre et dans le petit bassin. Il n'existe aucune altération soit récente, soit ancienne, ni du côté de la tête ni dans les organes de la poitrine, qui offrent seulement quelques adhérences de la plèvre. Il n'y a pas notamment de tubercules.

La cavité du petit bassin est remplie par un épanchement composé de matière séro-purulente et grisâtre. Des adhérences unissent la matrice avec les organes voisins. Une collection de pus mal lié occupe le cul-de-sac postérieur sur le côté gauche de la matrice, le long de la trompe, et jusqu'à l'ovaire correspondant, on suit un trajet fistuleux qui offre une teinte noirâtre et qui communique avec un autre foyer purulent. La matrice a ses dimensions à peu près normales ; mais la membrane interne est le siège d'une inflammation chronique caractérisée par l'épaississement et le ramollissement de la membrane muqueuse qui sécrète une matière sanieuse et putride. L'inflammation s'étend jusqu'au corps de la matrice, dont le tissu, dans la partie correspondant au fond, est manifestement ramolli et d'une couleur grisâtre qui tranche avec la consistance et le reste de l'organe. Le col est sain et seulement entr'ouvert. La suppuration s'est propagée dans la gaine du muscle psoas, du côté gauche, qui est en grande partie détruit. Les ganglions de l'aine du même côté sont engorgés et ramollis. Nulle part on ne trouve de tubercules.

Il n'y a pas de lésion des parties génitales externes, ni du vagin.

Nous concluons que la femme G... a succombé à une inflammation chronique du petit bassin et à la fièvre hectique qui en a été la suite.

Cette inflammation a eu pour point de départ une lésion de la matrice et de ses annexes.

Le siège, la nature et l'étendue des désordres indiquaient d'une manière à peu près certaine comme cause de ces altérations profondes la lésion directe de la matrice produite par des manœuvres abortives exercées sur cet organe, et dont la trace primitive a disparu par suite de l'inflammation chronique qu'elles ont engendrées, et qui n'a amené la mort qu'après plusieurs mois de souffrances.

L'état de la matrice indique que la grossesse était parvenue à une époque encore peu avancée lorsque l'avortement a eu lieu.

Il n'existait chez la dame G... aucune autre cause de mort que l'inflammation de la matrice et des organes voisins.

Commis par M. Brault, juge d'instruction, à l'effet de prendre connaissance des déclarations tant de la femme G... que de son mari et de la sage-femme ; d'examiner au point de vue médico-légal quelle valeur peuvent offrir ces déclarations, et jusqu'à quel point elles concordent soit entre elles, soit avec les constatations directes faites sur la personne même de la femme G... ; nous avons reçu communication des pièces recueillies dans la première partie de l'enquête, et les avons soumises à un examen attentif dont nous allons faire connaître ici les résultats bien propres à faire apprécier la gravité de cette affaire.

Avant d'apprécier la valeur de ces différents documents, il est utile d'en extraire et d'en résumer les principaux détails relatifs aux manœuvres que la femme G... dit avoir subies, et aux accidents qui en ont été la suite. Mais nous commencerons par faire remarquer que parmi les assertions des époux G... et de la sage-femme, il en est quelques-unes qui s'accordent, d'autres au contraire qui sont essentiellement contradictoires.

Ainsi, d'une part, il est constant que c'est vers le commencement du mois de mars 1854 que la femme G... serait devenue enceinte et que, six semaines après, au 15 avril environ, elle s'est rendue chez la sage-femme. Il est également établi qu'à partir de cette époque, la femme G... est tombée gravement malade d'une affection caractérisée par une perte de sang assez abondante pour que son mari déclare l'avoir trouvée dans son lit couverte de sang, et accompagnée de très vives douleurs dans le bas-ventre, dans le flanc et dans la cuisse gauche, douleurs accusées par la femme G... et constatées par la sage-femme qui reconnaît avoir été consultée par la malade dix jours après la première visite, et avoir prescrit pour les combattre des cataplasmes et une application de sangsues. Depuis ce moment, la santé de la femme G... est restée profondément altérée ; son mal a toujours été en aggravant. Entrée à la Maison municipale de santé le 3 juin, elle y succombait, après les plus cruelles souffrances et dans le dernier degré du marasme, le 6 juillet, deux mois et demi après le jour où elle se serait soumise pour la première fois à l'examen de la sage-femme, et où auraient commencé la perte de sang et les douleurs. Aucun de ces faits n'est contesté.

Mais il n'en est pas de même de l'origine de ces faits et de leur interprétation. Sur ce point, il s'agit de rechercher, au milieu des assertions contradictoires de la femme G... et de la sage-femme K..., de quel côté apparaît la vérité, et quelle explication rationnelle peut rendre compte des faits.

La femme G... ayant toute raison de se croire enceinte de six semaines, se présente chez la sage-femme. Elle affirme n'avoir éprouvé jusque-là aucun trouble, aucun accident particulier, et n'avoir eu d'autre intention que d'obtenir un avortement. Elle dit notamment qu'elle ne perdait pas de sang, et que la perte n'a commencé qu'après que la sage-femme lui eut fait subir une opération qu'elle décrit en ces termes : « Elle m'introduisit la main dans la partie, et presque aussitôt après le sang parut ; je perdis du sang continuellement jusqu'au lendemain et dans la matinée, j'expulsais des caillots de sang. Je ne crois cependant pas qu'il y ait eu un fœtus, ce qui me fait penser que je n'étais pas enceinte. » La sage-femme conteste le but, mais non le fait de l'introduction de la main dans les parties ; elle dit avoir touché la femme G... et avoir reconnu qu'elle faisait une fausse couche : « Je me suis bornée à la toucher ainsi que cela se pratique habituellement ; j'ai reconnu un petit écoulement de sang, et prédit une fausse couche si la femme G... ne prenait pas de repos. »

Plusieurs questions ressortent de ces différentes versions et doivent être discutées avec soin. Nous les réduirons aux trois suivantes : 1° La simple introduction de la main dans la partie a-t-elle pu produire l'avortement? 2° L'issue de caillots sans apparence de fœtus exclut-elle la réalité de la grossesse, et par suite l'avortement? 3° Y a-t-il lieu de penser que la fausse couche de la femme G... ait été commencée lorsqu'elle a été touchée par la sage-femme K...?

1° Sur le premier point, il n'est sans doute pas possible d'admettre que le simple toucher, c'est-à-dire l'introduction du doigt dans le vagin, soit suffisant pour déterminer l'avortement ; mais rien n'est plus facile pour une main exercée, et, disons-le, rien n'est plus commun, que de dissimuler à une femme l'introduction simultanée d'un instrument capable de pénétrer dans la matrice et de produire directement l'avortement. Dans le cas présent, il est d'autant plus probable qu'il en a été ainsi, que cette manœuvre a été suivie non pas d'un léger écoulement de sang, mais d'une perte considérable et prolongée, de douleurs violentes, et d'accidents d'une extrême gravité que l'introduction du doigt, et même de la main non armée d'un instrument, eût été impuissante à produire. L'opération pratiquée par la femme K... sur la femme G... peut donc avoir consisté, à l'insu même de cette dernière, dans l'introduction à l'intérieur de la matrice d'un instrument et non du doigt seulement.

2° La femme G..., dans ses dernières réponses, a fini par dire qu'elle n'avait rendu que des caillots, parmi lesquels elle n'avait pas reconnu de fœtus, et qu'après tout, elle n'était pas certaine

d'avoir été enceinte. Mais sans parler des circonstances dans lesquelles ces paroles sont sorties des lèvres d'une moribonde, il
suffit de faire remarquer qu'il s'agit ici d'une grossesse parvenue
seulement à six semaines ou deux mois, c'est-à-dire à une époque
où le produit de la conception, en raison de son volume, passe
le plus souvent inaperçu au milieu des caillots, alors même
qu'on cherche à en constater la présence. Cette allégation de la
femme G..., qui est en contradiction avec tous les faits les mieux
établis de cette affaire, et quoique émanant de la personne en
réalité la plus désintéressée, ne saurait en aucune façon être
adoptée. L'issue des caillots, qui ne saurait être douteuse, suffit
pour faire admettre la réalité de la fausse couche, et l'on ne peut
raisonnablement pas contester la grossesse de la femme G..., dont
ni son mari, ni la sage-femme, K..., ni elle-même, n'ont pas sérieusement douté un seul instant.

3º Enfin y a-t-il lieu de supposer que la fausse couche de la
femme G... fût commencée lorsqu'elle a été examinée et touchée
par la sage-femme? Sur ce point la femme G... a très explicitement affirmé qu'elle ne perdait pas de sang avant la visite, et la
sage-femme ne l'a contredite qu'en déclarant avoir constaté un
léger écoulement de sang. Nous n'avons aucun moyen direct de
contrôler l'une ou l'autre de ces assertions contraires. Mais ce qui
ressort positivement des faits, c'est que, d'une part, la fausse
couche n'était certainement ni déclarée ni faite de l'aveu même de
la sage-femme au moment de son exploration, et que, d'une
autre part, les accidents formidables qui l'ont immédiatement
suivie, accidents avoués par le mari et par la sage-femme, et si
tristement confirmés par leurs conséquences fatales, ainsi que par
les lésions que nous avons constatées sur le cadavre même de la
femme G..., ces accidents ne peuvent être attribués à une fausse
couche naturelle, et sont la preuve la plus certaine des manœuvres
à l'aide desquelles l'avortement a été provoqué.

En résumé, de tous les faits consignés dans l'enquête, et par
les motifs que nous venons de développer dans la discussion qui
précède, il était permis de conclure que la femme G... a bien réellement subi, au début de la grossesse, une opération tendant à
produire l'avortement, et que les accidents qui ont suivi immédiatement cette opération, ainsi que la maladie à laquelle elle a succombé, ont été la conséquence de cet avortement.

Obs. LXV. — *Avortement provoqué par manœuvres directes. — Accidents consécutifs. — Péritonite purulente chronique suivie de mort.*

J'ai eu sous les yeux un fait absolument semblable au précédent et que je rapporterai succinctement.

Au mois de février 1868 succombait à la Maison municipale de santé une fille Marie Chac..., âgée de vingt-deux ans. Livrée depuis longtemps à l'inconduite et s'étant, de son propre aveu, soumise plusieurs fois déjà à des manœuvres abortives, elle avait, pour une dernière grossesse parvenue à six semaines ou deux mois, sollicité et obtenu d'une sage-femme un concours criminel. Elle avait subi, au mois de décembre 1867, une opération qui avait consisté, suivant sa déclaration, « dans l'application du spéculum et dans l'introduction de ciseaux à l'aide desquels on avait coupé quelques chairs ». L'honorable docteur Baret, appelé peu de jours après, constatait une péritonite grave, compliquée plus tard d'une pleuro-pneumonie et aboutissant à la formation d'un épanchement purulent qui s'est fait jour au dehors par une ouverture spontanée au niveau de l'ombilic. C'est dans cet état que cette jeune fille est venue mourir à la Maison de santé.

A l'autopsie, j'ai reconnu l'existence d'une inflammation chronique très étendue et très profonde de tous les organes contenus dans le petit bassin. D'épaisses fausses membranes lardacées unissaient entre eux la matrice, les ovaires et les ligaments. Le foyer purulent s'étendait depuis le cul-de-sac rétro-utérin jusqu'à l'ombilic. Le corps de l'utérus était compris dans les parois du foyer.

Il n'est pas possible, à travers de telles ulcérations, de reconnaître la trace de blessures ou de lésions directes de la matrice. Mais il n'est pas davantage permis de les attribuer à une autre cause qu'à des manœuvres abortives. Mon opinion est venue confirmer celle qu'exprimaient MM. les Drs Baret et Foissac entendus dans l'instruction en déclarant « qu'ils ne pouvaient expliquer la gravité du mal par une simple fausse couche de six semaines ».

Obs. LXVI. — *Avortement provoqué à six mois environ à l'aide d'éponges préparées. — Circonstances du fait. — Accidents consécutifs. — Moyens de défense de l'officier de santé accusé.*

Le fait suivant est l'un des plus intéressants que nous ayons observés, tant par la nature du moyen employé pour produire l'avortement que par les raisons scientifiques alléguées par l'accusé, qui appartenait à la profession médicale. On y trouvera également un exemple frappant de condamnation obtenue en l'absence du corps de délit sur les seules preuves fournies par la discussion médico-légale des circonstances recueillies dans l'instruction.

Nous sommes appelé, le 12 janvier 1854, à visiter la demoiselle A. M. Cette jeune fille, dont il est difficile de vaincre le silence obstiné et l'extrême abattement, est d'une constitution assez délicate. Bien qu'elle dise souffrir encore fréquemment du côté des reins et de la matrice, et être fatiguée par des pertes blanches considérables, elle n'a confié ses souffrances à personne et n'a pas réclamé les conseils des médecins de la prison. Elle ne donne que des renseignements fort incomplets sur la maladie vénérienne dont elle aurait été affectée et paraît d'ailleurs très réellement ignorante de ces sortes de choses. Cependant il semble qu'elle a eu un écoulement blennorragique qui a pu motiver l'emploi de quelques-unes des substances qui lui ont été prescrites, notamment les astringents, tels que le tannin et le ratanhia.

Mais, outre cette affection qui n'a laissé aucune trace actuellement appréciable, il est un point sur lequel la fille M... est plus explicite, c'est celui de sa grossesse. Elle ne dissimule en aucune façon, ni la réalité de cette grossesse, ni les tentatives qui ont été faites pour l'interrompre. Sans insister sur les breuvages qui lui ont été administrés, et qui, comme l'armoise et le safran, sont réputés capables de procurer l'avortement, elle décrit d'une manière très exacte un procédé beaucoup plus direct et plus énergique auquel elle aurait été soumise; nous voulons parler de l'introduction d'éponges préparées. Cette opération a été répétée six ou huit fois, et la dernière a eu lieu trois jours avant l'époque de l'accouchement prématuré. Elle commença à souffrir quarante-huit heures après. Celui-ci aurait interrompu la grossesse vers la fin du sixième mois. Mais sur les circonstances mêmes du travail de l'accouchement, la fille M... est complètement muette : c'est à peine si elle semble comprendre les questions que nous lui adressons. Depuis son accouchement, elle n'a cessé d'éprouver du côté de la matrice les accidents que nous avons indiqués.

Les constatations qu'un examen direct et complet nous permet de faire sont parfaitement conformes aux allégations de la fille M... La paroi de l'abdomen ne conserve que quelques traces à peine visibles de la distension produite par la grossesse. Mais il est impossible de méconnaître les éraillements de la peau dans l'un et l'autre côté du ventre, qui, suivant la déclaration même de la fille M..., était d'ailleurs très peu développé. La ligne médiane de la paroi abdominale de l'ombilic au pubis présente une teinte brune très marquée. La partie supérieure des cuisses offre de même des éraillures. La matrice est abaissée, volumineuse, manifestement engorgée ; le col est entr'ouvert, dur et un peu douloureux. Des flueurs blanches abondantes s'écoulent par la vulve. — Les seins sont, quoique petits, assez durs, et le mamelon est d'une couleur brune qui contraste avec la blancheur de la peau de la fille M.... Les cheveux sont très blonds.

En résumé, la fille M... est accouchée à une époque qui peut remonter au milieu du mois de novembre dernier. L'accouchement a eu lieu prématurément ; l'état des parois abdominales indique d'une manière à peu près certaine que le produit de la conception n'était pas parvenu à terme.

L'avortement a pu être déterminé directement par l'introduction d'éponges préparées ; plusieurs des substances médicamenteuses qui lui ont été administrées sont celles qui sont réputées abortives.

Les accidents et les souffrances qu'éprouve encore actuellement la fille M... sont la conséquence de l'avortement.

Il ne reste plus de trace de la maladie vénérienne dont elle aurait été affectée et qui aurait justifié l'emploi de quelques-uns des médicaments astringents dont elle a fait usage.

Nous croyons utile de compléter les données fournies par l'examen direct de la jeune fille, par l'exposé des principaux faits recueillis dans la procédure judiciaire, et des questions agitées dans les débats, qui, à deux reprises, devant la cour d'assises de la Seine et de Seine-et-Oise, se sont terminés par la condamnation de l'officier de santé accusé.

Il résulte de l'instruction, outre ce qui a été dit dans notre rapport, qu'après plusieurs introductions d'éponges que la fille M... désigne sous le nom d'éponges préparées, introductions concertées entre le père de l'enfant et le sieur M..., elle a été quarante-huit heures après la dernière, qui eut lieu le 17 novembre 1853, prise de douleurs tellement vives, que les voisins entendirent ses plaintes. Elle envoya en hâte chercher l'officier de santé : celui-ci, après qu'il l'eut examinée, la quitta, et pendant ce temps, elle sentit l'accouchement s'opérer seul, et elle eut comme la sensation d'un enfant qui s'agitait entre ses jambes (sensation fausse, sans doute, due à l'écoulement des liquides, car l'enfant devait être mort, et il n'a pas fait entendre un cri). Une heure après, à ce qu'elle croit, il revint et la délivra. L'enfant fut emporté et n'a pas été retrouvé.

La défense du sieur M... consiste à dire que cette fille, à sa connaissance, n'est nullement accouchée, qu'elle n'était pas enceinte pendant le temps où il lui a donné des soins du commencement d'octobre à la fin de novembre ; qu'il la traitait pour une maladie vénérienne caractérisée par un ulcère profond détruisant une moitié du col utérin et en oblitérant l'orifice ; des ulcérations et des végétations couvraient toute la surface de l'intérieur du vagin et des petites lèvres ; qu'il y avait un engorgement considérable et un abaissement de la matrice, et une très vive sensibilité de toutes ses parties. — Le traitement aurait consisté dans l'emploi des injections de tannin et de roses de Provins, et en outre, dans l'introduction, à l'aide du spéculum, d'un morceau d'éponge non préparé, mais médiocrement comprimé, occupant tout le calibre du vagin, et destiné à relever et à soutenir l'utérus abaissé. — Il ajoute que l'ulcère donnait lieu à un écoulement continu de sérosité rance et très fétide ; qu'il y avait rétention des règles, et que le 17 novembre il n'a eu à constater qu'une perte abondante, et les vives douleurs s'expliqueraient par l'expulsion de caillots volumineux. — L'accusé cherche à expliquer les éraillements du ventre et des cuisses par un développement du ventre résultant, soit d'une maladie antérieure comme le carreau, soit d'une conformation naturelle, ou enfin, de la distension de la matrice par les caillots. Il ne s'explique pas sur les autres indices de grossesse et d'accouchement.

Appelé à contrôler ces diverses allégations, nous nous bornons à faire remarquer, que, en premier lieu, l'existence d'une maladie vénérienne aussi grave que celle qui, au dire de l'accusé, aurait existé chez la fille M..., n'est démontrée ni par la déclaration de cette fille, ni par aucun signe persistant au moment de notre examen (qui n'avait lieu que deux mois après les faits), ni même, ce qui est plus grave, par aucun des moyens de traitement auxquels l'accusé reconnaît avoir eu exclusivement recours. Il se défend, il est vrai, sur ce dernier point en disant qu'il n'en emploie jamais d'autres contre la syphilis et qu'il la guérit parfaitement avec les injections de tannin et de roses de Provins. Mais cette proposition n'a pas besoin d'être réfutée. — En second lieu, on cherche en vain dans les déclarations de l'accusé une indication de l'introduction des éponges, en supposant même qu'il s'agît bien réellement d'éponges ordinaires et non d'éponges préparées, ce que nous n'avons aucun moyen de vérifier, mais ce qui est contraire aux déclarations de la fille M.... Les détails qu'il donne, en effet, sur le siège, la forme et l'étendue des ulcères contre-indiquaient formellement l'emploi d'un tel moyen. La sensibilité extrême des parties aurait rendu insupportable le contact d'un corps étranger assez résistant pour maintenir la matrice ; et la perméabilité d'une éponge non préparée eût dû faire rejeter cette substance s'il se fût agi d'exercer un tamponnement hémostatique. — Enfin, les explications de l'accusé, en les admettant même comme vraies, ne détruiraient nullement la réalité des signes matériels, dont la réunion, bien plus que les caractères considérés isolément, démontre la grossesse et l'accouchement de la fille M..., les éraillements ne pouvant être attribués à des maladies qui n'ont jamais existé, ni à la distension prétendue de la matrice par des caillots.

La discussion qui s'est engagée avec le défenseur a porté surtout sur des généralités relatives aux signes des maladies de matrice et à la possibilité d'une confusion entre ceux-ci et les phénomènes de la fausse couche. Le seul fait important à noter et sur lequel ait insisté le défenseur, c'est l'inutilité d'une introduction répétée d'éponges, puisque, de notre aveu même, l'avortement doit suivre de deux à trois jours la pénétration de l'éponge dans la matrice. Il ne nous a pas été difficile d'établir que les éponges préparées avaient précisément pour objet de dilater lentement et progressivement le col, et ne pouvaient ainsi déterminer l'avortement que lorsque la dilatation étant complète, le corps dilatateur était arrivé à ouvrir la cavité du col.

L'affaire est revenue, après cassation, à la cour d'assises de Seine-et-Oise, le 25 novembre 1854 ; la même discussion médico-légale a eu lieu avec plus de développement ; les points capitaux ont été la réalité de la grossesse, l'impossibilité de fixer la date de l'accouchement, le mécanisme de l'avortement par les éponges, l'état de l'enfant, l'indication de l'emploi thérapeutique de l'éponge, soit comme moyen de contention, soit comme hémostatique.

OB s. LXVII. — Inculpation d'avortement.

Les 10, 11 et 13 février 1881, un procès qui a vivement ému l'opinon publique s'est déroulé devant les assises de la Seine. Une jeune fille, avant de mourir, avait formulé contre un docteur en médecine et contre son amant une grave accusation. D'après cette jeune fille, le 9 juin 1880, elle serait devenue la maîtresse d'un nommé D..., négociant ; elle se serait bientôt aperçue qu'elle était enceinte. Son amant l'aurait conduite le 14 août chez le Dr Cab... Celui-ci aurait immédiatement pratiqué sur elle des manœuvres à la suite desquelles elle aurait fait une fausse couche, trente-six heures après sa visite. Quelques jours plus tard, elle aurait été obligée de prendre le lit, et après divers accidents dont la complexité avait rendu le diagnostic assez obscur, elle succombait à la Maison de santé le 7 octobre 1880.

La lecture des rapports de MM. Tarnier, chirurgien en chef de la Maternité, et Brouardel, professeur de la Faculté de médecine, que nous reproduisons *in extenso*, fera connaître les diverses questions auxquelles ils ont dû répondre.

I. — Rapport d'autopsie.

Je soussigné, Paul Brouardel, professeur de médecine légale à la Faculté de médecine de Paris, commis par le tribunal de première instance du département de la Seine, en vertu d'une ordonnance en date du 7 octobre 1880, ainsi conçue :

« Vu la procédure commencée contre :

« 1° D..., 39 ans, négociant ;

« 2° La fille B... (Gabrielle), 18 ans, en ce moment en traitement à la Maison municipale de santé, rue du Faubourg-Saint-Denis ;

« Inculpés d'avortement et de complicité ;

« Attendu la nécessité de constater judiciairement l'état où se trouve la nommée B... (Gabrielle).

« Ordonnons qu'il y sera procédé par M. Brouardel, docteur en médecine, lequel, après avoir reconnu l'état où se trouve la susnommée, s'expliquera sur les manœuvres abortives dont elle aurait été la victime et sur les conséquences qu'elles ont pu avoir. »

Serment préalablement prêté, je me suis rendu le 8 octobre à la Maison de santé. La demoiselle B... étant décédée, j'ai pratiqué l'autopsie à la Morgue le 9 octobre.

Le cadavre est celui d'une jeune fille de 18 ans, bien constituée, mais amaigrie. La rigidité cadavérique n'existe plus ; la putréfaction n'est pas encore commencée. La peau et les sclérotiques sont colorées en jaune ; la partie supérieure des cuisses est tachée par de l'urine d'un jaune foncé. Le cou et les épaules présentent de nombreuses ecchymoses ponctuées. Les seins sont un peu volumineux ; en les comprimant, on fait sortir par le mamelon quelques gouttes d'un liquide séreux coloré en jaune. La partie supérieure des cuisses est couverte de vergetures ; la peau de l'abdomen n'en présente pas. Les jambes sont œdématiées.

Les organes génitaux externes sont normalement conformés ; la membrane hymen est largement déchirée ; elle n'est plus représentée que par cinq fragments inégaux.

Il n'y a pas de cicatrices de la fourchette.

Sur aucune région du corps on ne trouve trace de violences.

Ouverture du corps. — Les parois du crâne sont intactes.

Les sinus de la dure-mère sont gorgés de sang, et les méninges un peu congestionnées.

Le cerveau est sain.

Les cavités pleurales contiennent un peu de liquide jaunâtre, il n'y a pas de fausses membranes sur les plèvres.

Les poumons présentent de nombreuses ecchymoses sous-pleurales ; ils sont un peu congestionnés.

Le cœur droit renferme un caillot fibrineux volumineux ; le cœur gauche contient quelques caillots mous et noirs. L'endocarde est fortement coloré en jaune. Les valves sont saines.

Le diaphragme présente plusieurs ecchymoses sous-pleurales.

L'estomac contient un peu de liquide incolore. Les intestins sont sains ; seules les anses intestinales contenues dans le petit bassin présentent des fausses membranes, les unes fibrineuses, les autres déjà résistantes et paraissant de un à deux mois.

Le foie, très volumineux, arrive jusqu'au niveau de l'épine iliaque supérieure droite ; il remplit complètement l'hypochondre gauche ; sa hauteur, dans la ligne mammaire droite, est de 22 centimètres. Dans le lobe droit et près de la face convexe, il existe un vaste kyste hydatique contenant une trentaine de vésicules et 2 litres de pus verdâtre. Tout autour de ce kyste, le tissu hépatique est farci de petits abcès variant du volume d'un pois à celui d'une noisette. La vésicule biliaire, les canaux cystique, cholédoque et hépatique sont extrêmement dilatés et remplis d'un liquide clair dans lequel l'examen microscopique n'a pas permis de reconnaître de crochets. Le canal cystique a le diamètre du petit doigt, le canal hépatique s'ouvre directement dans le kyste hydatique. Il est fermé par des vésicules hydatiques que l'on n'extrait que difficilement.

La rate est saine.

Les reins, fortement colorés en jaune, sont gros et mous.

L'utérus est recouvert de fausses membranes épaisses, mais non infiltrées de pus. Il mesure 6 centimètres de hauteur depuis le fond jusqu'à l'extrémité inférieure du col, et 44 millimètres d'une trompe à l'autre. Son poids est de 50 grammes.

Le col fait à peine saillie dans le vagin ; il ne présente par d'ulcération, ni de traces d'inflammation ou d'autres lésions ; son orifice est transversal et ne présente pas de déchirures.

La cavité du corps de l'utérus contient une petite quantité de muco-pus jaunâtre ; sur la partie postérieure de la face interne de cette cavité, on remarque une surface tomenteuse, paraissant être le vestige d'une insertion placentaire.

Au microscope, la muqueuse, vue sur une coupe perpendiculaire à sa surface, se montre dépouillée de son épithélium superficiel, celui des glandes subsistant encore. (Lésion cadavérique?) En outre, le tissu conjonctif de la muqueuse est en prolifération active et contient de nombreuses cellules embryonnaires.

Les sinus utérins sont en certains points exclusivement remplis par des globules de pus ; sur les autres points, les globules blancs sont encore très nombreux.

Les trompes renferment une petite quantité de muco-pus.

Les ovaires ne présentent pas de corps jaune ; dans l'ovaire gauche, il y a un petit kyste séreux du volume d'une petite noisette ; dans le droit, on trouve un très petit caillot mou et noir, mesurant 3 à 4 millimètres de diamètre.

La veine hypogastrique gauche contient, sur une longueur de 1 centimètre, un liquide d'apparence purulente, légèrement coloré par places en brun rougeâtre. A partir de ce point, la veine est fermée en haut par un caillot blanc dur, adhérent aux parois de la veine. Ce caillot se continue dans la veine cave intérieure, qui est complètement oblitérée également par un caillot fibrineux, adhérent. Ce caillot s'étend dans la veine cave jusqu'au confluent des veines sus-hépatiques. A ce niveau il semble brisé (peut-être pendant l'autopsie). Les veines sus-hépatiques sont libres, ainsi que l'hypogastrique droite et les deux veines crurales.

Conclusions. — 1º La demoiselle B... a succombé à la suppuration d'un kyste hydatique du foie mesurant plus de 2 litres ;

2º Les lésions constatées sur le cadavre montrent que cette jeune fille a fait une fausse couche assez récemment, il y a deux mois environ ;

3° Cette grossesse ne semble pas avoir dépassé le troisième mois ;

4° La fausse couche a été suivie d'une inflammation de l'utérus et du péritoine du bassin ;

5° On ne pourrait affirmer qu'entre cette fausse couche et la suppuration du kyste du foie, il existe une relation de cause à effet, car ces kystes s'enflamment et suppurent en dehors de l'état puerpéral ; leur suppuration s'observe notamment chez les hommes. Mais l'état puerpéral, surtout lorsqu'il s'accompagne comme chez la demoiselle B... d'inflammation de l'utérus et de ses annexes, crée une disposition spéciale à la suppuration. De plus, l'inflammation de la veine hypogastrique, la présence de caillots fibrineux s'étendant de cette veine à la veine inférieure jusqu'au confluent des veines sus-hépatiques, la formation d'abcès multiples autour de la poche enflammée semblent établir un lien entre l'inflammation utérine et péri-utérine et la suppuration du kyste

P. Brouardel.

II. — Consultation médico-légale.

Nous, soussignés, S. Tarnier, chirurgien en chef de la Maternité, membre de l'Académie de médecine, et P. Brouardel, professeur de médecine légale à la Faculté, commis par M. Ragon, juge d'instruction près le tribunal de première instance de la Seine, en vertu d'une ordonnance ainsi conçue :

« Vu la procédure instruite contre les nommés Cab... et D..., inculpés d'avortement et de complicité, — détenus ;

« Attendu qu'il importe d'expliquer, à un point de vue purement scientifique, les déclarations recueillies dans l'instruction, et qui ont été fournies par l'inculpé Cab... ;

« Commettons MM. les Dr Tarnier et Brouardel, communication à eux faite des explications présentées par le Dr Cab..., à l'effet de fournir des éclaircissements sur les points suivants :

— « Étant admise la déclaration faite, d'une part, par D..., « *qu'il n'envoyait sa maîtresse au Dr Cab... que dans le seul but de* « *savoir si elle était ou non enceinte,* » et d'autre part par Cab..., qui a reconnu « *qu'il savait Gabrielle B... enceinte quand elle s'est offerte* « *à lui le 14 août,* » le Dr Cab... a-t-il procédé comme on le fait d'habitude, pour s'assurer qu'une femme est enceinte?

— « En supposant que Cab... ainsi qu'il le déclare, n'ait exploré que le vagin de la jeune fille, en quoi cela pouvait-il l'aider à connaître à quelle période de sa grossesse elle était arrivée?

— « Cab... prétend avoir été amené à faire cette exploration par suite de l'inflammation des parties de la jeune fille. Pouvait-il apprécier l'intensité de cette prétendue inflammation sans la voir, et sans constater des yeux les traces qu'elle aurait pu laisser sur les organes?

— « Peut-on procéder, au contraire, par le contact seul, et sans qu'il soit besoin de voir les parties, quand il s'agit de faire avorter une femme?

— « En quoi consistent aujourd'hui les pratiques abortives, et à quel mode a-t-on recours pour qu'il n'en reste aucune trace?

— « La sonde indiquée par Cab... comme étant celle dont il s'est servi pouvait-elle, agitée dans certaines conditions, amener le décollement du fœtus?

— « La jeune B... a déclaré, à différentes reprises, qu'elle s'était sentie *piquée*, qu'on lui avait fait une *piqûre*, que Cab... lui avait donné comme *un coup de lancette*. L'introduction brusque d'une sonde mousse dans un orifice fermé, comme devait l'être l'orifice interne de la matrice chez la jeune B..., n'a-t-elle pas pu faire éprouver à la patiente une sensation analogue à une piqûre ou à une déchirure?

— « La façon dont Cab... a procédé, d'après les dires de Gabrielle B..., ne devait-elle pas amener l'avortement de cette eune fille?

— « Son exploration ayant eu lieu le 14 août dans l'après-midi, des gouttes de sang ayant paru aussitôt, et la fausse couche s'étant produite le lendemain, l'apparition du sang et l'avortement ne sont-ils pas la conséquence médiate des pratiques opérées?

— « Et sur tous les autres points résultant des explications qui ont été fournies par les inculpés. »

Serment préalablement prêté, avons répondu ainsi qu'il suit aux questions qui nous étaient posées :

1re *Question.* — Étant admise la déclaration faite d'une part par D..., « qu'il n'envoyait sa maîtresse au Dr Cab... que dans le seul but de s'assurer si elle était ou non enceinte », et d'autre part par Cab... qui a reconnu « qu'il savait Gabrielle B... enceinte quand elle s'est offerte à lui, le 14 août », Cab... a-t-il procédé comme on le fait d'habitude, pour s'assurer qu'une femme est enceinte?

Lorsque Gabrielle B... s'est présentée le 14 août chez le Dr Cab...,
elle était enceinte de deux mois environ ; les diverses dispositions
et les résultats de l'autopsie sont, sur ce point, en parfaite con-
cordance. Or, pendant les deux ou trois premiers mois, le diagnostic
de la grossesse est toujours difficile, souvent impossible. L'interrogatoire de la femme permet de noter les troubles survenus
d'ordinaire dans la menstruation, assez fréquemment l'existence
de nausées, de vomissements, etc. L'examen direct des seins
peut aussi dans quelques cas faire reconnaître certaines modifications survenues dans ces organes. Le toucher vaginal, combiné
avec le papier abdominal, permet parfois de constater l'augmentation de volume de l'utérus. Mais, il faut bien le dire, pendant
les deux et même les trois premiers mois de la grossesse, le diagnostic reste souvent incertain.

Dans son interrogatoire du 9 octobre, le Dr Cab... dit : « Je l'ai
fait asseoir sur un canapé et j'ai commencé par lui palper le
ventre, sur ses vêtements ; je l'ai trouvé ballonné, dur, et j'ai
constaté en relevant les jupes de la jeune fille qu'il en sortait une
odeur nauséabonde assez prononcée. J'ai alors introduit mon
doigt dans les parties et l'odeur dont il était imprégné, m'ayant
confirmé que cette fille devait souffrir d'une inflammation, je lui
ai introduit une sonde mousse dans le vagin, etc. » Plus loin,
le Dr Cab... dit n'avoir pas relevé les jupons de la jeune fille. Il
semble toutefois que l'exploration a été plus complète qu'on ne
le penserait si l'on s'en rapportait seulement aux réponses précédentes, car dans son interrogatoire du 15 octobre, le Dr Cab...
ajoute : « J'ai dit que les organes se trouvaient dans cet état qu'on
appelle en médecine *chute de l'utérus par inertie* ou *rétroversion
de l'utérus*, c'est-à-dire le col appuyant sur le rectum et le fond
de la matrice faisant saillie et s'appuyant sur le pubis. » Le
Dr Cab... aurait donc cherché à reconnaître la position et le
volume de l'utérus.

Nous ne nous arrêtons pas à discuter ce diagnostic qui té-
moigne, ainsi que bien d'autres passages de l'interrogatoire, d'un
singulier oubli des plus simples notions de la pathologie médicale. Nous concluons seulement que si l'examen fait par le Dr Cab...
avait pour but de s'assurer de l'état de grossesse de Gabrielle B...,
cet examen a été incomplet et mal conduit.

2e *Question.* — En supposant, ainsi qu'il le déclare, que Cab...
n'ait exploré que le vagin de la jeune fille, en quoi cela pouvait-il
l'aider à connaître à quelle période de sa grossesse elle était arrivée?

Pendant les premiers mois de la grossesse, le toucher vaginal peut faire connaître si l'utérus est ou n'est pas augmenté de volume, si le col de la matrice est dur ou ramolli. C'est, à cette époque de la gestation, une des opérations nécessaires pour établir le diagnostic de la grossesse. Mais, pratiqué seul, le toucher vaginal ne peut permettre de préciser à quelle période la grossesse est parvenue.

3ᵉ *Question*. — Le Dʳ Cab... prétend avoir été amené à faire cette exploration par suite de l'inflammation des parties de la jeune fille. Pouvait-il apprécier l'intensité de cette prétendue inflammation sans la voir et sans constater des yeux les traces qu'elle aurait pu laisser sur les organes?

Par le toucher vaginal seul, on peut reconnaître dans certains cas que le col de l'utérus est plus volumineux, que sa consistance est plus molle ou plus dure que dans l'état normal, que le volume et la sensibilité de la matrice sont augmentés, ainsi qu'on l'observe dans la métrite ; on peut reconnaître également que les ligaments larges ou les culs-de-sac péritonéaux sont enflammés. Mais lorsqu'il n'existe ni tumeur utérine quelconque, ni métrite, ni inflammation des ligaments larges, ni pelvi-péritonite, et quand des pertes blanches, rouges ou sanguinolentes semblent indiquer l'existence d'une vaginite ou d'une ulcération du col, le toucher ne suffit plus ; on ne se rend un compte exact de la nature, du siège, et de l'importance de l'inflammation et des ulcérations que par un examen pratiqué à l'aide du spéculum, de façon que l'œil puisse explorer la muqueuse vaginale et le col de l'utérus. Il faut ajouter que chez les femmes enceintes les pertes blanches sont fréquentes, alors même qu'il n'existe pas d'ulcération.

En règle générale, l'examen au spéculum doit être précédé du toucher vaginal et celui ci est indispensable lorsqu'on veut s'assurer de l'état des organes génitaux quel qu'il soit, qu'il s'agisse d'une maladie ou d'une grossesse. Mais ces deux modes d'exploration se complètent mutuellement et l'examen au spéculum est indispensable pour apprécier exactement la nature et l'intensité des inflammations du vagin et du col de l'utérus.

4ᵉ *Question*. — Peut-on procéder au contraire par le contact seul, et sans qu'il soit besoin de voir les parties, quand il s'agit de faire avorter une femme?

Il est possible, non sans quelques tâtonnements, de faire glisser sur le doigt introduit au préalable dans le vagin, une sonde, un instrument pointu quelconque ; puis de l'introduire dans l'orifice du col de l'utérus et enfin de le pousser, jusque dans la matrice, de manière à décoller ou à déchirer les membranes de l'œuf, sans que pour cela il y ait besoin de spéculum. Tardieu a déjà signalé ce procédé comme fréquemment usité (Voy. p. 53). Nous avons eu l'occasion de savoir qu'il avait également été employé dans ces conditions sur une femme qui nous a fait sur ce point les aveux les plus explicites.

5e *Question*. — En quoi consistent aujourd'hui les pratiques abortives, et à quel mode a-t-on recours pour qu'il n'en reste aucune trace?

Les moyens employés pour provoquer l'avortement sont surtout le décollement ou la ponction des membranes de l'œuf, et l'injection d'un liquide dans la cavité utérine. Ces deux procédés sont actuellement presque les seuls adoptés par les personnes qui se livrent à la pratique des avortements criminels en France, en Allemagne et en Angleterre.

Lorsque le *décollement* ou la *perforation* des membranes à l'aide d'un instrument, et l'*injection* intra-utérine sont mis en pratique par une main exercée, ni l'un ni l'autre ne laissent de traces.

6e *Question*. — La sonde indiquée par Cab... comme étant celle dont il s'est servi, pouvait-elle, agitée dans certaines conditions, amener le décollement du fœtus

L'instrument placé sous le scellé n° 1 est une sonde d'homme dont la courbure est un peu redressée. Cette sonde est en mauvais état, bosselée. On peut avec elle, comme avec tous les instruments mousses ou piquants analogues, pénétrer dans la cavité du col et de là dans l'utérus, décoller les membranes de l'œuf et provoquer ainsi un avortement.

7e *Question*. — La jeune B... a déclaré à différentes reprises, qu'elle s'était sentie *piquée*, qu'on lui avait fait une *piqûre*, que Cab... lui avait donné *un coup de lancette*. L'introduction brusque d'une sonde mousse dans un orifice fermé comme devait l'être l'orifice interne de la matrice chez la jeune B..., n'a-t-elle pas pu faire éprouver à la patiente une sensation analogue à une piqûre ou à une déchirure?

L'exploration du vagin et de la surface externe du col par une sonde, mais sans introduction dans la matrice, provoque chez certaines femmes une sensation qu'elles accusent en la désignant sous le nom de piqûre et qui peut se traduire par un mouvement brusque. Mais ce fait est rare et la sensation est peu persistante.

La sensation que les femmes éprouvent au moment où un instrument pénètre dans l'orifice du col de l'utérus est très variable. Lorsque la femme n'est pas enceinte et que l'orifice interne est étroit, le plus souvent elle éprouve, au moment où on passe la sonde utérine, une sensation douloureuse. Lorsque la femme est enceinte et qu'un accoucheur, par suite d'accidents assez graves pour compromettre la vie de la femme, est obligé de pratiquer un avortement ou un accouchement prématuré, souvent la femme n'accuse aucune sensation. Lorsqu'il s'agit d'avortement provoqué par une main criminelle, il y a assez fréquemment une sensation de farfouillement ou de piqûre nettement signalée dans des cas nombreux.

Dans le cas relatif à la jeune B..., l'introduction brusque d'une sonde dans la cavité du corps de l'utérus a pu provoquer une sensation analogue à une piqûre ou à une déchirure.

8e *Question.* — La façon dont Cab... a procédé d'après le dire de Gabrielle B..., ne devait-elle pas amener l'avortement de cette jeune fille?

Si l'on accepte comme vraies les déclarations de Gabrielle B... (Dépositions de MM. Dufourmantelle, commissaire de police, — Ladausse, secrétaire de M. le commissaire de police, — M..., interne des hôpitaux, — Fe M..., garde-malade, — Dlle H..., Honorine), elle aurait subi de la part du Dr Cab... l'opération suivante : (Nous reproduisons la déclaration faite au commissaire de police comme la plus complète : les autres n'en diffèrent que par quelques détails.)

« Le Dr Cab... auquel je présentai la carte du sieur D..., qui l'avait vu préalablement, me fit entrer dans son cabinet, et après m'avoir fait asseoir dans un fauteuil, il commença pas examiner au spéculum, après quoi et sans m'adresser aucune observation, il prit une tige en métal blanc qu'il introduisit dans mes partie et qu'il agita pendant quelques instants, très courts du reste. J'éprouvai par suite, non de l'introduction de cette tige, mais des mouvements que le docteur opéra, une certaine douleur et je perdis du sang, dont l'odeur me parut infecte. Je me levai et allai retrouver M. D... qui me reconduisit en voiture. »

Il suffit de rapprocher les termes de cette déposition des phrases que nous avons citées plus haut pour constater qu'elle offre beaucoup de similitude avec la manœuvre décrite par Tardieu, p. 41, comme constituant le procédé de l'avortement par décollement ou déchirure des membranes de l'œuf à l'aide d'une sonde.

Dans cette déposition un seul détail n'est pas conforme à ceux qui sont consignés dans les observations antérieures et à ce que l'on constate dans les avortements spontanés. C'est cette odeur infecte signalée par Gabrielle B... et par le Dr Cab... Nous relevons ce fait sans que nous puissions en signaler la cause avec certitude. Cette odeur infecte ne peut être expliquée par la perforation des membranes de l'œuf et nous devons ajouter qu'il n'est pas rare, dans bon nombre de maladies des organes génitaux, vaginite, métrite, etc., de constater une odeur mauvaise, parfois infecte.

9e *Question*. — Son exploration ayant eu lieu le 14 août dans l'après-midi, des gouttes de sang ayant paru aussitôt, et la fausse couche s'étant produite le lendemain, l'apparition du sang et l'avortement ne sont-ils pas la conséquence médiate des pratiques opérées?

Avant de répondre à cette question, nous devons faire remarquer que l'avortement spontané, non criminel, est un accident fréquent, que certaines femmes y sont particulièrement disposées, que les soins les mieux entendus ne parviennent pas toujours à l'éviter. Dans ce cas, le moindre événement, une émotion morale, une chute, un faux pas, des rapports sexuels, etc., sont des causes déterminantes suffisantes. L'un de nous a vu une fois, dans une carrière déjà longue, le simple toucher vaginal être suivi d'avortement à bref délai. D'autre part, le toucher vaginal, bien que pratiqué avec les plus grandes précautions chez une femme au début de la grossesse, peut provoquer l'écoulement d'une petite quantité de sang, sans que l'avortement en soit d'ailleurs la conséquence. Quelque rares et exceptionnels que soient ces faits, nous devons les signaler.

Par contre, il serait facile d'enregistrer des exemples inverses dans lesquels on a constaté que les violences les plus graves, accidentelles ou criminelles, pratiquées soit sur les parois du ventre, soit même sur le col de l'utérus, n'avaient pu réussir à provoquer un avortement.

En thèse générale on peut dire que l'avortement spontané d'une femme dépend de dispositions spéciales qui lui sont absolument personnelles et qu'il est difficile ou impossible d'apprécier avant qu'une ou plusieurs grossesses antérieures n'aient fixé par l'expérience l'opinion du médecin traitant.

Nous revenons maintenant à l'examen de la question posée par M. le juge d'instruction.

Dans sa belle *étude sur l'avortement*, Tardieu décrit les effets immédiats et consécutifs des manœuvres abortives : sa description est restée classique, elle est adoptée par tous les auteurs et nous n'avons personnellement rien à y changer (1).

Si l'on tient pour exactes les déclarations de Gabrielle B..., elle aurait perdu quelques gouttes de sang dans le cabinet du D\ Cab..., lors de la visite du 14 août. Le soir, elle aurait perdu un peu de sang ; D... ajoute avoir vu des taches de sang frais sur la chemise de Gabrielle B... Mais le lendemain matin 15 et toute la journée du 15 et la nuit du 15 au 16, la perte de sang aurait été réellement assez abondante. (Déclaration de M. Dufourmantelle, de M. Ladausse. — Interrogatoire de Gabriel B..., de V\ D..., de D\ Angèle M...)

Bien que l'on ne puisse préciser le moment exact de la fausse couche, celle-ci s'est effectuée vraisemblablement soit le 15 dans la journée, soit dans la nuit du 15 au 16, c'est-à-dire vingt-quatre à trente-six heures après la visite faite dans le cabinet du D\ Cab...

L'avortement aurait donc été accompli dans un temps qui correspond à celui qui a été noté par les auteurs après les manœuvres criminelles.

Les déclarations de Gabrielle B... ne contiennent rien qui soit en contradiction avec ce que nous savons des avortements criminels.

Mais, comme nous l'avons déjà dit plus haut, dans certains cas exceptionnels, un écoulement de sang et même l'avortement peuvent suivre le simple toucher vaginal pratiqué suivant les règles de la clinique.

TARNIER et BROUARDEL.

(1) Voyez p. 59 de cette édition.

VIII. — Accouchements prématurés artificiels. — Avortements provoqués, non criminels. — Procédés opératoires. — Effets immédiats des opérations.

Obs. LXVIII. — *Accouchements prématurés artificiels provoqués à sept et à huit mois par l'usage exclusif de l'ergot de seigle* (1).

Une femme, arrivée à la fin du huitième mois, est soumise pendant cinq jours consécutifs à l'usage de pilules contenant ensemble environ 6 grammes d'ergot de seigle. Dès le second jour, de petites douleurs se font sentir, et le col commence à se dilater le troisième. Le travail se décide dans toute sa force le septième jour, et la délivrance s'opère promptement sans aucun accident.

Deux cas de même nature, observés par feu Waddleworth sur des femmes parvenues à la fin du septième mois de la grossesse chez lesquelles, après trois jours consécutifs de l'usage de l'ergot, je travail s'établit et se termina dans l'espace de dix heures.

Le Dr Ramsbotham affirme avoir observé plusieurs cas dans lesquels la délivrance anticipée a été produite par l'ergot seul. Et M. Millet ne pense pas que l'on puisse révoquer en doute, dans ces cas, son efficacité.

Obs. LXIX. — *Avortement provoqué par la ponction des membranes* (1).

Une femme de vingt-huit ans, parvenue au sixième mois d'une quatrième grossesse, fut prise d'accidents très graves à la fois gastrique et cérébraux, que l'on reconnut plus tard devoir être attribués à une apoplexie utéro-placentaire, et qui parurent nécessiter la provocation de l'avortement comme seul moyen de sauver la malade. On y procéda en rompant les membranes. Il s'écoula une ou deux onces de liquide amniotique, et la dilatation du col commença bientôt. Cependant le travail ne marchant pas, l'accoucheur introduisit à plusieurs reprises la main dans le col de l'utérus sans qu'il survînt de véritables contractions utérines. L'accouchement se termine pourtant après vingt-quatre heures, et malgré une hémorragie abondante, la femme se rétablit.

(1) Observation de M. Van Wageninge, dans les *Annales de la Société médico-chirurgicale de Bruges*, citée par Millet, *Mémoires de l'Académie de médecine*, t. XVIII, p. 287, 1854.
(2) Observation du Dr Edwards, *The Lancet*, septembre 1846.

Obs. LXX. — *Accouchement provoqué à huit mois dans un cas de choléra par la ponction des membranes* (1).

Le Dr Basedowe, des Mersbourg, dans l'espoir de sauver une femme enceinte de huit mois et atteinte de choléra algide, eut l'idée de provoquer l'accouchement. Il trouva l'orifice de la matrice entr'ouvert, et conduisant sur le doigt, introduit dans le col, une aiguille à tricoter, il perça les membranes. Il s'écoula immédiatement une assez grande quantité de liquide amniotique. Une demi-heure après, le travail se déclara, et en trois heures la délivrance était complète. La malade guérit.

Obs. LXXI. — *Accouchement prématuré provoqué à sept mois par la ponction des membranes à l'aide du doigt* (2).

Sur une dame âgée de vingt-cinq ans, et se disant enceinte d'un peu moins de sept mois, affectée d'une hydropisie de l'amnios compliquée d'accidents qui mettaient sa vie en danger, M. le Dr Duclos, de Toulouse, se décidant à provoquer la délivrance, parvint à introduire l'extrémité de l'indicateur dans l'orifice utérin, perça les membranes, et fit évacuer les eaux en quatre fois, à un quart d'heure d'intervalle ; il en sortit environ 7 litres. Cinq heures après, afin de hâter le travail, la main, introduite dans la matrice, reconnut la tête de l'enfant, et l'amena peu à peu dans l'excavation pelvienne. L'enfant ne tarda pas être expulsé vivant. Les suites de couches furent naturelles.

LXXII. — *Avortement provoqué à deux mois et demi par le cathétérisme utérin dans un cas de vomissements incoercibles* (3).

M. le professeur P. Dubois, dans le but de provoquer l'avortement chez une sage-femme âgé de vingt et un ans et enceinte de deux mois à deux mois et demi, de concert avec M. le professeur Trousseau, introduisit d'abord une bougie, puis une sonde de gomme élastique dans la cavité utérine ; un peu de sang s'écoula.

(1) Leçons de M. P. Dubois, *loc. cit.*, p. 499.
(2) Observation citée par P. Dubois dans les leçons cliniques recueillies par le Dr E. Laborie, *Union médicale*, 1848, p. 469.
(3) Observation de M. P. Dubois citée dans la discussion académique, 30 mars 1852.

La sonde fut maintenue en place pendant deux heures environ, dans l'espoir que ce corps étranger provoquerait des contractions utérines. Celles-ci ne se manifestèrent cependant que le quatrième jour, et elles se terminèrent par l'expulsion du fœtus. L'extraction des débris ne fut faite que huit jours après. Le rétablissement fut d'ailleurs prompt et complet.

Obs. LXXIII. — *Accouchement prématuré artificiel provoqué à huit mois par ponction des membranes et ergot de seigle* (1).

A la fin du huitième mois de la grossesse, chez une femme qui avait subi deux fois l'embryotomie, je fis une ponction aux membranes en introduisant dans le col utérin un stylet pointu que je dirigeai sur l'indicateur de la main droite. Une demi-heure environ après cette opération, il s'écoula près de deux litres de liquide amniotique, et la femme se plaignit en même temps de douleurs dans l'abdomen. Des contractions irrégulières parurent bientôt, et le lendemain, trente-deux heures après l'opération, deux doses d'ergot de seigle ayant été administrées, un enfant vivant fut expulsé. La femme se rétablit sans accident.

Obs. LXXIV. — *Accouchement prématuré artificiel provoqué à sept mois et demi par le tamponnement et l'ergot de seigle* (2).

Sur une femme de trente-six ans, à sept mois et demi de grossesse, le 4 mars, au soir, on tamponne le vagin avec de la charpie. Cette opération ne détermine pas de douleur immédiate, et seulement dans la nuit suivante, quelques douleurs de reins. Le tamponnement est renouvelé deux fois et maintenu pendant quatre jours, sans produire autre chose que des douleurs insignifiantes et une dilatation très peu considérable. Le 9 et le 10, c'est-à-dire le lendemain et le surlendemain de l'enlèvement des tampons, on administra l'ergot de seigle, et dans la soirée du second jour, les contractions deviennent plus fortes, les membranes se rompant. Ce n'est pourtant que le 12, à quatre heures du soir, huit jours après la première opération, et quatre jours

(1) Observation de Samuel Brame, *Encyclographe médic.*, t. I, 298, citée par Millet, *Mémoires de l'Académie de médecine*, t. XVIII, p. 283.
(2) Observation du professeur Schœller, de Berlin, citée par Millet, *ibid.*, p. 284.

après l'emploi de l'ergot, que l'accouchement se termina sans dommage pour la mère ni pour l'enfant.

OBS. LXXV. — *Avortement provoqué dans un cas de rétrécissement extrême du vagin. Emploi de divers moyens successifs* (1).

Par suite d'une plaie gangreneuse et de la formation d'un tissu cicatriciel extrêmement résistant, il était survenu, chez une femme de trente-quatre ans, un rétrécissement du vagin, tel qu'il pouvait à peine admettre l'extrémité du doigt indicateur. Parvenue au troisième mois d'une nouvelle grossesse, elle se présenta au docteur Oldham, qui jugea impossible d'attendre une délivrance naturelle, et se décida à recourir à l'avortement.

Dans ce but, il donna sans succès des lavements de seigle ergoté, introduisit ensuite la sonde utérine dans l'intérieur de l'organe et lui fit exécuter quelques mouvements de rotation sans obtenir autre chose qu'un écoulement blanchâtre et quelques douleurs dans les reins et dans le bas-ventre. L'électro-magnétisme ne réussit pas mieux. Vingt-six jours s'écoulèrent dans ces tentatives répétées sans succès. Ce fut alors que M. Oldham se décida à ponctionner les membranes : il ne s'écoula que quelques gouttes de sang et de sérosité. Pendant cinq ou six jours, on put craindre que l'avortement n'eût pas lieu, cependant le travail se déclara et marcha régulièrement. Il n'y eut aucune suite fâcheuse.

OBS. LXXVI.—*Avortement provoqué à l'aide de l'éponge préparée*(2).

Une femme âgée de trente-cinq ans, rachitique, chez laquelle le bassin n'avait pas plus de 5 centimètres au détroit supérieur, fut soumise pour trois grossesses successives à des avortements provoqués à l'aide de l'éponge préparée, vers trois mois et demi et quatre mois de la gestation. La troisième fois, M. Lenoir pratiqua cette opération en portant dans le col utérin une pince à trois branches écartées, un morceau d'éponge préparée, taillée en cône, et solidement fixée sur une canule de gomme élastique qui fut maintenue en place, et remplacée le lendemain par une éponge plus volumineuse. Le travail commença le jour suivant

(1) Observation du Dr Oldham, *London medic. Gazette*, août 1846.
(2) Observation de Lenoir, *Bulletin de l'Académie de médecine*, décembre 1851.

et se termina heureusement. Les suites de l'opération furent des plus simples et le rétablissement rapide.

OB s. LXXVII. — *Avortement provoqué pour rétrécissement du bassin. Emploi successif de l'éponge, de l'électricité et de la ponction des membranes* (1).

Chez une femme rachitique et complètement contrefaite, parvenue à trois mois et demi d'une première grossesse, et admise à l'hôpital des Cliniques, Cazeaux provoqua l'avortement à l'aide de l'éponge préparée. Le résultat se fit attendre onze jours. Pendant deux jours seulement, les douleurs furent très aiguës ; les suites de la délivrance furent très heureuses. La même femme étant redevenue enceinte une seconde fois l'année suivante, Paul Dubois, reconnaissant également la nécessité de provoquer l'avortement, tenta vers le quatrième mois l'emploi de l'électricité ; mais l'expérience échoua en grande partie par l'indocilité de la femme. L'éminent chirurgien se décida alors à décoller les membranes. Il se servit d'abord d'une sonde de gomme élastique soutenue par un mandrin. Il put facilement l'introduire dans le col utérin, mais ne trouvant pas l'instrument suffisamment résistant, le remplaça par une grosse sonde d'argent, ce qui lui permit de pousser assez loin le décollement. Les adhérences placentaires furent détruites dans un certain espace, ce qui donna lieu à un peu d'écoulement de sang. Du reste, les membranes n'avaient pas été perforées. Presque aussitôt après l'opération, qui fut rapidement faite, les douleurs se développèrent peu violentes d'abord, mais tout à fait franches, pendant la journée qui suivit l'opération. Vers le soir de ce jour, les membranes se déchirèrent spontanément, et une demi-heure après l'avortement eut lieu.

OB s. LXXVIII. — *Accouchement prématuré artificiel pratiqué à l'aide de douches utéro-vaginales* (2).

Sur une femme de quarante ans, enceinte pour la troisième fois et affectée d'une tumeur osseuse du bassin, le docteur Perrin se décida à provoquer à sept mois et demi l'accouchement pré-

(1) Observation rapportée par le Dr E. Laborie, *Union médicale*, 1848, p. 94.
(2) *Union médicale*, 1859, 2e série, t. IV, p. 501.

maturé au moyen des douches utéro-vaginales. La première
fut administrée le 27 août 1859, à deux heures du soir, à l'aide
d'un simple irrigateur muni d'une canule en gomme élastique
droite, flexible, de 22 à 24 centimètres de longueur, à orifice
unique. L'injection de huit à dix litres d'eau tiède fut dirigée
pendant quinze à vingt minutes, tantôt sur le col de la matrice, tantôt dans le col lui-même. Pendant l'action de la douche, la femme
accusa le réveil d'une douleur fixe au-dessus du pli de l'aine
droite, ainsi qu'une sensation d'engourdissement général dans
les membres inférieurs, et remontant le long du rachis dans les
extrémités supérieures. Un quart d'heure plus tard survint un frisson avec la pâleur générale, suivie d'un accès de fièvre maligne et
d'une insomnie complète. Le lendemain deux douches sont données à onze heures du matin et à sept heures du soir ; avant la
première le col était plus ramolli et plus ouvert ; avant la seconde,
dilaté au point de permettre l'introduction du doigt dans la cavité
utérine. Ce frisson et la réaction fébrile ne se sont pas reproduits
après la troisième douche ; la poche des eaux se rompt à cinq
heures du matin. Deux douches sont encore administrées le 29
et le 30 à neuf heures du matin, mais la délivrance ne s'opère
que ce même soir à neuf heures, c'est-à-dire trois jours et demi
après la dernière douche. Les suites de couches ont été régulières.

IX. — Avortements tentés ou provoqués par des procédés divers.

Obs. LXXIX. — *Tentative prétendue d'avortement par l'introduction de la main.* (Rapports inédits.)

La fille Bornigal, âgée de vingt-deux ans et demi, fait la déclaration suivante :

« J'étais enceinte des œuvres de Mercereau, mon maître, âgé
de vingt et un ans. Sur son conseil, j'ai bu des infusions de rue,
qui n'ont eu aucun effet. Le 31 mais 1863 j'étais enceinte d'environ sept mois ; sur l'invitation de Mercereau, je me rendis dans un
champ de blé, il m'y suivit, me fit coucher entre deux sillons ;
après m'avoir écarté les cuisses, il quitta son gilet, troussa sa
manche, et me plongea toute la main dans les parties. Il me fit
très grand mal, et me dit qu'il avait tué l'enfant. Je restai environ
un quart d'heure dans le champ sans pouvoir remuer, le sang
venait en abondance. Enfin, je regagnai la maison. Jusqu'ici j'ai

gardé le silence parce que Mercereau promettait de m'épouser.

L'accusé nie très énergiquement ; il attribue au dépit qu'éprouve cette fille de n'être pas épousée par lui, une accusation contre laquelle il s'élève.

La tentative de la main aurait eu lieu le 31 mai 1863 ; le 27 juillet, le docteur Drouet visitait pour la première fois la fille Bornigal. Son examen ne constatait rien que de naturel chez cette fille. Le 17 août 1863, le docteur Pihan-Dufeillay visitait cette fille plus de deux mois et demi après.

Les rapports suivants feront connaître l'avis de ces deux médecins.

Rapport de M. Drouet. — Je soussigné Drouet, Aimé-Alexandre, docteur en médecine à Saint-Philibert-de-Grand-Lieu, etc., certifie avoir visité, avec beaucoup de soin, la fille Sidonie Bornigal, âgée de vingt-deux ans, se plaignant de tentatives d'avortement sur sa personne, tentatives exécutées le 31 mai 1863.

La fille Bornigal est enceinte d'environ huit mois, et les parties de la génération internes et externes ne présentent aucun signe de violence.

Rapport du docteur Pihan-Dufeillay. — Je soussigné Pihan-Dufeillay, docteur en médecine, etc., certifie m'être transporté, etc., à l'effet de visiter la nommée Sidonie Bornigal, pour constater son état de grossesse, et rechercher s'il existe à ses parties sexuelles des traces de violence qui y auraient été exercées, il y a plus de deux mois, dans le but de faire périr l'enfant qu'elle portait dans son sein, et si l'état de ses organes est ou non compatible avec les violences dont elle dit avoir été l'objet.

La fille Bornigal offre le développement abdominal d'une femme enceinte de huit mois. La peau de la région sous-ombilicale est parsemée de taches blanches nacrées, dues à l'éraillure du derme sous l'action de la grossesse. La palpation fait reconnaître, à travers les parois du ventre, la présence d'un corps résistant renfermé dans l'utérus, et l'auscultation, en permettant de percevoir les battements du cœur d'un fœtus, ne laisse aucun doute sur la nature de ce corps.

L'auréole du bout du sein est de couleur brune très prononcée et largement étendue autour du mamelon. Le toucher à l'aide du doigt introduit dans le vagin donne la sensation d'un corps volumineux et arrondi renfermé dans la matrice.

Les parties génitales externes, l'ouverture de la vulve et le méat vaginal sont presque aussi dilatés qu'ils le seraient chez une femme qui serait déjà devenue mère à une époque plus ou moins éloignée, et pourtant *ni les seins, ni la ligne blanche abdominale, ni l'intégrité de l'ouverture du col de l'utérus*, ne permettent de supposer que cela eût été. La fourchette n'existe plus, les nymphes ou petites lèvres sont notamment diminuées, et on peut, sans causer de douleur, introduire dans le vagin un spéculum à valves courtes, mais assez volumineuses.

Le spéculum permet d'apercevoir l'ouverture du col de la matrice, qui paraît humecté de mucus et faiblement ouvert, ainsi que cela a lieu normalement chez la femme dont le part approche.

Des faits ci-dessus décrits, je conclus :

1º Que la fille Bornigal est enceinte et qu'elle doit arriver avant peu au terme de sa grossesse ;

2º Que les parties génitales externes de cette femme, quoique ne présentant aujourd'hui aucune blessure ou contusion saisissable, offrent cependant une ampleur qui, jointe à la diminution des petites lèvres et à la disparition de la fourchette, permet d'admettre comme *possible*, si ce n'est comme *probable*, l'introduction violente dans ces parties d'un corps volumineux, à une époque déjà éloignée, sans toutefois pouvoir l'affirmer d'une manière positive.

Mᵉ Brillaud-Laujardière, chargé de la défense du sieur Mercereau, accusé de tentative d'avortement sur la fille Bornigal, pria le docteur Maisonneuve, chirurgien de l'Hôtel-Dieu de Paris, de vouloir bien lui donner son avis dans l'intérêt de la vérité médicale sur les deux questions suivantes :

1º L'état général de la fille Bornigal, constaté par M. le docteur Pihan-Dufeillay, permet-il d'affirmer que cette fille ne soit jamais devenue mère? N'est-il pas possible de retrouver, chez une femme *déjà devenue mère*, les signes identiques à ceux remarqués chez la fille Bornigal? — Était-on fondé, par suite, à affirmer qu'elle est primipare?

2º L'ampleur des parties génitales constatée par le rapport ne peut-elle pas être attribuée tout aussi bien à des habitudes vicieuses, la masturbation, par exemple, soit à l'aide de la main, soit à l'aide d'un corps étranger, qu'à l'introduction violente d'un corps volumineux dans les parties?

Rapport du docteur Maisonneuve. — Je soussigné, chirurgien de l'Hôtel-Dieu de Paris, etc., certifie après avoir pris connaissance des déclarations écrites de M. le docteur Drouet et de M. le docteur Pihan-Dufeillay :

1º Que les phénomènes observés chez la fille Bornigal, tels que : développement considérable du ventre ; taches blanches et nacrées dues à l'éraillure du derme ; — sensation d'un corps résistant et mobile perçu au moyen de la palpation abdominale ; — perception par l'auscultation dans un point circonscrit de l'abdomen de battements beaucoup plus rapides que ceux du cœur de la femme, etc., *ne laissent aucun doute sur l'existence d'une grossesse de huit mois environ* ;

2º Que le développement assez considérable de la vulve, des parties génitales externes et du vagin, est un phénomène *très fréquent* et parfaitement normal chez les femmes, *même primipares*, arrivées à ce degré de la grossesse, et ne peut, en aucune façon, faire présumer l'existence de manœuvres quelconques sur ces organes ;

3º Que rien dans les détails relatifs à l'état des lèvres, de la ligne blanche et du col de l'utérus n'implique rigoureusement ni l'existence, ni la non-existence d'une grossesse antérieure ;

4º Que, dans tous les faits exposés par nos honorables confrères, *il n'est rien, absolument rien* qui puisse autoriser la présomption que la fille Bornigal ait été soumise à des manœuvres ou à des tentatives de manœuvres abortives.

J'ajouterai que les manœuvres abortives, tant régulières que criminelles, n'exigent jamais l'introduction d'instruments volumineux.

Rapport du docteur J. Chenantais (de Nantes). — Le docteur en médecine soussigné, professeur à l'École préparatoire de médecine, chirurgien de l'Hôtel-Dieu de Nantes, a été prié, le 3 septembre 1864, par Me Brillaud-Laujardière, avocat, de donner son avis en réponse aux deux questions suivantes, qui terminent les rapports des docteurs Drouet et Pihan-Dufeillay, du 27 juillet et du 17 août 1863, sur l'état de la fille Bornigal.

Première question. — La forme de l'orifice externe du col utérin constitue le seul signe positif qui permette d'affirmer ou de nier un accouchement antérieur. Le rapport du docteur Pihan-Dufeillay constate « l'intégrité de l'ouverture du col de l'utérus » ; donc un enfant *à terme* n'a pas, en sortant de l'utérus, imprimé à cette ouverture la forme de deux lèvres à commissures latérales, caractère essentiel d'un accouchement à terme. Il est vrai que le rapport ne décrit pas la forme de l'orifice, mais le mot « intégrité » doit vouloir dire ici : forme arrondie, sans vestige de déchirures latérales du col. La réponse à cette première question sera donc : La fille Bornigal n'avait pas eu d'enfant à terme avant l'examen du 17 août.

Deuxième question. — Rien n'est plus variable que la laxité, la dilatabilité des parties externes de la génération, dans l'état de grossesse avancée, même chez une primipare. Dans le rapport sus-nommé, l'introduction facile et sans douleur du spéculum paraît être présentée comme une preuve d'amplitude du vagin. Mais, le plus souvent, le spéculum à valves surtout s'introduit facile-ment et sans douleur chez les femmes qui n'ont jamais eu d'en-fants. L'absence de la fourchette aurait une certaine valeur si le rapport spécifiait les traces de déchirures de ce mince repli. Rien de plus variable encore que cette portion de membrane mu-queuse. Quelquefois très étendue, elle remonte presque vers le méat urinaire. D'autres fois elle est à peine appréciable, et il faut écarter très fortement les grandes lèvres pour mettre en relief son bord libre. Si « la fourchette n'existe plus », le rapport ne dit pas non plus qu'elle a dû exister, et qu'il reste des cicatrices, traces de sa déchirure, une distension répétée fréquemment peut faire disparaître, par une sorte d'usure, la légère saillie d'une fourchette déjà peu prononcée. Le plus ou moins de longueur des petites lèvres ne peut fournir aucun caractère.

La réponse à la deuxième question sera : Rien ne prouve l'in-troduction violente d'un corps volumineux dans les parties géni-tales de la fille Bornigal.

Rapport du docteur Blanchet (de Nantes). — Le soussigné croit pouvoir affirmer ce qui suit : 1º Les signes observés sur la fille Bornigal et surtout le bruit des battements du cœur d'un fœtus ne laissent pas le moindre doute sur l'existence de la grossesse.

2º Les faits, tels qu'ils sont décrits par Pihan-Dufeillay, doivent faire penser qu'il s'agit d'une primipare, mais sans qu'on puisse l'affirmer d'une manière absolue ; car l'expression *intégrité du col de l'utérus*, qui, si elle était entendue dans le sens d'une absence complète de déformation de l'ouverture du col utérin, impliquerait l'impossibilité d'un accouchement antérieur, peut signifier seulement que, le jour de l'examen, ces parties étaient saines et sans lésions récentes.

3º Une femme, déjà devenue mère, peut présenter tous les signes remarqués sur la fille Bornigal, pourvu qu'on entende le mot *intégrité du col* dans le sens d'absence de toute lésion actuelle, comme il vient d'être dit.

4° La largeur de l'anneau vulvaire, l'absence de la fourchette, le peu de longueur des petites lèvres, l'insensibilité des parties à l'introduction du spéculum ne peuvent, en aucun cas, donner la moindre présomption en faveur de l'introduction violente dans le vagin, et à une époque déjà éloignée, d'un corps volumineux destiné à provoquer un avortement.

Non seulement tous ces faits s'observent très fréquemment chez des femmes enceintes, même primipares, mais on pourrait parfaitement les expliquer par des habitudes vicieuses, telles que la masturbation, soit à l'aide de la main, soit à l'aide d'un corps étranger.

J'ai, pour ma part, complètement adhéré aux conclusions de ces trois derniers rapports sollicités pas la défense.

Obs. LXXX. — *Avortement provoqué par la constriction violente du ventre.* (Rapport de MM. les professeurs René, Alquié et Dumas.)

Nous, soussignés, avons reçu, le 17 mai 1864, pour mission de procéder : 1° à l'examen d'un paquet cacheté contenant des pièces dites de conviction, et d'un dossier relatif à l'affaire de Mélanie Castel, Julie Maraval et Constant Eugène, inculpés d'avortement provoqué et de complicité à ce crime ; 2° de répondre à une série de questions posées dans la commission rogatoire qui résume en quelque sorte la situation.

Nous étant réunis dans le cabinet de l'un d'entre nous, nous avons procédé à l'examen du paquet cacheté et de son contenu. Ce paquet, de 18 centimètres de long, de 8 centimètres de large et de 4 centimètres d'épaisseur, enveloppé de papier blanc, dont les extrémités, repliées au-dessous, sont maintenues par deux cachets en cire rouge, portant l'empreinte du cachet de M. le juge d'instruction, avec ces mots : tribunal de première instance de Gaillac. Un troisième cachet semblable est apposé sur la partie moyenne de la face supérieure du paquet et maintient le bord libre de la feuille de papier formant enveloppe ; sur cette face

nous lisons ces mots : pièces de conviction dans la procédure
Mélanie Castel et autres inculpés d'avortement.

Le paquet défait, nous y trouvons contenu : 1° une ceinture en
coutil gris, longue de 70 centimètres et demi, large de 13 centimètres à ses deux extrémités, de 20 centimètres à sa partie
moyenne. Cette ceinture se décompose en cinq parties, une
médiane, dont le bord supérieur, légèrement convexe, mesure
31 centimètres ; et l'inférieur, beaucoup plus courbe que le précédent pour s'accommoder à la forme du bas-ventre, en mesure
26 centimètres et demi, les latéraux 15 centimètres. Une couture,
s'étendant de bas en haut du milieu de cette pièce, décrit, dans
son ensemble, une courbe destinée à faciliter l'application du
bandage sur le ventre déjà développé par suite d'une grossesse.
Cette couture cesse à 6 centimètres du bord supérieur, qui est
dès lors interrompu par un angle ouvert, dont les deux côtés
ont 9 centimètres de hauteur, tandis que la base est de 4 centimètres et demi. Les deux côtés de l'angle sont pourvus d'œillets
au nombre de quatre, qui, grâce à un lacet qui les rapproche,
ainsi que les bords correspondants, ramène à une longueur de
9 centimètres, la longueur totale du bord supérieur de la ceinture que nous avons dit être de 31 centimètres. Cette disposition
a pour but d'augmenter la courbe verticale de la ceinture et lui
permet ainsi de s'appliquer exactement sur les parties qu'elle
recouvre sans faire de godet. Des deux côtés de la couture médiane
et du triangle indiqués existent des baleines de 1 centimètre de
large, et épaisseur, 3 millimètres environ, ce qui leur donne une
assez grande résistance. Les deux grandes premières, obliquement dirigées de haut en bas et dehors en dedans, mesurent
18 centimètres de longueur. Leurs extrémités supérieures sont
à 18 centimètres l'une de l'autre, les inférieures à 4 centimètres
et demi seulement. L'une de ces baleines, celle du côté droit,
n'est pas dans sa gaine à 3 centimètres en dehors des extrémités
supérieures des baleines qui précèdent ; nous en trouvons une
autre de chaque côté, longue de 11 centimètres, et dont l'extrémité inférieure est à 5 centimètres en dehors des premières. Les
dernières baleines correspondent aux bords externes ou verticaux
de la grande pièce que nous décrivons ; elles sont, comme les
précédentes, destinées à donner de la solidité à la ceinture et à
l'empêcher de se plisser transversalement sur elle-même de
manière à faire corde.

De chaque côté de la pièce que nous venons de décrire en est une en tissu élastique qui, par suite de la distension considérable dont il a été l'objet a, perdu toute élasticité. Ces pièces, identiques à droite et à gauche, sont irrégulièrement quadrilatères ; leur bord supérieur mesure 11 centimètres et demi, l'intérieur 15 centimètres, l'interne 12 centimètres, ainsi que l'externe. Ce dernier côté n'est point oblique, comme celui qui précède et il se continue, celui de droite, avec une pièce quadrilatère en coutil gris, dont les bords supérieur et inférieur mesurent 8 centimètres et demi. Les deux autres, dont l'un s'unit à la pièce précédente, mesurent 12 centimètres et l'opposé 14 centimètres. Au point de rencontre de ces deux pièces est une baleine de 11 centimètres et demi de longueur.

La dernière des pièces indiquées porte deux pattes de 17 centimètres et demi de long, de 3 centimètres de large, servant de courroies ; elles sont solidement fixées à 5 centimètres de l'extrémité droite de la ceinture. Cette disposition n'existait pas tout d'abord, car à 2 centimètres et demi de cette même extrémité, des traces d'une double rangée de points indiquent qu'à un certain moment ces pattes étaient moins reculées. Cette dernière disposition a eu pour but évident de diminuer la longueur de la ceinture comprise entre les boucles et l'extrémité fixe des courroies, de manière à exercer une compression plus énergique sur les parties embrassées.

La cinquième pièce extrême du côté gauche de la ceinture ne diffère de la précédente qu'en ce qu'elle porte deux boucles en cuivre à trois ardillons mesurant chacun 17 millimètres de largeur, bouclées de manière à ce que les boucles arrivent aussi près que possible de l'extrémité fixe des courroies ; la circonférence de la ceinture, en supposant que l'échancrure en gousse disparaisse par suite de l'action d'un lacet, ne mesure *que soixante-deux centimètres.*

Cette circonstance ne doit point être perdue de vue, car elle nous permettra de comprendre les douleurs violentes éprouvées par Marie Castel lors de l'application de cette ceinture ; jusqu'à la fin du sixième mois de grossesse, le ventre d'une femme grosse mesure 80 à 90 et 99 centimètres de circonférence.

Description du mouchoir. — Avec cette ceinture était un mouchoir de coton à fond blanc rayé de rouge qui, d'après les renseignements fournis par M. le juge d'instruction, a été plié en forme de cravate par les prévenues elles-mêmes, qui ont eu la précaution, sur la demande de ce magistrat, d'y passer un fil blanc, pour en maintenir les différents plis, après quoi elles l'ont noué comme il l'était par les soins de l'une d'elles, et plus particulièrement par ceux de Julie Maraval.

Ce mouchoir, ainsi plié et noué, mesure 6 centimètres et demi dans sa partie la plus large diamétralement opposée au nœud destiné à le fixer. Celui-ci est formé d'un nœud simple, surmonté d'une rosette ou boucle simple aussi, les deux bouts du mouchoir dépassant le point noué, l'un de 7 centimètres, l'autre de 12 centimètres environ. Le mouchoir ainsi noué mesure une circonférence de 87 centimètres et demi.

Dossier. — Ces pièces de conviction une fois examinées et décrites, nous avons procédé au dépouillement du dossier.

Commission rogatoire de M. le juge d'instruction de Gaillac. — Attendu qu'il résulte de l'information que, durant une première grossesse remontant à deux ans et demi et trois ans, Mélanie Castel fit d'abord usage, pendant trois matinées consécutives, d'une tisane composée de camomille romaine, de sel de nitre et de sabine, qu'après cette tisane elle comprima vigoureusement son abdomen à l'aide d'une ceinture en forme de corset, garnie de baleine, qu'elle l'y maintint toute une après-midi et une partie de la nuit suivante, que, n'ayant pu la supporter plus longtemps, tant elle éprouvait de souffrance, elle la quitta pour la remettre à la femme Maraval, qui la lui avait apportée ; qu'à cette ceinture elle fit succéder un mouchoir plié en forme de cravate, avec lequel elle serra ses hanches et son ventre en le tenant fortement noué au-dessous du nombril, que, pendant plusieurs mois, elle le maintint, sans discontinuer, nuit et jour autour de ses hanches et sur son ventre, toujours noué avec force, qu'il y exerça une telle pression, que des croûtes et des plaques rougeâtres se formèrent à l'endroit où ce mouchoir était appliqué; qu'à la suite de cette longue et vigoureuse compression, Mélanie Castel accoucha au septième mois de sa grossesse d'un enfant mort-né ;

Attendu qu'une seconde grossesse ayant succédé récemment à la première, Mélanie Castel a mis en pratique sur sa personne les mêmes moyens que ceux qu'elle avait employés à l'aide du mouchoir plié en forme de cravate, qu'après l'avoir porté nuit et jour comme la première fois, pendant plusieurs mois consécutifs, fortement serré sur les hanches et solidement noué sur son ventre dans la partie correspondante à la hauteur des hanches, elle est accouchée le 11 avril dernier, à la fin du huitième mois de sa grossesse, d'un autre enfant mort-né ;

Attendu que ce qui a principalement attiré notre attention lors de la levée du corps de cet enfant, effectuée sous nos yeux et par nos ordres, dans la soirée du 12 avril de la présente année, c'est la forme anormale et proéminente que présentait son abdomen ;

Attendu qu'en présence de ces divers faits, il importe de demander à des hommes de l'art commis à ces fins la solution des questions suivantes :

1° Une tisane composée avec du sel de nitre, de la camomille romaine et de la sabine, est-elle un médicament de nature à produire un avortement?

2° Des compressions extrêmement énergiques et soutenues sans interruption nuit et jour pendant trois, quatre ou cinq mois dans les conditions mentionnées dans la procédure et ci-dessus indiquées à l'aide d'une ceinture ou d'un mouchoir noué sur l'abdomen, constituent-elles des moyens mécaniques de nature à amener un avortement?

3° L'organisation anormale et les désordres maladifs observés chez l'enfant ont-ils été le résultat de ces longues pressions?

4° Tout au moins les désordres maladifs, tels que les adhérences anciennes, solides, résistantes, l'atrophie de certains organes et le développement excessif des autres ; et ou partie seulement de ces désordres s'expliquent-ils et se justifient-ils par les violences exercées sur l'abdomen pendant la vie intra-utérine?

5° L'avortement, dans les deux grossesses, a-t-il été déterminé par les manœuvres coupables décrites par la femme Maraval et la femme Castel?

Ordonnons, en conséquence, que par tels hommes de l'art qu'il plaira à M. le juge d'instruction près le tribunal de première instance de Montpellier, de commettre, et serment préalablement prêté entre ses mains, il sera par eux procédé à l'examen et à la solution des questions ci-dessus posées.

De tout quoi il sera dressé un rapport contenant leur avis motivé, qui nous sera transmis, pour être joint aux pièces de la procédure.

Disons, en outre, que les pièces de l'information propres à fournir aux experts tous les éclaircissements et renseignements nécessaires, ainsi que la ceinture en forme de corset et le mouchoir plié en forme de cravate et noué tel qu'il l'est actuellement par les deux femmes inculpées, seront transmis à notre collègue de Montpellier, pour être, ensuite, mis à la disposition des experts par lui désignés.

Pénétrés de l'importance de leur mission et désireux de répondre exclusivement à la confiance dont ils étaient l'objet de la part de l'autorité judiciaire, les experts soussignés se sont empressés de prendre connaissance des documents mis à leur disposition, et c'est après l'examen le plus attentif et le plus consciencieux, qu'ils croient pouvoir résumer la situation comme suit :

Exposé des faits. — Dans la journée du 12 avril 1846, un pourceau paissant sur la rive droite du Tarn, au lieu dit Saint-Roz, mit à découvert le corps d'un enfant nouveau-né qui, dans un état complet de conservation, d'après le procès-verbal de M. le juge d'instruction près le tribunal de première instance de Gaillac, procédant à la levée du corps du délit, mesurait, des pieds au sommet de la tête, 45 centimètres. Le sexe fut déclaré incertain, la mort ne paraissait pas remonter à plus de quarante-huit heures, le nez était fortement comprimé, tout à fait aplati ; il y avait une ecchymose à côté de l'œil droit et une légère blessure entre le front et le sommet de la tête ; le côté gauche de la face, dans la partie qui joint la mâchoire inférieure, est un peu déprimé ; aucune trace de violence n'existe d'ailleurs sur les autres parties du corps.

L'abdomen seul offre quelque chose d'anormal par son volume et sa forme un peu proéminente ; à côté de ce cadavre, et à peu de distance de lui, se trouvaient quelques vieux linges, haillons et, parmi eux, un mouchoir taché de sang coagulé portant les initiales de M. C. Enveloppé dans ces haillons, le petit cadavre fut porté à l'amphithéâtre de l'hôpital Saint-André.

La première pensée de MM. les magistrats fut de croire à un infanticide, et les poursuites furent dirigées dans ce sens ; mais, en attendant que les hommes de l'art procédassent à un examen qui pouvait seul leur révéler la vérité, Mélanie Castel, mère de l'enfant, et Julie Maraval, sa confidente, qui avait assisté à l'accouchement, affirmèrent, dans le premier interrogatoire, que l'enfant, venu avant terme, était mort-né et n'avait donné aucun signe de vie, car il n'avait pas crié.

Ce fait fut confirmé par les docteurs Thomas, Rigal, père et fils, le premier, médecin, les deux derniers chirurgien titulaire et chirurgien adjoint de l'hôpital Saint-André de Gaillac, qui furent appelés à examiner le petit cadavre.

? 1. Le 31 avril, à neuf heures du matin, devant un honorable confrère, nous procédâmes à l'examen demandé et constatâmes que les taches de sang qui imprégnaient le linge dans lequel l'enfant était enveloppé étaient trop peu nombreuses, trop peu intenses, pour révéler une hémorragie mortelle ; le cordon, déchiré à 9 centimètres de l'ombilic, ne porte pas de ligature ; est frais, rond, transparent, et la peau sur laquelle il s'insère n'offre pas l'aspect de l'organisation parfaite qu'elle a acquise sur un enfant à terme. Il n'existe pas de putréfaction.

? 2. La longueur du corps, mesuré du vertex aux talons, est de 45 centimètres ; l'ombilic se trouve en contre-bas de la moitié de cette longueur ; le poids est de 2 kilogrammes 300 grammes. L'épiphyse inférieure des deux fémurs, coupée par tranches, ne renferme pas le noyau d'ossification justement considéré comme signe principal de la maturité complète d'un fœtus.

? 3. La surface du corps étant lavée avec soin pour enlever la terre sablonneuse qui lui était adhérente, nous trouvons une couche d'enduit sébacé autour du cou et sur la joue droite ; la peau, généralement assez ferme et d'un blanc rosé, présente çà et là des sugillations qui n'ont pas les caractères de violences extérieures ; elles ne recouvrent pas des ecchymoses dans l'épais- seur du derme ni au-dessous, ainsi que cela a été démontré par diverses incisions ; elles sont le résultat probable de pressions opérées depuis la mort par des plis du linge et par la terre qu'on a pu fouler sur le cadavre après l'inhumation.

Nous nous croyons autorisés à rapporter maintenant à ces causes ou à des circonstances du même genre, une dépression remarquable du visage de gauche à droite, avec une dévia- tion du nez dans le même sens, ce qui avait éveillé d'abord la pensée d'une main criminelle fermant les ouvertures périphères, la bouche et la narine.

? 4. La poitrine, vue extérieurement, n'est développée ni laté- ralement ni en avant.

L'abdomen se présente, au contraire, avec un développe- ment relativement énorme ; on sent à travers ses parois des tumeurs dures, résistantes, dont l'autopsie devait révéler la nature.

Les parties génitales externes sont dans un état tellement anormal, que la détermination du sexe devient incertaine ; elles se composent en effet, d'une saillie de la peau, formant au-des- sous du pubis une tumeur qui semble empruntée à un segment de sphère ; le centre en est déprimé et porte un cylindre long de 5 à 6 millimètres verticalement fendu.

L'anus est imperforé, la région où il devait se trouver n'offre aucune dépression.

Passant à l'autopsie, nous trouvons : § 5. Sous le cuir chevelu, suffusions sanguines sous-épicraniennes plus ou moins étendues, souvent rondes, à contours bien distincts et toujours d'une teinte rouge brun.

La fontanelle antérieure large, les os du crâne ne se touchent pas par leur bord, et sont sensiblement mobiles.

Cerveau congestionné, enveloppé, surface externe sans trace de violence.

§ 6. Pas de corps étranger dans les cavités buccales, laryngienne et pharyngienne, pas d'impressions digitales aux ouvertures.

§ 7. Les poumons sont petits, massés sur eux-mêmes, ayant la consistance du foie d'un adulte : loin d'emplir la poitrine, ils laissaient le cœur à découvert ; leur texture est compacte et lobuleuse : enlevé avec le cœur, le thymus est soumis aux épreuves docimasiques : il gagne promptement le fond du vase.

Allégés du poids des organes que nous venons d'indiquer, ils plongent ensemble ou séparément.

Incisés et comprimés sous l'eau, ils ne font monter à la surface aucune bulle d'air ni d'un gaz quelconque.

§ 8. Le foie, abreuvé de sang noir, dur et doublé au moins de volume, *adhère par sa face convexe,* d'une manière intime, au diaphragme, et, par sa surface concave, à des points sans nombre de l'appareil digestif.

Tous les viscères sont soudés, d'autre part, à la surface péritonéale, qui double la paroi abdominale antérieure : il a fallu user de beaucoup de précautions pour les en détacher.

L'ensemble de la cavité splanchnique offre des anomalies de structure, qui se présentèrent à de nombreux détails d'histologie anormale et d'anatomie pathologique ; au point de vue médicolégal, le seul qui doive nous occuper ici, nous nous bornons à noter les faits suivants :

L'intestin grêle *est de très petit calibre* ; ses parois, d'une ténuité extrême, se déchirent avec beaucoup de facilité. Le gros intestin, d'une capacité à peu près normale, contient dans sa partie inférieure du méconium, et se termine en cul-de-sac à 15 millimètres environ de la vessie, à la partie postérieure de laquelle il va se fixer sous forme d'un ligament plein, d'une nature fort dense.

Les reins, les capsules surrénales ont pris des dimensions triples de leur volume ordinaire, les uretères atteignent la grosseur d'une plume à écrire.

Le bassin est rempli et débordé par cinq poches, dont l'une, égale à un œuf de poule, est évidemment la vessie, puisque les uretères vont la rejoindre et qu'un stylet plein a pu parvenir dans son intérieur par la fente déjà indiquée comme faisant partie d'un simulacre d'appareil génital obtenu plutôt féminin que masculin.

Les quatre autres poches semblent être des anneaux de la vessie ; notons, toutefois, qu'elles ne se vidaient pas dans ce réservoir, quand nous pressions sur elles; il a fallu les inciser.

Nous avons vainement cherché des traces de la matrice, des ovaires ou des testicules à l'intérieur, et, sous notre scalpel, le petit cadavre n'a réellement pas de sexe.

Tous les organes abdominaux sont, du reste, unis les uns aux autres par des adhérences anciennes, solides, résistantes, et n'ont pu être isolés les uns des autres que par de minutieuses dissections ; c'était, à proprement parler, une sorte de feutrage, de monstruosités et de désordres pathologiques dont on ne trouverait peut-être pas un exemple dans les annales de la science.

De ce qui précède nous concluons :

1º Le cadavre soumis à notre expertise est celui d'un enfant expulsé de la matrice vers la fin du huitième mois de la gestation.

Il n'est donc pas à terme, cela est démontré par les signes recueillis § 1 et 2.

2º Il n'a pas respiré, ce qui est mis hors de doute par l'aspect extérieur de la poitrine, § 4, et par les épreuves de la docimasie pulmonaire hydrostatique consignées dans le § 7.

Par conséquent, il n'a pas vécu de la vie extra-utérine.

3º Il n'est pas né viable, ce qui est prouvé, moins par le défaut de maturité, § 2, que par l'organisation anormale de l'appareil digestif et génito-urinaire, et par les désordres maladifs qui en furent les conséquences pendant la vie fœtale.

L'imperforation de l'anus, telle que nous l'avons vue, § 4 et 8, ne se prêtait à aucune entreprise chirurgicale rationnelle, alors surtout qu'elle se trouvait combinée avec les anomalies des reins, de la vessie et des états pathologiques qu'aucune indication ne saurait guérir.

Les adhérences du foie au diaphragme, § 8, la masse des tumeurs intra-abdominales, leurs connexions réciproques n'ont pas permis à la poitrine de se dilater selon son diamètre vertical.

Il est de toute évidence que les monstruosités s'opposaient à une vie longue.

Il ne l'est pas moins à nos yeux que l'ensemble des choses s'est opposé à une vie de quelques instants, à une prise de possession de la vie personnelle.

4° Des traces de violences meurtrières manquent dans l'espèce, § 5 et 6.

L'enfant autopsié par nous a épuisé, pendant l'accouchement plus ou moins laborieux de la mère, le peu de forces qui avaient résisté aux vices de son organisation et à ses souffrances ; il est pour nous un enfant mort-né.

Thomas et Rigal.

De ce document il résulte évidemment que l'enfant auquel Mélanie Castel a donné le jour n'est point né à terme, et qu'il n'est point né vivant et qu'il n'a point vécu ; de plus, il n'était nullement viable, c'est-à-dire susceptible de vivre d'une vie indé-pendante comme la plupart des enfants, ce que permettent d'affirmer les lésions profondes et variées des organse thoraciques et abdominaux, dont plusieurs reflètent des désordres, consé-quence habituelle de maladies congénitales, telle la prostate, par exemple, tandis que, à côté, existent de véritables monstruosités ou déviations du type normal par arrêt de développement. A ce dernier ordre de faits se rattachent l'occlusion du rectum, la disposition irrégulière de l'appareil génital, le développement anormal du foie, des reins, des capsules surrénales, tandis que nous rapporterons au premier les adhérences nombreuses, éten-dues, solides et résistantes qui ont uni entre elles les diverses parties de l'appareil digestif, de manière à en faire une sorte de masse informe et difficile à déterminer.

L'enfant n'étant point né à terme, on a dû se demander quelle pouvait être la cause de cette expulsion hâtive, alors que dans les conditions normales, la mère porte son fruit pendant deux cent soixante-dix jours ou neuf mois inclus, etc.

C'est en poursuivant l'instruction à ce point de vue que le magistrat instructeur a obtenu des explications, desquelles il résulte (interrogatoires ultérieurs et répétés de Mélanie Castel et de Julie Maraval) que la première a été enceinte, une première fois, il y a environ deux ans et demi à trois ans ; que, lors de cette pre-mière grossesse, elle fit usage, pendant trois matinées seulement, d'un breuvage fourni par Julie Maraval, et composé d'infusion de camomille romaine et de sabine, tenant en solution une certaine quantité de sel de nitre. Cette boisson était destinée à faire reparaître les menstrues.

Ce breuvage n'ayant produit aucun effet, Julie Maraval proposa à Mélanie de faire usage d'une ceinture que nous avons décrite. La grossesse était alors arrivée à la fin du troisième mois; la ceinture fut appliquée par Julie Maraval, qui la serra autant que possible, c'est-à-dire jusqu'à ce que les boucles atteignissent la base des lanières, faisant office de courroie : ce qui ne donnait, comme nous l'avons dit, qu'une circonférence de 62 centimètres.

Les douleurs que Mélanie éprouva de cette étreinte furent telles qu'elle ne put supporter cette application que pendant une après-midi et une partie de la nuit suivante; aussi le lendemain se refusa-t-elle formellement à continuer son supplice.

Ce refus de porter la ceinture fut cause que Julie Maraval la remplaça par un mouchoir plié en forme de cravate, dont nous avons indiqué déjà la disposition, et que Mélanie Castel ou la femme Maraval plaçaient sous la chemise, immédiatement sous la poitrine, de manière que le plein du mouchoir portait sur les reins, tandis que les deux chefs, ramenés en avant et fortement serrés, étaient noués à deux travers de doigt environ au-dessous de l'ombilic. La constriction ainsi exercée par ce mouchoir et la crête des os des îles, car ce n'est qu'à cette condition que le nœud peut répondre au-dessus de ces cicatrices ombilicales, ne nous permet pas de considérer comme complètement exacte l'indication *sur les hanches* qui, par inattention sans doute, a été, dans les diverses pièces de l'instruction, mise à la place de celle-ci : *au-dessus des hanches*, qui nous paraît plus exacte, et qui est la seule possible lorsqu'il s'agit d'apprécier la pression d'un lien sur les parois du ventre qu'il embrasse circulairement.

Quoi qu'il en soit, cette compression, quoique moins pénible que celle de la ceinture, déterminait de telles douleurs, que Mélanie Castel n'hésitait pas à la diminuer pendant la nuit en desserrant le lien constricteur; mais la femme Maraval venait le matin et replaçait les choses dans le même état qu'auparavant, grâce à une vigueur du poignet peu commune chez les personnes du sexe. Grâce à cette action soutenue, la peau comprimée devient le siège de rougeur en forme de plaques plus ou moins étendues, et même de croûtes, ce qui indiquait évidemment combien était violente l'étreinte dans ces divers points de la peau du ventre de Mélanie Castel subissant l'action.

Ce fut sous l'influence de cette compression prolongée, soutenue jusqu'à la veille de l'accouchement avant terme, qu'un jour, pendant qu'elle se livrait aux travaux des vendanges, Mélanie se sentit plus souffrante, et se fit examiner par la femme Maraval, qui constata que des matières sanguinolentes s'échappaient des organes génitaux de sa compagne. Ce fut la nuit d'après qu'eut lieu l'expulsion de l'enfant, qui, au dire de Julie, n'était âgé que de sept mois, et fut enterré au pied d'un peuplier, où il n'a pu être retrouvé.

Deux ans et demi s'étaient écoulés, lorsqu'en septembre dernier et pendant les vendanges, Mélanie Castel vit encore disparaître ses mois ; elle confia à Julie Maraval les craintes qu'elle avait d'être enceinte de nouveau. Ses appréhensions s'étant confirmées, elles eurent recours, dès le cinquième mois environ et comme la première fois, à un mouchoir plié en cravate, et ce fut à la suite de ce moyen seul que la nouvelle grossesse se termina, le 11 avril dernier, par l'expulsion de l'enfant, dont l'état de malconformation a été si bien décrit par nos honorables confrères de Gaillac.

Grâce à l'exposé des faits qui précèdent et à leur rapprochement de ceux que les annales de la science mettent à notre disposition, nous pouvons aborder, il nous semble, la solution des diverses questions qui nous ont été posées et que nous allons examiner successivement.

Première question. — Une tisane, composée de sel de nitre, de camomille romaine et de sabine, est-elle de nature à produire un avortement?

Des trois substances qui entrent dans la composition du breuvage dont Mélanie Castel a fait usage pendant trois matinées lors de sa première grossesse, deux, le sel de nitre et la camomille romaine, sont tout à fait inoffensives, bien que la seconde soit considérée comme emménagogue et pouvant exercer dès lors une certaine influence susceptible de ramener les règles qui ont disparu.

Le breuvage, dont la sabine faisait partie, n'a été pris que pendant trois matinées, et dans des proportions incapables d'amener un résultat fâcheux, qui ne se réalise, le plus souvent, que lorsque les doses élevées donnent lieu à un ensemble de phénomènes plus ou moins violents, dont le ralentissement sur la nature amène, d'une manière indirecte, l'expulsion du produit de la conception.

Oui, donnée à certaines doses, la sabine peut exercer une fâcheuse influence sur la marche de la grossesse et déterminer l'avortement; mais, dans l'espèce, le breuvage dont a fait usage Mélanie Castel nous paraît n'avoir exercé aucune influence de ce genre.

Deuxième question. — La compression extrêmement énergique et soutenue sans interruption, nuit et jour, pendant trois, quatre ou cinq mois dans les conditions qui ont été indiquées plus haut à l'aide d'une ceinture ou d'un mouchoir noué sur l'abdomen, constitue-t-elle un moyen mécanique capable d'amener un avortement?

Oui, répondrons-nous sans hésiter ; mais pour faire passer notre conviction dans l'esprit des personnes étrangères à la science, nous croyons devoir entrer dans quelques détails.

Si l'on examine ce qui se passe chez une femme qui a conçu, on voit son ventre grossir graduellement par suite du développement de la matrice qui, longue de 7 centimètres seulement, large de 4, et épaisse de 1 ou 2 pendant l'état de vacuité, n'offre pas moins de 36 centimètres de long, 16 de large et 3 d'épaisseur lorsqu'elle doit expulser le produit de la conception arrivé à terme.

Il est facile de comprendre que ce développement ne peut avoir lieu, ainsi que le volume relativement énorme qui en est la conséquence, qu'à la condition, pour cet organe, de jouir d'une liberté complète dans son accroissement; et pour qu'il en soit ainsi il faut que l'abdomen puisse augmenter de capacité et acquière, lui aussi, une ampliation de plus en plus considérable, puisque, aux viscères déjà si nombreux qui en occupent la cavité se surajoute, chez la femme enceinte, la matrice qui, de l'excavation du petit bassin, s'élève graduellement jusqu'à l'épigastre ou creux de l'estomac.

Un simple coup d'œil jeté sur les parois qui limitent le ventre permet d'apprécier de quel côté existent les résistances et de quel côté aussi la matrice, en voie de développement, trouvera seulement les conditions qui doivent la rendre facile. En arrière, une colonne osseuse, la colonne vertébrale et les muscles puissants qui s'y attachent ; en haut, le diaphragme sur lequel pèsent le cœur et les poumons, auxquels se surajoute le poids du foie, de l'estomac et de la rate; en bas, les os du bassin, dont la résistance est absolue, s'opposent à ce que l'organe gestateur puisse se développer dans ces divers sens et acquérir, dans toutes les direc-

tions, cet accroissement que nécessitent les nouvelles conditions
physiologiques qui découlent du fait de la gestation. Les parois
antérieures et latérales de l'abdomen sont les seules qui, par leur
distension graduelle, puissent permettre le développement utérin;
et que l'on ne croie pas que cette distension soit sans inconvénient pour l'intégrité des parois qui la subissent, les plans char-
nus, fibreux, qui les composent, sont comme éraillés, et la peau
qui les recouvre se fendille, se déchire, devenant ainsi le siège, à
partir du septième mois, et quelquefois plus tôt, de vergetures,
traces indélébiles des désordres que la grossesse amène dans la
continuité du tissu de la peau.

Toute influence susceptible d'entraver cette dilatation de la
matrice, soit d'une manière directe ou indirecte, c'est-à-dire en
agissant sur l'organe lui-même ou sur les parois de la cavité dans
lequel il est contenu, devra, par cela même, aboutir à l'avortement, car si, d'une part, les parois utérines se trouvent placées
entre une force qui, agissant du dedans au dehors, les met dans
la nécessité de s'écarter et de s'agrandir, et, de l'autre, sous
l'influence d'une autre puissance non moins énergique qui s'op-
posera à leur développement, il en résultera une irritation de l'organe qui, arrivée à un certain degré d'intensité, le fera réagir
vivement sur son contenu, en déterminera le développement et
l'expulsion.

Ce que la théorie nous indique comme la conséquence fatale de
l'impossibilité où est la matrice de se dilater, comme le comporte
la marche de la grossesse, n'est que trop démontré par l'expérience
de tous les jours. Ainsi, tous les traités d'accouchement nous
apprennent qu'il faut ranger parmi les causes les plus actives de
l'avortement tout obstacle interne ou externe au développement
facile de la matrice contenant un œuf fécondé et en voie d'évolution.

Ainsi, disent Baudelocque, Moreau, Velpeau et tous les accoucheurs modernes, la roideur ou rigidité des fibres de la matrice
qui ne peuvent prêter et se développer suffisamment amène
l'avortement.

Il y a aussi, dit Mauriceau (1), des indispositions de la matrice
qui produisent le même accident, comme lorsqu'elle est trop
petite ou tellement comprimée par l'épiploon, qu'elle ne peut
pas s'étendre autant qu'il serait nécessaire pour loger entière-

____

(1) Mauriceau, t. I, p. 189, *Observations.*

ment l'enfant, avec l'arrière-faix et les eaux qu'elle contient.

« Il en est de même des lésions organiques qui, ayant leur siège dans leur cavité, exercent, par leur volume, une action directe sur la matrice, de manière à empêcher ses développements. C'est ainsi que, dans son *Traité des Accouchements* (1), le praticien de Paris, signalant les adhérences, les déplacements et tout ce qui peut gêner le développement facile et régulier de la matrice pendant la grossesse comme pouvant aboutir à l'avortement, ajoute : d'autres fois, c'est un ovaire dégénéré ou transformé, un kyste qui s'est logé dans la fosse recto-vaginale ; tantôt c'est la trompe d'un côté qui adhère à l'ovaire opposé, plus souvent ce sont des masses encéphaloïdes ou squirrheusses qui, en affectant les ovaires, les trompes, le péritoine pelvien, mettent un obstacle invincible à ce que la matrice subisse le changement de dimension et de structure indispensable au complément de la gestation.

« L'hydrophorie ou hydropisie de l'ovaire, celle des trompes de Fallope, ainsi que le développement d'autres tumeurs dans les environs de l'utérus, est-il dit dans un travail on ne peut plus remarquable et écrit *ex professe* sur l'avortement, peuvent aussi être cause de l'expulsion du fœtus avant terme en mettant obstacle au dépeloppement facile de la matrice. »

« Les tumeurs volumineuses du bassin, dit à son tour Jacquemier (2), ainsi que celles de la cavité abdominale, qu'elles aient ou non des connexions avec les organes de la génération, agissent en mettant obstacle au développement de l'utérus. »

Les mêmes convictions, fruit d'une expérience réitérée, se retrouvent dans les écrits de Cazeaux et dans l'opinion de tous les accoucheurs.

Ce triste résultat n'en est pas moins la conséquence, au moins pendant les premiers mois de la grossesse, des vices ou malconformations du bassin qui, agissant à la manière d'une ceinture qui ne peut céder, aboutit fatalement à l'avortement ou à la mort des sujets.

« Nul doute, dit à cet égard Cazeaux, nul doute de l'influence de la malconformation pelvienne sur la marche de la grossesse, car lorsque le rétrécissement des détroits s'accompagne de l'agrandissement de l'excavation, l'utérus gravide, trouvant dans la cavité

(1) T. I, p. 390.
(2) Jacquemier, *Manuel des Accouchements*, Paris, 1846, t. I, p. 453.

du petit bassin un espace plus considérable qu'à l'ordinaire, peut y séjourner plus longtemps, s'y développer au delà du temps habituel, circonstance qui devra fatalement aboutir à l'avortement par l'impossibilité où se trouvera plus tard l'utérus de s'élever au-dessus du détroit supérieur, et, nous ajouterons, de se développer, l'enveloppe osseuse qui l'entoure de toute part ne pouvant s'agrandir et s'accommoder d'ailleurs à son augmentation de volume.

« Lorsque le diamètre transversal du grand bassin est rétréci par redressement des crêtes iliaques, le développement de l'utérus en est assez considérablement gêné, ajoute le même auteur, pendant les derniers mois de la gestation, et cette difficulté que la matrice éprouve dans son développement peut, suivant la remarque d'Antoine Dubois, être une cause d'accouchement prématuré, c'est-à-dire de l'expulsion avant terme de l'enfant. »

Des citations qui précèdent et que nous aurions pu multiplier, il résulte que, dans la pensée de tous les hommes compétents ou qui ont fait de la science des accouchements l'objet spécial de leurs études, toute disposition matérielle, susceptible d'exercer une pression plus ou moins directe sur la matrice, de manière à entraver et, à plus forte raison, à empêcher son développement, aboutit par cela même à l'avortement.

Or, serait-il irrationnel de conclure de cette influence à celle d'agents extérieurs intervenant d'une manière toute mécanique. Voyons ce que l'expérience nous révèle à cet égard.

« Les anciens, dit Winslow, dans une de ses communications à l'Académie des Sciences, *Mémoire de l'Académie de* 1740, nous ont fourni des observations qui ne peuvent laisser de doutes sur les inconvénients des corps ou corsets en baleine et sur l'impression plus ou moins funeste que ressentent, en différentes manières, les principaux viscères du bas-ventre jusqu'à blesser, même à *atrophier* et à étouffer le fruit de la femme enceinte. »

N'est-ce pas sous l'influence de ces préoccupations que l'on a conseillé de tout temps aux femmes grosses de n'exercer sur leur ventre aucune compression susceptible d'entraver le développement de la matrice et de l'enfant qu'elle contient? Le mot *enceinte,* employé pour caractériser l'état de la femme qui a conçu, n'est-il pas emprunté à cet usage de la société romaine, qui faisait aux femmes grosses l'obligation de déposer la ceinture dont elles faisaient usage pour maintenir les plis de leurs robes.

En dépit de ces sages prescriptions, fondées sur une saine appréciation de la nature des choses, la mode, cette capricieuse déesse, impose aux femmes l'usage des corps de baleine, dont les inconvénients ont été l'objet des critiques les plus vives et les plus légitimes des médecins, des moralistes et des philosophes. Ce sont ces justes, ces légitimes protestations qui ont inspiré la plume de Bonnaud qui, en 1770, publiait un *Mémoire sur la dégradation de l'espèce humaine par l'usage des corps de baleine*, mémoire auquel nous ferons quelques emprunts, afin qu'on ne puisse pas considérer nos arguments comme imaginés pour les besoins de la cause pour laquelle nous sommes appelé à intervenir.

« Si les femmes, disait l'auteur du mémoire que nous venons d'indiquer, ont à redouter pour elles-mêmes bien des accidents par suite de l'usage des corps de baleine, la nature les ayant destinées à porter dans leur sein le nouvel être qui doit reproduire l'espèce, elles ont encore beaucoup à craindre pour lui. Lorsqu'elles sont grosses, elles devraient du moins faire en sorte de ne pas le gêner. Malheureusement, dès qu'elles ont conçu, le fœtus, en grandissant, amène le développement de la matrice, ce qui altère la beauté de leur taille. Aussi s'empressent-elles de recourir à des corps armés de baleines très fortes, propres à contenir le bas-ventre en respect et à l'empêcher de se produire en avant, s'immolant ainsi à leur caprice et sacrifiant leur fruit, les corps dont elles brident leur poitrine étant souvent l'origine de leurs infirmités et de celles de leurs enfants.

« La matrice, l'enfant étant comprimé, il en résulte un obstacle au développement proportionnel du fœtus, ce qui peut altérer sa conformation. Quand une femme est mère, elle doit proscrire les corps et s'attacher à donner du jeu et de la liberté à toutes ses parties. Les corps à baleines sont la cause de ces grossesses pénibles qui les accablent d'infirmités : *des fausses couches.*

« *L'avortement*, qui fait quelquefois périr et la mère et l'enfant, est l'accident le plus grave de tous les accidents consécutifs à l'usage des corps de baleine et par rapport à elles et par rapport au fruit qu'elles portent. Car, si la pression des corps de baleine n'agit pas aussi violemment que les fortes pressions, les chutes, les coups, elle produit cet effet tout aussi sûrement. — Les corps à baleines, ajoute-t-il, coupent le ventre en deux dans l'endroit qui répond à l'intervalle des fausses côtes et des os des hanches, pressent tous les viscères les uns contre les autres, font remonter le diaphragme, tous les viscères du bas-ventre sont soumis à une compression violente, ainsi que la matrice, qui s'élève pendant la grossesse jusqu'au creux de l'estomac; or ces viscères artificiellement pressés par le corps à baleines opposent une résistance très considérable au développement de la matrice, qui est amenée à se contracter, d'où décollement du placenta, perte de sang qui aboutit presque toujours à l'accouchement avant terme. »

(Bonnaud.)

A ce passage emprunté à la page 170 du mémoire de Bonnaud, passage qui semble si bien reproduire ce qui s'est passé chez Mélanie Castel, nous ajouterons celui de la page 172, où il est dit :

« Les filles qui se sont mises dans le cas d'être mères et veulent encore cacher aux yeux du public la preuve de leur libertinage, outre les corps de baleine, serrent leur ventre avec des bandes pour l'empêcher de se reproduire en avant, et elles réussissent ordinairement mieux *à se faire avorter* par ce moyen; et si, malgré leurs soins, leur grossesse va quelquefois jusqu'à terme, elles mettent au monde des enfants si faibles, si maladifs, qu'ils meurent presque aussitôt qu'ils sont nés. Les exemples n'en sont malheureusement que trop connus. »

Rien de plus précis, de plus concluant que ce qui précède sur la fâcheuse influence des corps de baleine dont les femmes abusaient à une certaine époque, même pendant leur grossesse. Aussi pourrions-nous nous arrêter là dans nos relations, si nous ne tenions à prouver que tous les modernes font aussi de la non-compression des parois antérieures de l'abdomen une condition *sine qua non* pour que la grossesse puisse suivre une marche régulière et d'accord avec les lois de la nature.

« C'est ainsi que les femmes doivent éviter de porter des vêtements trop étroits ou trop serrés pendant leur grossesse, et surtout éviter toute compression de l'abdomen, supprimer les corsets et surtout les buscs. La compression que certaines femmes exercent sur le bas-ventre au moyen de corsets peut, dit Cazeaux, produire l'avortement.

« La même doctrine est professée par Casper et Devergie. Ainsi toute violence exercée sur les femmes grosses, depuis le corset trop serré jusqu'aux coups de pieds, peut, dit le premier (1),

____

(1) Casper, *Médecine légale*, t. I, p. 575.

amener un avortement, manière de voir conforme à celle du second de ces médecins légistes, lorsqu'il dit (1) : « Les agents « mécaniques qui exercent leur action sur l'utérus sans agir, direc- « tement sur lui sont les coups, la compression soutenue, etc. »

Des faits et opinions que nous venons de faire successivement connaître, il découle, qu'en réponse à la seconde question, nous dirons : Oui, les compressions dont se sont rendues coupables Mélanie Castel et Julie Maraval, à l'aide d'une ceinture ou d'un mouchoir, constituent des moyens mécaniques capables d'amener un avortement.

Troisième question. — L'organisation anormale et les désordres pathologiques observés chez l'enfant ont-ils été le résultat de ces pressions?

De cette question nous rapprocherons la quatrième, qui n'en est qu'une modification, la même réponse suffisant.

Quatrième question. — Tout au moins, les désordres tels que les adhérences anciennes, solides, résistantes, l'atrophie de certains organes, le développement excessif de certains autres, etc., tout ou partie seulement de ces désordres s'expliquent-ils et se jus- tifient-ils par ces violences exercées sur l'abdomen pendant la vie intra-utérine?

Les lésions ou malconformations observées sur l'enfant né de Mélanie Castel sont évidemment de divers ordres ; les unes sont, en effet, caractéristiques de ce qu'on est convenu d'appeler monstruosités par arrêt de développement. Telles sont l'atrésie ou occlusion de l'intestin rectum, sa continuité avec la vessie par l'intermédiaire d'une sorte de cordon ligamenteux, trace de la fusion de ces organes pour former le cloaque commun aux appareils digestif, urinaire et reproducteur des premiers temps de la vie embryonnaire, la bifurcation du pénis ou du clitoris; les autres sont, au contraire, les effets d'une maladie du péri- toine qui aboutit à la formation de pseudo-membranes solides, résistantes, anciennes, qui ont fait de la masse intestinale et du foie une sorte de masse comme adhérente elle-même aux parois de l'abdomen. A un troisième groupe nous paraît se rattacher l'augmentation de volume du foie, des reins, des capsules surré- nales et même de la vessie, en vertu de cette loi de balancement

(1) Devergie, t. I, p. 674 de sa *Médecine légale.*

des organes qui veut que certains organes prennent un dévelop_
pement exceptionnel, lorsque ceux qui sont placés dans leur
voisinage ne prennent pas leur développement habituel.

Ces divers ordres de lésions ne nous en paraissent pas moins
pouvoir être considérés comme conséquence, comme effets plus
ou moins directs ou indirects des manœuvres déjà indiquées
dans l'instruction.

Pour ce qui est des effets pathologiques qui, nous venons de
le faire pressentir, se rattacheraient à une irritation du péritoine
de l'enfant contenu dans le sein de sa mère, irritation qui aurait
abouti à la sécrétion d'une matière plastique qui se serait organisée
en fausse membrane, rien de plus facile à comprendre que les
compressions violentes qui ont fait subir à la mère de si violentes
tortures aient eu un retentissement plus ou moins violent sur
le péritoine de l'enfant, car c'est vers les points inférieurs de son
corps que devait se faire sentir l'action du lien constricteur
placé au niveau de la région ombilicale de la mère, puisqu'il
est établi par l'observation que sur cent grossesses l'enfant a
quatre-vingt-quatorze ou quatre-vingt-quinze fois la tête en bas,
et le siège vers le fond de la matrice, qui correspond au niveau
et au-dessus de l'ombilic de la mère à partir du cinquième mois.
Or, c'est à partir aussi de cette dernière époque que Mélanie
Castel a eu recours à l'agent de compression, qui a fatalement
étendu son influence sur l'enfant.

Les adhérences une fois constituées, les viscères qu'elles entou-
raient de toutes parts n'ont pu se développer comme ils l'auraient fait sans cela ; privés de toute mobilité, ils n'ont pu occuper,
dans la cavité qui les contenait, l'espace qu'ils occupent normalement ; ils n'ont pu exercer sur les organes du voisinage ces
pressions harmoniques qui ont pour effet de donner à chacun
d'eux la forme habituelle. De là une sorte de liberté laissée
aux organes non enveloppés par les pseudo-membranes de se
développer d'une manière exceptionnelle, tandis que ceux qui
étaient soumis, au contraire, à l'action de ces adhérences res-
taient dans un état d'infériorité relative dans leur accroissement.
Ces faits concordent de la manière la plus satisfaisante avec les
appréciations et interprétations si judicieuses de l'immortel
auteur de la *Philosophie anatomique*, Étienne Geoffroy Saint-
Hilaire, dont les recherches ont démontré, de la manière la plus
péremptoire, combien était active l'influence de certaines adhérences dans la constitution de monstruosités complexes, caracté-

risées par le développement exagéré de certains organes et l'atrophie de certains autres.

Pour ce qui est enfin des monstruosités par arrêt de développement se rattachant à une perturbation du *nisus formativus*, nous trouvons déjà dans Ambroise Paré que la petitesse de là matrice lui paraît être la cause de celles qu'il a rangées dans sa sixième classe (1), et l'auteur du *Mémoire sur la dégénérescence de l'espèce humaine par suite de l'usage des corps de baleine*, n'hésite pas à rattacher à leur influence certaines malconformations fœtales : mais ce qui n'était, en quelque sorte, qu'à l'état d'intuition s'est révélé avec toute son authenticité à Geoffroy Saint-Hilaire. Ainsi, dit son fils Isidore (2) : « On doit tout à la fois à mon père la première découverte et la démonstration de ce fait remarquable, qu'il est des genres de monstruosités dont la production résulte constamment d'une action mécanique exercée sur l'abdomen, telles qu'un coup violent ou une *compression prolongée* sur cette région ».

A l'appui de sa proposition, il reproduit l'observation suivante qu'il emprunte au tome IX des *Mémoires de la Société médicale d'émulation de Paris*, recueil dans lequel son père l'avait publiée en 1826. Assez heureux pour avoir le mémoire original sous nos yeux, nous laisserons parler Geoffroy Saint-Hilaire lui-même.

« Un enfant nouveau-né monstrueux me fut porté, dit cet habile naturaliste, et je me trouvai en présence de faits nouveaux singuliers qui me parurent les traces de lésions occasionnées par des pratiques coupables. Je n'hésitai pas, éclairé que j'étais par des faits antérieurs, à admettre qu'on avait agi au dehors du sein maternel, qu'on avait, en un mot, cherché à détruire le fruit qui y était enfermé, et qu'on y avait réussi en partie en répandant assez de trouble dans les développements pour amener le monstre que j'avais sous les yeux.

« Désireux de vérifier mes pressentiments, car je devais trouver, dans mes recherches, l'avantage, d'une part, d'assigner leur véritable cause à ces nouveaux phénomènes de monstruosités, et, de l'autre, servir la société dans ses rapports d'ordre public en lui communiquant un nouveau fait de médecine légale ; je parvins auprès de la jeune femme, et voici les aveux que j'obtins :

(1) Ambroise Paré, *Œuvres*, édition Malgaigne. Paris, Baillière.
(2) Isidore Geoffroy Saint-Hilaire, *Histoire des Anomalies*, t. III, p. 534.

« Une femme jeune de vingt et un ans, brodeuse, et vivant du travail de ses mains, habitait, sous les yeux et la surveillance sévère d'une sœur plus âgée qu'elle, au dernier étage d'une maison peuplée de nombreux locataires. Un seul lit recevait les deux sœurs. Néanmoins, la plus jeune forma une liaison, dont au bout de peu de mois, elle ne put dissimuler les suites. En proie, dès ce moment, aux remords les plus déchirants, aux idées les plus horribles, elle conçut tour à tour la pensée du suicide, puis celle de la destruction de son enfant. Dans ce coupable espoir, elle a recours, mais sans succès, à l'usage fréquent de bains de pieds; elle imagina ensuite de se faire un corset bordé de buscs épais et nombreux, se l'appliqua étroitement sur le ventre, qu'elle se plastronna en quelque sorte, et l'y maintint jusqu'au terme de la grossesse, de manière à placer en dehors une force vive réagissante et destructive de développements intérieurs, décidée à tout, même à sa propre mort et à celle de son propre enfant, pourvu qu'elle épargne à sa sœur la douleur et la honte de son déshonneur. Ce but de tous ses désirs elle l'atteint, en effet, au prix de six mois de douleurs et d'anxiété, car elle donna le jour à un enfant monstrueux qui mourut au bout de peu d'instants. A cet état monstrueux se rattachait un placenta squirrheux. » (GEOFFROY SAINT-HILAIRE.)

Ce fait, si plein d'intérêt et si heureusement fécondé par l'illustre professeur du Muséum d'histoire naturelle de Paris, démontre incontestablement, il nous semble, l'influence funeste que peut exercer sur le fœtus et ses annexes une compression soutenue, prolongée de l'abdomen. Aussi, dirons-nous avec l'éminent membre de l'Académie des Sciences : si les contractions de l'utérus, le refoulement des viscères intestinaux, les convulsions des muscles du bas-ventre, sont des résistances ressenties par le fœtus, elles ne sont, eu égard à son accroissement, que des obstacles pour ainsi dire calculés à l'avance et, par conséquent, que des résistances nécessaires, dès que, sans elles, il ne saurait y avoir de développements réguliers. Mais qu'à ces forces vives s'ajoute un empêchement, comme dans l'espèce qui nous occupe, une action nouvelle, qui loin de se laisser insensiblement modifier et dominer, sont d'un effet fixe et persévérant, on observe fatalement des résultats anormaux.

Comme conséquence de ce qui précède et en réponse aux deux questions qui s'y rattachent, nous dirons que l'organisation anormale et les désordres pathologiques observés chez l'enfant de Mélanie Castel peuvent parfaitement s'expliquer et se justifier, tant dans leur ensemble que dans leurs détails, par les violences exercées sur l'abdomen par cette fille pendant la grossesse.

Cinquième question. — L'avortement, dans les deux grossesses, a-t-il été terminé par les manœuvres coupables décrites par la femme Maraval et la fille Castel ?

Tout nous porte à considérer ces manœuvres comme ayant exercé une grande influence sur l'avortement survenu dans les deux grossesses de Mélanie Castel.

Comme résumé des faits successivement passés en revue dans ce travail et des interprétations auxquelles ils ont donné lieu, nous reproduisons ici les questions posées par M. le juge d'instruction de Gaillac et les réponses qu'elles nous semblent motiver :

Première question. — Une tisane composée de sel de nitre, de camomille romaine et de sabine est-elle un médicament de nature à produire l'avortement ?

Oui, donnée à certaines doses et pendant un certain temps, la sabine peut exercer indirectement une fâcheuse influence sur la marche de la grossesse et déterminer l'avortement ; mais, dans l'espèce, le breuvage dont a fait usage Mélanie Castel nous paraît n'avoir exercé aucune influence de ce genre.

Deuxième question. — La compression extrêmement énergique et soutenue sans interruption, nuit et jour, pendant trois, quatre ou cinq mois, dans les conditions qui ont été indiquées plus haut, à l'aide d'une ceinture ou d'un mouchoir disposé en cravate et noué sur l'abdomen, constitue-t-elle un moyen mécanique capable d'amener un avortement ?

Oui, la compression dont se sont rendues coupables Mélanie Castel et Julie Maraval dans les conditions indiquées ci-dessus constitue un moyen mécanique capable d'amener un avortement.

Troisième et quatrième question. — L'organisation anormale et les désordres pathologiques observés chez l'enfant ont-ils été le résultat de ces pressions? ou tout au moins les désordres tels que les adhérences anciennes, solides, résistantes, l'atrophie de certains organes et le développement de certains autres, etc., tout ou partie seulement de ces désordres, s'expliquent-ils et se justifient-ils par les violences exercées sur l'abdomen pendant la vie intra-utérine?

L'organisation anormale et les désordres pathologiques observés chez l'enfant peuvent parfaitement s'expliquer et se justifier tant dans leur ensemble que dans leurs détails par les violences exercées sur l'abdomen de Mélanie Castel pendant sa grossesse.

Cinquième question. — L'avortement, dans les deux grossesses, a-t-il été déterminé par les manœuvres coupables décrites par la femme Maraval et la fille Castel ?

Tout nous porte à considérer ces manœuvres comme ayant exercé une grande influence sur les avortements survenus dans les deux grossesses de Mélanie Castel.

Obs. LXVII. — *Tentative d'avortement provoqué à l'aide de courants électriques.* (Rapports communiqués par le docteur Devouges de Corbeil.)

I. — Nous soussigné, Hippolyte Devouges, docteur en médecine de la Faculté de Paris, médecin à Corbeil, requis par M. le juge d'instruction près le tribunal de première instance de Corbeil de visiter la femme Garnier (Auguste), fille Horeau, de dire si elle est récemment accouchée et à quelle époque remonte cet accouchement, avons procédé le 1er février 1866, à cinq heures du soir, dans la chambre du conseil dudit tribunal, à l'examen qui nous était demandé.

Cette femme a eu antérieurement plusieurs enfants, et elle garde les traces de ses accouchements ; le dernier a eu lieu il y a huit ans. Sa figure garde des traces de masque des femmes enceintes, ses seins sont assez développés, assez mous, à aréole large et foncée. La pression en fait sortir du lait peu épais, séreux, bleuâtre, comme il arrive au moment où ce liquide va cesser de se produire ; sous l'influence de la pression, il coule goutte à goutte et non par jet comme à une époque assez voisine de l'accouchement.

Le ventre n'est pas volumineux, les parois en sont flasques, ridées, couturées de vergetures abondantes et larges, mais toutes blanches et ne présentant pas la coloration bleuâtre qu'elles conservent presque toujours dans les huit premières semaines qui suivent l'accouchement.

A travers ces parois, on sent le corps de l'utérus, qui ne présente pas plus de volume qu'il n'en a chez les femmes qui ont déjà eu plusieurs enfants.

Les organes extérieurs de la génération sont flétris, les lèvres molles et ridées présentant une teinte bleue sur leur bord libre, et blanchâtre sur la partie qui entoure l'orifice vaginal. Aucun liquide ne s'écoule par cet orifice.

Le col de l'utérus est large, fendu transversalement, et mou sur ses bords, comme chez les femmes qui ont eu des enfants

Nous constatons chez cette femme tous les signes qui peuvent permettre d'affirmer qu'elle a eu des enfants, mais aucun de ceux constatés du côté du ventre et des organes génitaux ne permettrait d'affirmer qu'il y a eu accouchement récent, c'est-à-dire depuis celui que cette femme fait remonter à huit années ; mais l'écoulement du lait qui se fait par le bout des seins sous l'influence de la pression ne permet aucun doute à cet égard, et nous affirmons que cette femme est récemment accouchée.

Quant à l'époque exacte de l'accouchement, elle serait difficile à fixer avec quelque précision. Cependant, en mettant en regard la persistance de la sécrétion lactée, et la disparition des signes qui caractérisent l'accouchement récent du côté du ventre et des organes génitaux, nous croyons pouvoir dire, avec beaucoup de vraisemblance, que l'accouchement a eu lieu entre le deuxième et le troisième mois en remontant à partir du moment de notre examen.

II. — Nous soussignés, Hippolyte Devouges, et Jarry Clair, pharmacien de première classe, domicilié à Corbeil, requis de visiter une machine électrique déposée dans son cabinet, et de dire :

1º Si un avortement peut être obtenu à l'aide de commotions produites par une machine électrique ;

2º Dans le cas de l'affirmative, si la machine soumise à notre examen peut produire des commotions assez violentes, soit pour faire obtenir l'avortement, soit pour faire espérer qu'on pourra l'obtenir.

Après avoir prêté serment devant ce magistrat, de remplir en notre âme et conscience la mission qui nous était confiée, avons procédé à l'examen qui nous était demandé, le 15 mars 1866, à cinq heures du soir, en présence de M. le procureur impérial et de M. le juge d'instruction près le tribunal de Corbeil.

L'appareil est une machine d'induction composée des pièces suivantes :

1º Deux piles à charbon de Bunsen de volume moyen, servant à développer le courant d'électricité voltaïque, et pouvant fonctionner séparément ou ensemble.

2º Une bobine à courant d'induction, pouvant obtenir graduellement un haut degré d'énergie au moyen d'un tiroir qui met en jeu une série de barreaux aimantés.

3º Deux fils de cuivre servant à réunir les éléments de Bunsen à la bobine d'induction.

4º Deux autres fils métalliques enveloppés de soie, partant de la bobine, et servant à conduire le courant induit sur les parties sur lesquelles on veut le faire agir. Chacun de ces fils est terminé par une cupule pouvant recevoir soit une éponge mouillée, soit tout autre corps destiné à favoriser le passage du courant sur les différents organes que l'on veut électriser.

5º Une plaque de cuivre ovalaire, un peu excavée d'un côté, pouvant remplacer une des cupules terminales précédentes, et agir sur une plus grande surface.

Tel est l'appareil au repos ; il est en bon état d'entretien.

Il est mis en état d'activité par M. Jarry, assisté de son premier élève, et entre immédiatement en fonction. Nous faisons les expériences suivantes :

1º Les deux fils métalliques, revêtus de soie, sont d'abord adaptés à un seul des éléments de Bunsen, et les cupules étant remplies d'un linge mouillé, il est facile de constater que l'appareil développe un courant direct de moyenne intensité.

2º Ce courant est augmenté notablement lorsqu'on réunit les deux éléments de Bunsen, pour les faire fonctionner simultanément.

3º Réunissant ensuite un des éléments à la bobine pour développer le courant induit, nous produisons sur les muscles de l'avant-bras des contractions énergiques et douloureuses.

4º Ces contractions deviennent bien plus intenses, lorsque nous faisons agir les deux éléments de Bunsen sur l'appareil à courant d'induction.

5º Enfin, lorsqu'on fait saillir le tiroir destiné à renforcer encore le courant, on donne lieu à de véritables secousses, dont les dernières sont tellement violentes et douloureuses, que nous bornons là nos expériences, nous trouvant parfaitement éclairés sur l'intensité du courant développé par cet appareil.

Nous faisons aux demandes de M. le juge d'instruction les réponses suivantes :

1° Il n'est pas à notre connaissance que jamais l'électricité ait été employée comme moyen abortif, ni dans un but avouable ni dans un but coupable. Mais il n'est pas douteux pour nous qu'un courant électrique puissant, employé d'une certaine manière, puisse tuer le fœtus dans le sein de la mère, et par conséquent amener l'avortement ;

2° Nous ne doutons pas que l'appareil soumis à notre examen ait assez de force pour produire ce résultat, ou faire espérer qu'on pourra l'obtenir.

III. — Nous soussigné, Hippolyte Devouges, requis de prendre connaissance des déclarations de la femme Garnier, consignées dans l'instruction concernant la pratique d'avortement par l'électrisation dont elle prétend avoir été l'objet, faire compléter lesdites déclarations par toutes les explications orales qui seront utiles auprès de l'inculpée, et dire :

1° Si les manœuvres qu'elle prétend avoir été pratiquées sur elle ne sont pas telles qu'elle puisse les avoir inventées ;

2° Si elles n'impliquent pas nécessairement de la part de leur auteur la volonté d'obtenir un avortement ;

3° Si les moyens employés pouvaient le faire obtenir.

Après avoir prêté serment devant ce magistrat de remplir en notre âme et conscience la mission qui nous était confiée, avons procédé, dans trois séances successives, à l'interrogatoire de la femme Garnier, et nous avons obtenu d'elle les renseignements suivants, dont voici l'exposé :

Elle était enceinte de deux à trois mois, lorsque les tentatives d'avortement ont eu lieu ; elle affirme que l'auteur de ces tentatives lui a dit formellement que c'était pour faire *couler* l'enfant qu'il la soumettait à ces manœuvres.

Deux séances ont eu lieu, à dix jours d'intervalle, et les choses se sont passées de la même façon dans chacune de ces séances :

Elle était assise sur une chaise les pieds nus, et plongés dans un vase d'eau. Ce vase était spécialement affecté à cet usage, c'est-à-dire aux applications de l'électricité, et comme il avait été cassé une fois, on dut en faire revenir un semblable de Paris ; c'était sans doute un vase isolant, il était verni extérieurement.

Un des pôles de la machine électrique, c'est-à-dire une des

cupules qui terminent les fils métalliques revêtus de soie, plongeait dans l'eau de ce baquet.

A l'autre pôle était une plaque métallique en cuivre, que l'on appliquait sur différentes parties du bassin et des membres inférieurs ; c'est surtout sur la partie inférieure du ventre et des reins que cette application avait lieu.

Chaque fois, une commotion musculaire, violente et douloureuse, avait lieu dans les parties comprises entre les deux extrémités du courant.

La plaque fut enfin introduite dans les parties sexuelles, et poussée, dit cette femme, jusqu'au fond de la *matrice*. L'autre pôle étant alors plongé dans l'eau, plusieurs secousses violentes eurent lieu dans le ventre sous forme de coliques.

A la fin de la seconde séance surtout, une commotion tellement douloureuse lui fut donnée qu'elle fut renversée en arrière, et refusa énergiquement de s'y soumettre de nouveau, disant qu'elle aimerait mieux laisser venir son enfant que d'endurer de telles tortures.

Après chacune de ces séances elle était prise d'un besoin pressant de défécation, et se rendait aux cabinets, mais elle y constatait que c'était un faux besoin, et ne rendait rien.

La grossesse continua, et vers le septième mois, on lui proposa de répéter les mêmes manœuvres dans le même but ; mais le souvenir de ses anciennes souffrances lui fit rejeter cette proposition, et elle répéta qu'elle aimait mieux laisser venir son enfant.

Tel est le récit que nous fait cette femme, et ce récit porte en lui-même un cachet de véracité incontestable.

Il serait absurde de supposer qu'une femme aussi complètement ignorante pût inventer tous ces détails, et faire fonctionner aussi bien, aussi régulièrement, une machine électrique, dont elle n'a pas la moindre notion, et qu'elle en décrivît aussi exactement les effets, si elle ne les avait pas éprouvés.

Doit-on la croire aussi, lorsqu'elle affirme que l'auteur de ces tentatives lui a avoué qu'elles avaient pour but de la faire avorter? Nous ne saurions le dire, et c'est dans ces manœuvres elles-mêmes, et non dans les déclarations de cette femme, que nous devons chercher à découvrir l'intention de l'auteur de ces manœuvres et le but qu'il voulait atteindre.

Nous pouvons d'abord affirmer que l'auteur des manœuvres connaissait parfaitement le maniement de la machine dont il se servait, et qu'il en faisait très régulièrement l'application.

Mais ignorant complètement l'anatomie, et dépourvu de notions physiologiques, il a dû se tromper dans cette application.

Sans vouloir dire (on comprend pourquoi) comment cette application devait être faite, dans le but d'obtenir l'avortement, nous pouvons dire qu'elle devait manquer le but que l'on poursuivait, parce qu'elle était antiphysiologique. Mais doit-on en conclure que ce but, c'est-à-dire la production d'un avortement, n'était pas poursuivi? Assurément non. Cette circonstance qu'on n'a agi que sur les parties inférieures établit déjà une présomption ; l'apposition de la plaque métallique sur le ventre, sur les reins, tout autour du bassin, dans lequel les gens les plus ignorants savent que l'utérus est contenu, prouve que l'on ne voulait pas seulement agir sur les membres inférieurs ; enfin l'introduction que l'on faisait en dernier lieu de la plaque métallique dans les parties génitales, semble être un indice presque certain du but que poursuivait l'auteur de ces tentatives.

Ainsi donc, pour répondre aux questions qui nous sont posées, nous avons la conviction :

1° Que la femme Garnier dit vrai, lorsqu'elle raconte les détails de l'application de l'électricité qui a été faite sur sa personne ;

2° Que la volonté de l'auteur de ces manœuvres était d'agir sur l'utérus, soit pour provoquer un avortement, soit pour rappeler les règles arrêtées ;

3° Que les moyens employés ne pouvaient pas aboutir à un avortement, parce que les pôles de la machine électrique n'étaient pas appliqués aux endroits convenables, pour provoquer dans l'utérus *lui-même* les contractions nécessaires pour produire ce résultat, ou pour faire périr le produit de la conception.

Tout au plus pourrait-on admettre qu'un avortement aurait pu avoir lieu dans ce cas, sous l'influence de l'état général d'excitation dans lequel ces manœuvres mettaient la patiente, comme cela peut arriver à la suite d'émotions violentes, telles que la frayeur, la colère.

Mais c'est là une simple hypothèse qu'aucun fait ne justifie, puisque jamais l'électricité n'a été employée dans de semblables circonstances et dans le but de provoquer un avortement.

En foi de quoi, nous avons dressé le présent certificat.

IV. — Nous soussigné, Hippolyte Devouges, requis de procéder à un nouvel examen de la femme G..., détenue à la prison de Corbeil, et de dire si les constatations actuellement faites confirment ou infirment les conclusions de notre rapport du 2 février dernier, concernant l'accouchement récent de cette femme ; après avoir prêté serment, avons procédé, le 26 avril 1886, à l'examen qui nous était demandé :

L'aspect extérieur de cette femme est le même que le 2 février, sa figure garde la trace du masque des femmes enceintes ; les vergetures du ventre et des cuisses sont encore très apparentes, mais moins marquées qu'elles n'étaient à cette époque.

Le col de l'utérus, de volume moyen, est mou à sa surface ; l'orifice extérieur est un peu dilaté, mais l'orifice interne est ferme et rigide.

Les seins, petits, mous, ne contiennent plus la moindre trace de lait ; et les pressions les plus variées ne peuvent faire sortir aucun liquide par les orifices du mamelon.

Ainsi donc deux modifications se sont produites depuis le 2 février : la première, peu importante, du côté du ventre, dont les vergetures sont devenues plus pâles ; l'autre, du côté des seins, dans lesquels la sécrétion du lait s'est complètement tarie.

Cette dernière circonstance surtout nous paraît de nature à confirmer les conclusions de notre précédent rapport. Il est, en effet, des femmes chez lesquelles la sécrétion lactée est presque indéfinie et ne prouve pas un accouchement récent ; mais il est évident que la femme Garnier ne peut être rangée parmi ces cas exceptionnels, puisque la sécrétion lactée a cessé chez elle depuis le 2 février.

V. — Nous soussigné, Hippolyte Devouges, requis de visiter le nommé N..., et dire si les déclarations de la femme G..., à savoir :

1º Que la verge de N... n'est ni grosse ni longue ;

2º Qu'il existe beaucoup de cheveux autour de ses parties ;

3º Qu'il aurait subi autrefois aux parties sexuelles une opération dont il garde la trace ;

4º Qu'il porte habituellement une ceinture, et que, lorsqu'il l'ôte, il a un gros ventre qui tombe et un nombril gros comme le poignet,

Sont vraies ; après avoir prêté serment, avons procédé, le 26 avril 1866, à l'examen qui nous a été demandé, dans une salle de la maison d'arrêt de Corbeil, où N... est détenu, et avons constaté ce qui suit :

1º La verge de N..., comme celle de beaucoup de vieillards à l'état de flaccidité, est très courte et complètement enfouie dans la peau du scrotum.

2⁰ Les poils sont gris et assez abondants, longs, et recouvrent le pubis, les bourses, et remontent assez haut sur l'abdomen.

3⁰ N... ne porte sur la verge et les bourses aucune trace d'opération, mais la partie inférieure du ventre et supérieure des cuisses est recouverte de vergetures semblables à celles des femmes qui ont eu plusieurs grossesses ; elles sont dues à ce que N..., ayant eu un embonpoint considérable, la peau a été déchirée par l'accumulation de la graisse dans les parties sous-jacentes.

4⁰ N... porte habituellement, et avait, au moment de notre examen, une ceinture hypogastrique en tissu élastique pour soutenir le ventre.

En la lui faisant ôter, nous constatons que son ventre est énorme et pendant sur la partie supérieure des cuisses. Il porte une hernie ombilicale, qui avait, au moment de notre examen, le volume d'un fort marron.

AFFAIRE BOISLEUX ET LA JARRIGE.

Rapports médico-légaux par MM. **P. Brouardel, Thoinot** et **Maygrier** (1).

Nous donnons, outre l'*acte d'accusation* qui expose l'affaire, trois rapports rédigés par MM. Brouardel, Thoinot et Maygrier.

Le premier concerne l'autopsie de la demoiselle Thomson, et la recherche des causes de la mort de cette demoiselle. C'est en présence du Dr Boisleux que cette autopsie fut pratiquée, et les conclusions du rapport furent acceptées par les Drs Boisleux et La Jarrige. Après lecture à eux donnée de ce rapport, ils déclarèrent renoncer à toute autre constatation relative aux causes de la mort de la demoiselle Thomson.

Le deuxième rapport est relatif aux circonstances dans lesquelles la demoiselle Thomson a succombé, et aux interventions opératoires qu'elle a subies.

Le troisième rapport est la relation de l'autopsie du cadavre de la demoiselle M..., décédée en 1895, à la suite d'une opération pratiquée sur elle par le Dr Boisleux.

(1) *Annales d'hygiène publique et de médecine légale*, 1897, t. XXXVIII, n⁰ 4, et P. Brouardel, *L'Avortement*, 1901, p. 344 et suiv.

1° ACTE D'ACCUSATION.

« Le sieur Mansuy, ancien professeur d'équitation, était marié et domicilié à Châtenay (Seine-et-Oise). Il avait pour maîtresse la demoiselle Thomson, employée comme essayeuse dans la maison Redfern, à Paris.

« Au mois d'août 1896, elle crut s'apercevoir qu'elle était enceinte et, presque aussitôt, craignant de perdre la place bien rétribuée qu'elle occupait, elle forma le projet de se faire avorter.

« Elle fit part de son projet à son amant, qui, après de faibles objections, y donna son adhésion.

« Lié avec le Dr Leynia de La Jarrige, médecin à Montreuil-sous-Bois, tenant aussi un cabinet de consultation à Paris, 28, rue de Rivoli, il conduisit la demoiselle Thomson chez le D^r de La Jarrige, et cet accusé avoue qu'elle lui parla de ses craintes de grossesse. Ainsi renseigné, il indiqua à Mansuy et à la demoiselle Thomson un médecin spécialiste, le Dr Boisleux, qui, au moyen d'un simple curettage, opération facile et sans dangers, ferait disparaître la cause de leurs inquiétudes.

« Ce fait, qui, à lui seul, suffit pour établir la culpabilité de La Jarrige, est contesté par lui ; mais il est prouvé par la déposition de la dame Biélawska, sage-femme, à qui la demoiselle Thomson rapporta, quelques jours après, cette conversation significative, et par les lettres de Mansuy lui-même.

« D'ailleurs, si l'intention de La Jarrige n'avait pas été de prêter son concours aux projets de son ami, pourquoi aurait-il adressé une femme bien portante, qui commençait une grossesse dans des conditions normales, au Dr Boisleux, chirurgien spécialiste adonné à ce genre d'opérations, qui, pratiquées sur une femme enceinte, ne pouvaient qu'amener l'avortement.

« Il avait été convenu que l'entrée de la demoiselle Thomson à la clinique du Dr Boisleux aurait lieu vers le 15 octobre ; mais à cette date, Mansuy et sa maîtresse hésitèrent. Mansuy écrivit au D^r de La Jarrige une lettre par laquelle il s'excusait et déclarait : « Qu'il lui était impossible de donner suite au projet dont il lui « avait parlé. » Vers la même époque, la demoiselle Thomson se présenta chez la dame Biélawska, sage-femme, qui, ayant constaté sans hésitation sa grossesse, refusa de prêter l'oreille aux propositions qu'elle lui fit. Il est vraisemblable que Mansuy, dont la gêne est attestée par sa correspondance, reculait devant les frais que devait entraîner l'opération convenue.

« Quoi qu'il en soit, un revirement nouveau se produisit au mois de novembre. Le 20, la demoiselle Thomson déclarait à sa femme de ménage qu'elle était enceinte de quatre mois, que sa taille avait augmenté de 10 centimètres et que, ne pouvant plus cacher son état, elle allait passer quelques jours à la campagne chez une de ses amies.

« Le 21, elle dit à M. Redfern et à ses camarades d'atelier qu'elle avait une maladie de la matrice qui nécessitait une opération peu grave, ajoutant qu'elle allait être opérée par le Dr Boisleux, « un grand beau garçon de quarante ans, qu'elle ne connaissait «pas », qui avait une clinique rue des Archives, mais qui consentait à la recevoir à son domicile particulier de la rue de l'Arcade.

« En effet, le lundi 23, elle arrivait rue de l'Arcade vers sept heures du soir et s'installait dans une pièce dite « la chambre verte ». Cette chambre, pas plus que la salle à manger où fut pratiquée la première partie de l'opération, ne présentait les conditions de salubrité indispensables. L'unique fenêtre donnait sur une cour malpropre. Sur la cheminée se trouvaient une foule d'objets et, dans un coin, un amas de livres, de journaux et de brochures, le tout couvert de poussière.

« Dans la salle à manger, même encombrement et même saleté. Des constatations analogues ont été faites à la clinique de la rue des Archives, et prouvent l'insouciance criminelle avec laquelle le Dr Boisleux traitait les malades.

« Boisleux coucha cette nuit à la rue des Archives, parce qu'il devait aller dès le matin faire un pansement à Vincennes. En partant, et sans avoir encore vu la prétendue malade qu'il devait opérer dans la journée, il se munit des instruments qui servent au curettage, et aussi d'autres instruments, en vue d'une opération plus complète, notamment d'une pince à « faux germe », sorte de forceps qu'on emploie pour retirer le germe d'un utérus gravide. Il avait donné rendez-vous à La Jarrige à Vincennes qu'ils quittèrent pour arriver rue de l'Arcade à dix heures.

« Presque en même temps, arrivait le sieur Gelpy, jeune médecin américain, âgé de vingt-deux ans, venu à Paris pour compléter ses études, et qui assistait souvent le Dr Boisleux. Il demanda ce qu'on allait faire : « Un simple curettage qui va durer « quelques minutes », répondit Boisleux ; et La Jarrige approuva.

« Mlle Thomson, endormie sur le lit de la chambre verte par La Jarrige, fut transportée sur la table de la salle à manger.

Gelpy succéda à La Jarrige pour continuer à administrer le chloroforme, et Boisleux commença le curettage.

« Avait-il examiné la patiente? La Jarrige l'affirme, Boisleux, après l'avoir nié, a reconnu qu'au toucher il avait constaté la présence d'une grosseur abdominale, et, cette constatation faite, il a commencé le curettage sans vérifier la nature de cette grosseur. Une telle imprudence de la part d'un spécialiste expérimenté ne sera jamais admise. Si Boisleux, connaissant l'existence de cette grosseur, a fait l'opération, c'est qu'il avait consenti à pratiquer l'avortement.

« Des signes matériels firent bientôt apparaître le caractère criminel de l'opération. La curette ramena des débris de fœtus, et Boisleux, se contentant de dire à demi-voix : « Gravide ! », continua son travail sans témoigner autrement sa surprise.

« Il est superflu de faire ressortir combien cette attitude est incompatible avec ses protestations de bonne foi et d'innocence. Comprenant la gravité de cette circonstance, La Jarrige imagine de dire qu'à ce moment il a supplié Boisleux de s'arrêter ; mais un seul des assistants, Gouillardon, son cocher, qui aidait à maintenir la patiente, confirme cette déclaration, en l'exagérant avec une maladresse compromettante. Aucune des autres personnes présentes n'a entendu les « supplications instantes » de La Jarrige, ni soupçonné « les angoisses terribles » qu'il dit avoir éprouvées.

« L'opération, qui devait durer quelques minutes, se prolongeait. Boisleux continuait ce que La Jarrige lui-même a appelé une œuvre de boucher. Il cherchait à retirer la tête du fœtus qu'il avait séparée du tronc ; mais soudain, une complication se produisit : il perfora l'utérus et sentit qu'une anse intestinale passait par la déchirure.

« Je sens, dit-il, l'intestin engagé dans la matrice, il faut faire « la laparotomie », c'est-à-dire pratiquer l'ouverture du ventre. A ce moment, La Jarrige, prenant peur, alla trouver Mansuy qui attendait dans une pièce voisine et qui, mis au courant, refusa de consentir à cette nouvelle opération. Boisleux se livra alors à des manœuvres longues et pénibles pour essayer de réduire l'intestin ; puis Mlle Thomson fut replacée dans le lit de la chambre verte. Boisleux et La Jarrige laissaient aussi, dans la cavité abdominale, la tête du fœtus ! Quelques heures après, Mlle Thomson ressentait des douleurs qui devinrent vite intolérables. C'était la péritonite qui se déclarait. Boisleux comprit alors qu'il fallait retirer la tête et se disposa à pratiquer la laparotomie. Il manda le Dr Barlerin et l'officier de santé Navel, qui l'assistaient habituellement, et l'opération fut faite à cinq heures du matin. Barlerin, qui n'avait pas été complètement renseigné, fut étrangement surpris en le voyant retirer une tête de la fosse iliaque gauche. Malgré l'opération, la péritonite continua sa marche, et Mlle Thomson mourut le 26 novembre, à une heure de l'après-midi.

« Le permis d'inhumer fut refusé par le Dr Poirier, médecin de l'état civil, et le Dr Douville, médecin inspecteur des décès. Le commissaire de police interrogea les accusés qui, malgré les précautions qu'ils avaient prises pour faire un récit identique, lui donnèrent des explications contradictoires. Boisleux attribuait la mort à une fièvre purulente, La Jarrige à une embolie. Tous deux gardaient le silence sur la grossesse de leur victime. Dès le 29 novembre, l'autopsie démontrait ce fait qu'ils avaient essayé de cacher, et, le même jour, Mansuy, au reçu d'un télégramme qui l'appelait au commissariat de police, se tuait d'un coup de revolver.

« Boisleux et La Jarrige ont essayé, depuis le commencement de l'instruction jusqu'à la fin, de se rejeter une responsabilité qui les atteint également.

« Le premier veut faire croire qu'il s'en est rapporté aux indications de La Jarrige qui lui avait dit de faire un curettage et qui, cependant, savait que Mlle Thomson était enceinte. Quant à La Jarrige, il soutient qu'il n'a nullement examiné la personne que lui amenait M. Mansuy et qu'il n'a pu supposer que Boisleux entreprendrait une pareille opération sans avoir pris les précautions nécessaires. Il oublie, en parlant ainsi, que l'opération était décidée avant que son confrère eût vu Mlle Thomson. Il y a lieu de signaler ici une supercherie commise par Boisleux, au début de l'instruction : invité par les médecins experts à représenter la tête du fœtus, il leur remit une tête conservée par lui et se rapportant à un fœtus de trois mois et demi. Il espérait ainsi les tromper et leur faire croire que Mlle Thomson n'était pas enceinte de quatre mois.

« Ni l'un ni l'autre des accusés n'a d'antécédents judiciaires. Il résulte des renseignements recueillis par l'instruction que Boisleux est un praticien sans conscience, qui fait sans nécessité les opérations les plus graves et qui ne prend pas les précautions indispensables pour en assurer le succès. Il a, en diverses circonstances, encouru les responsabilités les plus graves.

« La Jarrige, qui était son ami intime et qui ne pouvait ignorer son indignité professionnelle, ne se faisait pas scrupule de lui envoyer des malades. »

2° RAPPORTS MÉDICAUX-LÉGAUX.

Premier rapport, par MM. **Brouardel** et **Thoinot**.

Autopsie de la demoiselle Thomson et recherche des causes de sa mort. — Nous soussignés, doyen et agrégé de la Faculté de médecine de Paris, commis par une ordonnance de M. le procureur de la République, serment préalablement prêté, avons procédé aux opérations ordonnées :

A. *Visite du local ou la demoiselle Thomson est décédée.* — L'un de nous (le Dr Thoinot) s'est transporté, accompagné de M. le commissaire de police, au domicile du Dr Boisleux, 58, rue de l'Arcade. Le Dr Boisleux était absent, la domestique à son service nous a indiqué et montré le local où la demoiselle Thomson avait été opérée et le local où elle est décédée. Le premier est une pièce (salle à manger) éclairée par une fenêtre sur la rue. Nous n'avons vu dans cette pièce aucun meuble à usage chirurgical, tel que lit d'opération ou lit à examen gynécologique. La domestique, interrogée par nous, nous a fait connaître que l'opération pratiquée sur la demoiselle Thomson avait été faite sur deux tables ordinaires rapprochées l'une de l'autre.

La pièce où la demoiselle Thomson est décédée est une chambre à coucher éclairée par une fenêtre ; le lit sur lequel aurait été couchée la demoiselle Thomson occupe le fond de cette chambre qui fait alcôve.

Ne pouvant obtenir aucun renseignement en l'absence du Dr Boisleux, nous nous sommes retirés après ces constatations sommaires.

B. *Autopsie du cadavre de la demoiselle Thomson.* — Cette opération a été pratiquée par nous à la Morgue, le dimanche 29 novembre 1896, à dix heures du matin, en présence du Dr Boisleux que nous avions convoqué. Le Dr Boisleux nous a donné de vive voix les renseignements sur la nature des opérations pratiquées par lui sur la demoiselle Thomson et sur le mode d'exécution de ces opérations. Nous avons demandé au Dr Boisleux de vouloir bien consigner les renseignements qu'il nous avait donnés dans une note écrite qu'il nous a remise le 30 novembre au soir et qui est annexée à ce rapport. De ces renseignements il résulte, *en résumé*, que le 24 novembre le Dr Boisleux aurait pratiqué un curettage utérin sur la demoiselle Thomson, qu'au cours de cette opération une hémorragie lui aurait fait reconnaître qu'il se trouvait en présence d'un utérus gravide. Il continua l'opération ; une complication se produisit, la perforation de l'utérus, démontrée par ce fait qu'une anse intestinale venait faire apparition au dehors du col, attirée par l'opérateur. L'opération en serait restée là ce jour-là, l'amant, présent, s'étant opposé formellement à ce que le Dr Boisleux conjurât par une laparotomie les conséquences graves de la rupture utérine.

La malade, après un pansement palliatif, aurait été reportée au lit, mais l'apparition d'accidents graves dans la soirée ou la nuit du 24 au 25 aurait décidé le Dr Boisleux à faire, avec l'aide de deux confrères appelés en toute hâte, la laparotomie. Cette opération aurait fait connaître une plaie béante de l'utérus, qui fut suturée. Le Dr Boisleux aurait trouvé dans la fosse iliaque une tête fœtale. Le ventre aurait été refermé, et la malade aurait succombé quelques heures plus tard.

Aspect extérieur du cadavre. — Le cadavre est en assez bon état de conservation. La rigidité a disparu. Sur l'abdomen on remarque un pansement appliqué au-dessous de l'ombilic, sur la région située entre cet endroit et le pubis. Ce pansement est fait de plusieurs doubles d'une tarlatane que le liquide antiseptique imprégnant a rendue de couleur rosée. Le pansement est maintenu par des bandelettes de sparadrap entre-croisées, et fixées par leurs extrémités sur la peau de l'abdomen. Les parties génitales externes sont cachées par une bandelette d'ouate hydrophile placée entre les cuisses. Cette ouate est imbibée d'un liquide sanieux s'écoulant du vagin.

Les seins sont volumineux, donnant à la main la sensation d'engorgement, et laissent écouler à la pression, par le mamelon, quelques gouttes d'un liquide légèrement opalin (colostrum).

Le pansement abdominal enlevé met à nu une incision cutanée réunie par des points de suture.

Cette incision verticale et médiane commence à 4 centimètres au-dessous de l'ombilic, et s'arrête à 3 centimètres au-dessus de l'arcade pubienne. Elle a 7 centimètres et demi de long, et ses lèvres sont affrontées par sept points de suture. Du sang desséché recouvre le trajet de l'incision, les extrémités libres des fils et les environs immédiats de l'incision.

Le plastron thoraco-abdominal étant détaché en son entier, nous examinons la face péritonéale de la plaie : les tissus profonds sont divisés comme les tissus superficiels, et la plaie profonde correspond complètement, comme situation, direction et dimensions, à la plaie cutanée ; elle est verticale, a 7 centimètres et demi de hauteur, et ses lèvres, musculaires et aponévrotiques, sont affrontées par trois points de suture.

Nous enlevons les fils de suture : il en existe quatre superficiels et trois profonds ; et nous notons que les fils profonds sont, dans la partie de leur trajet qui transperçait les plans profonds, absolument intacts de toute imbibition par le sang.

L'examen de la plaie débarrassée de ses fils donne les résultats suivants : La surface interne de section est, sur ses deux lèvres, dans toute sa hauteur et dans toute sa longueur, exsangue, à la seule exception du tiers inférieur ; là, le bord cutané seul est coloré par une petite traînée de sang qui ne dépasse pas la moitié de la hauteur du derme.

Des incisions pratiquées à distance de 1 centimètre et demi l'un de l'autre environ, perpendiculairement à la plaie et comprenant la peau et les parties sous-jacentes, ne montrent aucune trace de sang, sauf en trois points :

1º Au niveau de l'avant-dernière suture à droite (en comptant de haut en bas), il y a coloration par le sang des parois du trajet de ladite suture, dans leur partie cutanée seulement ;

2º Il y a une ecchymose de 2 millimètres et demi de diamètre et d'un demi-millimètre à peine d'épaisseur dans le tissu cellulaire qui couvre l'aponévrose profonde, aux environs du trajet de cette même suture ;

3º Enfin, dans le plan musculaire profond, en haut et à gauche, on trouve une ecchymose d'aussi faibles dimensions.

Le plastron thoraco-abdominal enlevé, la surface du paquet intestinal apparaît dépolie, avec plaques ecchymotiques rouges, en plusieurs points : ces plaques ecchymotiques, de 1 centimètre de diamètre environ, ne dépassent pas la tunique séreuse de l'intestin. Il y a de petits grumeaux purulents çà et là ; et des fausses membranes purulentes, récentes et peu adhérentes, agglutinent quelques anses entre elles. Ces lésions de *péritonite aiguë* sont généralisées, mais leur maximum (fausses membranes purulentes et ecchymoses péritonéales) se trouve au niveau des parties inférieures de l'intestin, c'est-à-dire au voisinage des organes du petit bassin.

L'*épiploon* est manifestement épaissi.

Le *petit bassin* contient une cuillerée de liquide sanieux.

La région des intestins avoisinant le foie et la vésicule biliaire est plus fortement colorée par la transsudation de la bile que cela ne se remarque ordinairement, et il est même possible de recueillir, en déprimant les intestins en ce point et en présentant une capsule, une cuillerée à bouche environ d'un liquide jaunâtre ayant les apparences de la bile.

La surface externe, postérieure et supérieure de l'*utérus*, présente une déchirure réunie par quatre points de suture.

La *vessie* est intacte à la surface externe.

Ces premières constatations faites, on enlève chacun des organes de la cavité abdominale et les organes du petit bassin (utérus, vagin, vessie, rectum) pour en faire l'examen.

L'*estomac* est sain : nous en extrayons 250 grammes d'un liquide noir, sans odeur particulière, qui est mis en bocal.

L'*intestin grêle* incisé montre une muqueuse duodénale fortement imprégnée de bile ; le reste du petit intestin est sain, sauf quelques ecchymoses de la muqueuse, isolées en général, mais accumulées et agglomérées en plaques sur quelques points, vers le milieu de l'intestin grêle ; il existe encore une exulcération de 5 millimètres de diamètre vers l'union des deux tiers supérieurs avec le tiers inférieur.

Le *gros intestin* est complètement sain.

Il est à noter que la fin du petit intestin et le gros contiennent des matières fécales dures, en billes, en assez grande quantité.

Le *foie* est pâle, décoloré, de la teinte habituelle au foie des individus qui ont succombé à une infection.

La *vésicule biliaire* est remplie d'une bile noirâtre ; ses parois sont épaisses, mais sans altération. Elle ne contient pas de calculs biliaires.

Les *reins* sont décolorés, comme ceux des jugets succombant à une infection aiguë ; ils se décortiquent mal et sont un peu durs à la coupe.

La *rate* est un peu plus molle que normalement.

La muqueuse de la *vessie* est saine; il en est de même de celle du *rectum*.

L'examen des *organes génitaux internes* se fait après leur enlèvement en bloc par une section rasant les parois du petit bassin et une disjonction de la symphyse pubienne.

Le *vagin* contient un gros drain en caoutchouc qui s'enfonce dans une ouverture pratiquée dans le cul-de-sac postérieur vaginal : cette ouverture admet facilement le petit doigt, difficilement l'index.

L'*ovaire gauche* est volumineux, et contient un corps jaune encore hémorragique ; le *droit* est normal.

L'*utérus* présente, avons-nous dit plus haut, une déchirure à sa surface péritonéale supérieure et postérieure, dont les lèvres sont réunies par quatre points de suture. Sur le col utérin, dont les lèvres sont fendues à droite et à gauche, on trouve deux points de suture réunissant de chaque côté les lèvres sectionnées.

L'utérus est ouvert de façon à permettre l'examen de sa cavité. Cette cavité présente en haut, sur sa paroi postérieure, une surface sanglante et fongueuse, qui a les caractères d'une insertion placentaire.

A la plaie utérine *externe*, signalée plus haut, répond une plaie *interne* de même dimension et fermée par des points de suture. La paroi utérine était donc divisée en entier dans sa hauteur au point signalé. Les lèvres de la section sont imbibées de sang.

La hauteur de la cavité utérine est de 12 centimètres, mesurée de l'extrémité du col au fond ; la largeur, de l'abouchement d'une trompe à l'autre, est de 7 centimètres. La largeur de la paroi interne du col, sectionné et étalé à plat, est de 6 centimètres.

Les parois utérines ont, au niveau du corps, là où elles ont le maximum d'épaisseur, 22 millimètres.

Le poids de l'utérus est de 203 grammes.

Les *poumons* sont sains.

Les cavités du *cœur*, l'artère pulmonaire et ses branches ne contiennent pas de caillots. Les valvules cardiaques sont saines.

L'*aorte*, à sa naissance, présente de nombreuses plaques d'athérome, ulcérées et anciennes. Ces plaques existent en moindre quantité sur la crosse et sur l'aorte thoracique qui est remplie de sang noir à demi coagulé, comme cela se trouve dans certaines infections.

Les organes de la *cavité encéphalique* sont sains.

Résumé et discussion. — Les lésions relevées à l'autopsie, et que nous devons seules retenir ici, comme ayant rapport aux accidents présentés par la demoiselle Thomson pendant la vie à ses derniers moments, aux opérations qu'elle aurait subies, et aux causes qui ont pu déterminer la mort, sont les suivantes :

1º La présence d'une insertion placentaire dans l'utérus et l'hypertrophie de cet organe ;

2º La déchirure de l'utérus ;

3º La péritonite purulente aiguë.

1º *Présence d'insertion placentaire sur la muqueuse de l'utérus et hypertrophie de cet organe.* — Ce sont là des signes certains de grossesse. Préciser l'époque à laquelle était parvenue cette grossesse ne nous est pas encore possible ; des constatations ultérieures seront nécessaires. Nous ferons remarquer que les dimensions assignées par nous, lors de l'autopsie de l'utérus vide de son produit, ne sont pas celles qu'il avait à l'état de plénitude, la rétraction étant intervenue pour modifier les dimensions de l'organe. Un autre élément devra aussi entrer en ligne de compte : les résultats fournis par l'examen de la tête fœtale dont il sera question plus loin. *Sous toutes ces réserves*, on peut admettre que la grossesse datait de trois mois et demi environ.

2º *Déchirure de l'utérus.* — Cette déchirure ne peut être expliquée que par l'action d'un instrument agissant sur la paroi utérine de dedans en dehors ; il est absolument rationnel de rattacher à la cause mécanique qui a perforé l'utérus le détachement du fœtus implanté sur cette muqueuse, fœtus dont nous n'avons trouvé aucun débris.

3º *Péritonite purulente aiguë.* — L'autopsie ne nous met en présence que de deux hypothèses pour expliquer cette péritonite : elle se rattache à la *perforation de l'utérus* ou est de *cause intestinale.*

En faveur de la première hypothèse, celle qui attribue la péritonite trouvée par nous à l'irruption dans la séreuse des liquides provenant de l'utérus perforé, on peut faire valoir les raisons suivantes :

La péritonite constatée sur le cadavre de la demoiselle Thomson est, comme le sont les péritonites par perforation, aiguë, généralisée et en outre son maximum siège au niveau du voisinage de l'organe perforé.

Nous devons faire remarquer cependant que si la péritonite est la conséquence de la déchirure utérine, entre celle-ci et la mort il se serait écoulé — au dire du Dr Boisleux — vingt-sept heures, et que l'étendue et l'intensité de l'inflammation de la séreuse dépassent peut-être ce que l'on est habitué à rencontrer dans les occasions semblables.

Mais des circonstances particulières au cas d'espèce que nous examinons, ont pu déterminer une aggravation et une marche plus rapide de la péritonite. Ces circonstances sont le séjour d'une tête fœtale (dont il sera question ci-dessous) dans la séreuse, et, en second lieu, la laparotomie pratiquée quelques heures avant la mort, alors que la péritonite était en évolution.

Les péritonites d'origine intestinale, *sans perforation*, c'est-à-dire consécutives à une inflammation de·la muqueuse intestinale, de l'intérieur du canal en d'autres termes, sont au contraire peu fréquentes, très rarement aiguës et encore plus rarement généralisées. Les lésions de la muqueuse intestinale qui leur donnent naissance sont en outre ordinairement très caractérisées.

En prenant en considération que l'entérite relevée par nous sur le corps de mademoiselle Thomson n'était pas intense, que la péritonite était généralisée et aiguë, on doit considérer comme peu vraisemblable l'hypothèse de péritonite d'origine intestinale.

Avant de formuler les conclusions de ce rapport, nous devons donner quelques indications, sommaires et d'attente, sur la tête de fœtus que M. le Dr Boisleux nous a remise comme trouvée par lui — lors de son opération de laparotomie — dans la fosse iliaque de la demoiselle Thomson. Cette tête était conservée dans un bocal rempli d'un liquide conservateur.

Nous raisonnons comme si cette tête était bien celle du fœtus contenu dans l'utérus gravide de mademoiselle Thomson, mais nous faisons toute réserve sur son origine.

Cette réserve faite, voici la prescription sommaire de cette pièce, pour l'examen de laquelle des recherches complémentaires s'imposent (dissection, ouverture du crâne, mensuration des parties formant le squelette, etc.).

Cette tête est bien formée, toutes les parties en sont nettement figurées. Elle pèse 15 grammes et les diamètres en sont les suivants : bipariétal 25 millimètres ; antéro-postérieur 29 millimètres. — Elle paraît, à un examen rapide, appartenir à un fœtus de trois mois et demi environ. Une suffusion sanguine occupe le sommet du crâne, l'occiput et les pariétaux. La peau est enlevée sur le front et en partie rabattue sur la face.

A gauche, au-dessus de l'apophyse zygomatique, en avant de l'oreille, est un trou ayant 4 millimètres de profondeur, 6 millimètres de hauteur ; il est fait de telle sorte que, à sa partie antérieure, la lame cranienne est à peine touchée, et qu'au contraire le crâne est perforé à sa partie postérieure.

Cette tête a été détachée du tronc auquel elle appartenait par une section faite en deux endroits : la première tombe au niveau du larynx et s'arrête à la colonne vertébrale ; la deuxième coupe la colonne vertébrale à hauteur de la cinquième ou sixième cervicale. La première section est nette et droite ; la seconde entame la région cervicale postérieure en produisant une figure en croissant.

Conclusions. — 1º L'opération pratiquée sur la demoiselle Thomson, le 24 novembre, suivant le dire du Dr Boisleux, a déterminé un avortement (interruption de grossesse) et une déchirure de l'utérus.

2º La grossesse, au moment de l'interruption, pouvait remonter à trois mois et demi environ. Des recherches ultérieures sont nécessaires pour donner plus de précision à ce point.

3º Il existait une péritonite aiguë purulente généralisée. La cause de cette péritonite semble avoir été la perforation de l'utérus.

4º La mort doit être attribuée à cette péritonite.

Deuxième rapport par Brouardel, Thoinot et Maygrier.

Circonstances dans lesquelles la demoiselle Thomson a succombé. Interventions opératoires qu'elle a subies. Tête de fœtus détachée du tronc. Age du fœtus.

Nous soussignés, doyen et agrégés de la Faculté de médecine, commis par une ordonnance en date du 4 décembre 1896, serment préalablement prêté, avons procédé aux opérations prescrites.

1º Quels sont les troubles survenus dans la santé de mademoiselle Thomson qui justifiaient un curettage.

Nous n'avons pour répondre à cette question que la note remise par le Dr Boisleux, note d'après laquelle mademoiselle Thomson était atteinte de catarrhe utérin, pertes blanches, leucorrhée abondante et douleurs abdominales.

Il est vrai que ce sont là des signes d'inflammation légère de la muqueuse de l'utérus, qui, pour certains médecins, sont une indication de curettage.

Dans le cas particulier, nous devons faire remarquer que le D^r de La Jarrige, au cours des visites que lui a faites mademoiselle Thomson, n'a, d'après son dire, procédé à aucun examen, et ne s'est pas en particulier assuré de l'état de l'utérus. Il a toutefois conseillé le curettage et c'est dans ce but qu'il a adressé la malade au Dr Boisleux.

2° La palpation bimanuelle pratiquée comme le dit le Dr Boisleux permet-elle de reconnaître la grossesse, en règle générale et dans le cas particulier ?

Le Dr Boisleux pouvait-il, dans le cas donné, méconnaître la grossesse ?

A. — Chez la femme enceinte avant le terme de quatre mois et demi environ, il n'existe pour établir le diagnostic de grossesse que des signes de présomption ou de probabilité ; après quatre mois et demi, il y a des signes de certitude (battements du cœur et mouvements actifs du fœtus perçus par le médecin). Mais nous devons ajouter que le diagnostic de la grossesse est parfois si délicat et si difficile qu'elle peut être méconnue dans ses premiers mois et même dans toute sa durée.

Dans la première période, celle où n'existent que les signes de présomption ou de probabilité, le médecin a à sa disposition les signes fournis par l'*interrogatoire*, *l'inspection du corps* (*seins, organes génitaux*, etc.), le palper seul, le toucher seul et le toucher combiné au palper (examen bimanuel) ; le dernier moyen est sans contredit celui qui peut fournir les meilleurs renseignements. Grâce à lui, dans la majorité des cas, il est possible de constater l'augmentation de volume de l'utérus, sa consistance souple, molle, élastique, et son durcissement sous la main s'il survient une contraction.

Toutefois, il est des cas où l'examen bimanuel ne donne pas de résultat positif, par exemple, lorsque l'utérus présente une mollesse extrême et qu'il ne se contracte pas sous la main.

En règle générale, on peut dire que les résultats de l'examen bimanuel sont d'autant plus probants que la grossesse est plus avancée.

On voit donc que ce moyen de diagnostic n'est pas infaillible et qu'il faut lui associer les signes fournis par les autres modes d'exploration.

B. — Dans le cas particulier, le Dr Boisleux pouvait-il méconnaître la grossesse?

Pour répondre à cette question, examinons la façon dont il a procédé :

La demoiselle Thomson entra le 23 novembre au soir chez lui. Le Dr Boisleux ne la vit pas ce jour-là.

Le 24, le Dr Boisleux arriva, vers dix heures du matin, rue de l'Arcade ; il aurait fait endormir la malade sans se livrer encore à aucun examen et, lorsqu'elle lui fut amenée endormie, il aurait, sur la table d'opération, après un lavage du vagin au lysol, pratiqué l'exploration bimanuelle. Il aurait, par cet examen, constaté à gauche une grosseur qu'il rapporta à un fibrome ; il aurait demandé à l'entourage si mademoiselle Thomson avait une suppression des règles, question qui serait restée sans réponse. Il introduisit alors dans la cavité utérine un hystéromètre qui lui donna 10 centimètres, et, tout aussitôt après, la curette.

Telle est la façon dont le Dr Boisleux a procédé. Était-elle suffisante pour éviter une erreur? Nous ne le pensons pas et en voici les raisons :

Le seul procédé d'examen mis en œuvre par le Dr Boisleux a été l'exploration bimanuelle sous le chloroforme : il n'y a eu ni interrogatoire, ni inspection du corps. L'exploration bimanuelle lui démontra l'existence d'une grosseur abdominale ; le Dr Bois-leux crut, dit-il, à un fibrome, demanda à l'entourage s'il y avait suppression des règles et, sans réponse, procéda, sans plus attendre, à l'opération du curettage. Or, il est de règle, lorsqu'on doit procéder à une intervention opératoire utérine chez une femme que l'on voit pour la première fois, si on vient à découvrir une tumeur abdominale, de toujours songer, lorsque la femme est en état de concevoir, à la possibilité d'une grossesse. On doit alors surseoir à toute intervention jusqu'à ce que l'on ait, par les moyens appropriés, acquis l'assurance que l'utérus n'est pas gravide. Dans le cas particulier, le Dr Boisleux, trouvant une grosseur abdominale chez une jeune femme qu'il n'avait, dit-il, jamais examinée jusque-là, devait prendre toutes mesures pour établir, par l'interrogatoire et par un examen plus approfondi ou ultérieur, le diagnostic différentiel entre le fibrome auquel il croyait et la grossesse dont la possibilité aurait dû se présenter à son esprit, de façon à être certain de ne pas intervenir sur un utérus gravide.

Ces mesures de prudence, le Dr Boisleux ne les a pas prises. Il a reconnu lui-même, en notre présence, que son examen et son diagnostic avaient été, sans contestation, insuffisants et qu'il s'en était rapporté, pour son intervention opératoire, aux renseignements (catarrhe utérin) qui lui avaient été fournis.

3º *Comment l'hémorragie a-t-elle averti le Dr Boisleux que l'utérus était gravide ?*

Il ressort de la déposition orale du Dr Boisleux que ce n'est pas l'hémorragie qui lui a démontré qu'il se trouvait en présence d'un utérus gravide, mais bien la sortie de débris fœtaux, débris informes suivant son dire.

Le Dr Boisleux n'aurait pas remarqué, avant la sortie de ces débris, qu'il se fût écoulé du liquide amniotique.

4° *Le Dr Boisleux, lorsqu'il s'est aperçu qu'il se trouvait en présence d'un utérus gravide, devait-il s'arrêter ?*

A. — Si le Dr Boisleux avait soupçonné qu'il se trouvait en présence d'un utérus gravide *avant l'issue des débris fœtaux* et seulement à la suite d'une hémorragie, il est incontestable qu'il devait s'arrêter, la sortie du sang consécutive à l'introduction d'un instrument dans l'utérus gravide n'impliquant pas toujours que la grossesse ne continuera pas son cours. Il existe en effet un certain nombre d'observations où l'hystérométrie, par exemple, pratiquée dans un utérus gravide n'a pas provoqué l'avortement.

B. — Tel n'est pas le cas, puisque c'est l'issue de débris fœtaux qui aurait averti le Dr Boisleux, suivant son dire, de son erreur. Dans ce cas, il n'y avait plus eu lieu d'espérer que la grossesse pût suivre son cours, et le Dr Boisleux était autorisé à vider complètement l'utérus.

5° *Comment la tête du fœtus a-t-elle pu être tranchée et détachée du tronc dans l'opération pratiquée par le Dr Boisleux ? et comment cette tête a-t-elle pu sortir de la plaie de l'utérus ?*

Le Dr Boisleux se serait servi, au cours de son intervention, de curettes et de pinces ; ces dernières ont été employées pour extraire les débris fœtaux. Le cou, comme les autres parties du fœtus, a très vraisemblablement été dilacéré par la curette ou arraché par traction.

Pour expliquer le passage de la tête dans la fosse iliaque, il suffit de tenir compte de la perforation utérine trouvée à l'autopsie, perforation qui, après rétraction de l'organe, avait encore 4 centimètres et qui aurait été révélée au Dr Boisleux pendant son opération par l'issue d'une anse intestinale maternelle à travers le col. Le Dr Boisleux ne pouvant faire la laparotomie que nécessitait cette complication, laparotomie qu'il aurait proposée et qui lui aurait été refusée, s'est livré alors à des tentatives de réduction de l'intestin qui ont été, à son dire, très pénibles : introduction d'un dilatateur dans le col, refoulement avec les doigts. Ces manœuvres ont prolongé l'opération qui a duré plus de deux heures.

La tête a pu passer de l'utérus dans la cavité abdominale à la suite de la contraction spontanée de l'organe ou pendant les manœuvres de réduction de l'anse intestinale.

6° *Quel était l'âge du fœtus ?*

Pour établir l'âge de la grossesse nous n'avons à notre disposition que l'utérus. Les débris fœtaux nous auraient fourni de précieux renseignements et nous aurions pu en tirer des caractères de valeur, mais ils ne nous ont pas été présentés. Or, l'examen de l'utérus seul est insuffisant pour caractériser l'époque à laquelle était parvenue la grossesse, et cela pour les raisons suivantes :

a. Les dimensions que nous avons trouvées à l'autopsie ne sont pas celles que l'organe avait à l'état gravide : la malade a survécu près de cinquante heures à l'extraction du fœtus, et l'utérus s'est rétracté pendant ce laps de temps.

b. Cette rétraction utérine a été troublée, dans une mesure que nous ne pouvons établir, par la péritonite qui a succédé à l'opération : cette péritonite n'a pu en effet que retarder le retrait de l'utérus.

c. On sait enfin que l'épaisseur des parois utérines n'est nullement uniforme chez toutes les femmes, à âge égal de grossesse : il y a sous ce rapport des variations individuelles considérables.

Quoi qu'il en soit, et dans les conditions défavorables où nous sommes placés, nous estimons (en nous basant : d'une part, sur la comparaison de l'utérus recueilli à l'autopsie de mademoiselle Thomson avec d'autres utérus recueillis au cours de diverses expertises médico-légales ; d'autre part, sur les données fournies par les auteurs) que la grossesse était certainement arrivée au delà du troisième mois, et il semble probable qu'elle n'avait pas, au moins sensiblement, dépassé le quatrième mois.

L'utérus de mademoiselle Thomson pesait 203 grammes, la cavité mesurait 12 centimètres, et les parois utérines, là où elles avaient le maximum d'épaisseur, atteignaient 22 millimètres.

Troisième rapport par Brouardel et Thoinot.

Autopsie du cadavre de la demoiselle M... décédée, en 1895, à la suite d'une opération d'hystérectomie pratiquée sur elle par Boisleux.

Nous soussignés, doyen et agrégé de la Faculté de médecine, commis par une ordonnance en date du 5 décembre 1896, serment préalablement prêté, avons, le 7 décembre 1896, procédé à la Morgue à l'examen du cadavre de la demoiselle M...

Le *cercueil intact* porte comme marque distinctive une plaque sur laquelle sont inscrites les indications suivantes : VIe 2763-1895. — Les deux planches supérieures du cercueil formant couvercle s'enfoncent légèrement vers l'intérieur du cercueil, de façon à former l'une avec l'autre non plus une surface plane, mais une sorte de V peu accentué à ouverture regardant en haut ; à leur point de rencontre ces deux planches laissent un intervalle rempli par de la terre.

Le couvercle de la bière ayant été dévissé, l'*intérieur* apparaît rempli d'une *sciure* à odeur phéniquée qui laisse à découvert la tête du cadavre. La sciure enlevée, le cadavre se montre, couvert d'une sorte de peignoir en cotonnade bleue, recouvrant lui-même une chemise collée sur le corps et qui s'arrache difficilement.

L'aspect général du cadavre mis à nu est le suivant : tête décharnée, dont le squelette se dessine intact ; plans profonds du cou et creux sus-claviculaires mis à nu de chaque côté, la peau ayant disparu. Le reste du cadavre est en très bon état de conservation et a subi une sorte de momification superficielle : la peau présente les caractères et la dureté du parchemin.

Sur le cadavre on note un pansement abdominal appliqué sur la région médiane au-dessous de l'ombilic. Ce pansement se compose d'une bandelette d'ouate fixée par des bandelettes de sparadrap, entre-croisées à son niveau et fixées par leurs extrémités libres sur la peau du ventre. Ce pansement recouvre une incision cutanée, verticale et médiane de 15 centimètres, s'arrêtant à 2 centimètres et demi au-dessus de l'arcade pubienne et portant neuf fils de suture. Une mèche d'un linge fin écarte en bas les lèvres de l'incision entre la sixième et la septième suture et pénètre dans la cavité abdominale. Aucun travail de cicatrisation n'existe au niveau de l'incision.

Entre les cuisses se trouve un bandage ouaté, et, ce bandage enlevé, on voit un gros drain, en caoutchouc, dont l'extrémité sort du vagin.

Pour procéder à l'examen des organes internes nous détachons le plastron thoraco-abdominal en entier, et nous notons pendant cette opération la dégénérescence en *gras de cadavre* de la paroi, dont tous les plans se distinguent encore nettement.

La face profonde de la paroi abdominale porte une incision correspondant comme situation à l'incision cutanée superficielle ci-dessus décrite ; cette incision mesure 12 centimètres et demi : elle porte cinq fils de suture ; à sa partie inférieure ses lèvres sont écartées par la mèche de gaze dont il a été ci-dessus question et qui dépasse de peu le plan profond de la paroi abdominale. Aucune trace de cicatrisation n'existe entre les lèvres de la plaie profonde.

L'examen des organes des cavités thoracique et abdominale donne les résultats suivants :

Les poumons sont très reconnaissables et libres de toute adhérence.

Le cœur est gras et parcheminé ; les valvules sont saines.

Le foie est affaissé.

Dans le petit bassin, il n'existe aucune trace d'utérus ; on trouve à la place occupée normalement par cet organe une bandelette de gaze iodoformée qui va d'autre part saillir légèrement au dehors de la vulve. Le canal vulvo-vaginal est encore occupé par un gros tube de caoutchouc de 14 centimètres et demi de long, s'enfonçant dans le petit bassin jusqu'à l'angle sacro-vertébral.

Les ligaments larges sont sectionnés et ligaturés à droite et à gauche.

Les ovaires sont enlevés.

La vessie est saine.

Conclusions. — 1° La demoiselle M... a subi une opération d'hystérectomie (ablation totale de l'utérus).

2° La mort a suivi de près cette opération.

BROUARDEL et THOINOT.

CONCLUSION.

J'ai demandé aux faits eux-mêmes, recueillis et analysés avec soin, les éléments d'une connaissance plus complète, plus circonstanciée, et par suite d'une appréciation plus pénétrante et plus sûre. J'ai opposé aux manœuvres des coupables, aux subtilités et aux mensonges dans lesquels ils s'enveloppent, la seule lumière des faits.

Et je me crois autorisé à dire, en résumant cette étude, que le rôle du médecin, appelé à éclairer la justice dans la poursuite d'un crime, qui est trop souvent l'opprobre de la profession médicale, ne doit plus se borner à la constatation de lésions matérielles, dont l'absence n'exclut pas la possibilité des violences criminelles. Averti des conditions dans lesquelles se placent ordinairement les auteurs du crime d'avortement, de leurs procédés, de leurs moyens habituels de défense, instruit, d'une autre part, des effets qui peuvent résulter des manœuvres abortives soit pour la mère, soit pour le produit de la conception, l'expert a le devoir de rapprocher toutes les circonstances, et de comparer les caractères de l'avortement criminel avec la fausse couche naturelle ou accidentelle, et même au besoin avec les opérations chirurgicales que l'art conseille et que la science approuve. Il recueillera ainsi des indices et des preuves dont la justice saura peser la valeur, et qui, d'après la jurisprudence aujourd'hui consacrée par de nombreux arrêts, suffiront dans bien des cas pour assurer la répression d'un crime que la doctrine contraire laisserait trop souvent impuni.

Il arrive de temps en temps qu'une femme enceinte, paraissant en pleine santé, meure subitement, sans qu'il y ait eu de témoin de la scène, ou du moins de témoin voulant bien se faire connaître.

Quand on trouve, auprès du cadavre d'une femme morte dans de telles conditions, un injecteur vaginal en partie vide, il y a lieu de soupçonner que la mort subite résulte de l'inhibition occasionnée par des manœuvres abortives. Quelquefois ces soupçons deviennent presqu'une certitude, grâce aux constatations de l'autopsie. Il en a été ainsi dans le cas suivant :

Obs. LXVIII. — *Avortement au sixième mois par injection intra-utérine. Inhibition occasionnée par cette manœuvre. Chute de la femme, produisant une fracture du crâne.*

Une domestique servait dans une maison habitée par une dame et la petite-fille de celle-ci.

La patronne, un peu souffrante, s'était alitée pour quelques jours. Un soir, la domestique vint lui apporter son dîner dans sa chambre; elle paraissait en parfait état de santé.

Quelques heures après, la dame entendit un grand bruit dans l'escalier. Elle sonna la domestique, et, ne la voyant pas arriver, envoya sa petite-fille à sa recherche. L'enfant revint dire que la bonne était étendue sans connaissance au bas de l'escalier.

La domestique était morte. Un bock à injection était suspendu à la rampe de l'escalier, à une hauteur convenable pour pratiquer une injection, la femme étant accroupie sur la première marche. Le bock, muni de son tuyau de caoutchouc, contenait encore un peu de liquide.

Près du corps de la femme se trouvaient les fragments d'une cuvette en porcelaine.

A l'autopsie, nous avons constaté une fracture de la base du crâne (rocher droit) avec épanchement de sang coagulé sous le cuir chevelu au niveau de l'apophyse mastoïde et de la région temporo-pariétale du même côté ; plus quelques contusions à la surface de l'hémisphère cérébral gauche, et une hémorragie méningée traumatique.

Ces lésions, qui ont occasionné la mort, sont imputables à une chute, le poids du corps ayant porté presqu'exclusivement sur le côté droit du crâne, car il n'existait pas d'autres blessures sur le reste du corps, sauf une ecchymose de 4 à 5 centimètres de diamètre à la face dorsale de la main droite.

En ce qui concerne les organes génitaux, voici ce que nous avons constaté :

La vulve était couverte d'un peu de sang, mais ne portait pas de blessures, ni de lésions quelconques, non plus que le vagin. Utérus remontant jusqu'à l'ombilic ; col légèrement entr'ouvert, de sorte que le doigt le franchit facilement. On trouve dans l'utérus un fœtus de six mois ; les membranes de l'œuf sont décollées

tout autour du col, principalement du côté droit, et sur une longueur de 6 à 7 centimètres. Dans la cavité, ainsi constituée, se
trouve un peu de sang, en partie liquide et en partie coagulé·
C'est de là que provenait l'hémorragie qui s'est faite par la vulve.

Il n'y avait pas de lésions des autres organes. L'estomac contenait 275 centimètres cubes de matières alimentaires dont la
digestion paraissait peu avancée.

Il semble bien certain que la femme en question, très peu
d'instants avant sa mort, avait reçu une injection intra-utérine
administrée soit par elle-même, soit par une complice qui avait
disparu. Le décollement étendu des membranes de l'œuf tout
autour du col, l'existence d'un léger écoulement de sang en cette
région de l'utérus, et d'autre part la présence d'un bock à injections presqu'entièrement vidé, et convenablement installé près
de la femme, ne peuvent guère laisser de doutes à cet égard.

Il est extrêmement probable que la fracture du crâne a été
produite par une chute, et l'explication de cette chute qui nous
paraît la plus vraisemblable est qu'au cours de la manœuvre
abortive, ou aussitôt après, la femme a subi des phénomènes
d'inhibition, et qu'elle est devenue ainsi brusquement incapable
de garder la position debout.   Ch. VIBERT.

NOTE

sur

L'OBLIGATION DE DÉCLARER A L'ÉTAT CIVIL
LES FŒTUS MORT-NÉS

Les prescriptions légales sur lesquelles repose notre état civil, et qui constituent l'un des plus admirables caractères et l'un des plus solides fondements de la société française, n'échappent pas, malgré leur lumineuse précision, à certaines difficultés d'interprétation d'où résulte parfois, dans la pratique, une dangereuse incertitude. C'est ainsi que les déclarations de naissance et de décès, régulièrement ordonnées et facilement obtenues dans les circonstances ordinaires, cessent de l'être quand la naissance et la mort se confondent et qu'il s'agit d'individus mort-nés. Pour ne parler que des usages, il règne, à cet égard, dans les habitudes généralement reçues, une grande confusion et une sorte de routine arbitraire plutôt qu'une règle fixe invariablement suivie.

En effet, s'il n'y a guère de doute sur l'obligation de déclarer un fœtus mort-né venu à terme, il n'en est pas de même lorsque la délivrance est prématurée.

Le plus souvent, le fait de l'accouchement est celé et le produit de la conception détruit, alors même que celui-ci est parvenu à une époque assez avancée de son développement. Le comité d'inspection de la vérification des décès, établi près de la préfecture de la Seine, sous la direction de M. A. Husson, alors directeur des affaires municipales, a eu plus d'une fois l'occasion de reconnaître les nombreux abus auxquels donne lieu un pareil état de choses. Il y a donc là une question qu'il importe de poser nettement et d'étudier avec d'autant plus de soin, qu'elle intéresse à la fois la constitution civile de la société et la bonne administration de la justice.

On peut la résumer dans les termes suivants : La déclaration de naissance est-elle légalement exigible et l'inhumation est-elle soumise à l'autorisation préalable pour les fœtus nés morts, soit à terme, soit à une époque moins avancée de la vie intra-utérine? c'est-à-dire qu'il s'agit de rechercher s'il est dans l'esprit de la loi, et s'il serait opportun de soumettre rigoureusement à la formalité de déclaration à l'état civil, sinon toute naissance, le mot ne serait pas exact, du moins tout fait d'accouchement quelconque, quel que fût l'état du fœtus·

Parmi les traités didactiques qui ont pour objet la médecine publique, aucun, si ce n'est le *Manuel* de Briand et Chaudé (1), et le *Traité de jurisprudence* de Dubrac (2), ne s'est occupé de cette question. Nous comblerons cette lacune en examinant successivement la législation et la jurisprudence, et en exposant quelles sont, au point de vue de l'utilité publique, les mesures administratives qu'il conviendrait de prescrire relativement aux fœtus mort-nés.

I. — Législation.

En ce qui touche la naissance, les seules prescriptions légales sont contenues dans les articles 55 et 56 du Code civil, et 346 du Code pénal.

« La naissance d'un enfant doit être déclarée dans les trois jours
« de l'accouchement à l'officier de l'état civil du lieu ; l'enfant
« doit lui être présenté (art. 55).

(1) Briand et Chaudé, *Manuel complet de médecine légale*, 1878, 10ᵉ édit.
(2) Dubrac, *Traité de jurisprudence médicale et pharmaceutique*. Paris, 1893, Chap. ii.

« La naissance doit être déclarée par le père, ou, à défaut du
« père, par les docteurs en médecine ou en chirurgie, sages-
« femmes, officiers de santé ou autres personnes qui ont assisté à
« l'accouchement ; et lorsque la mère est accouchée hors de son do-
« micile, par la personne chez qui elle est accouchée (art. 56). »

L'article 346 du Code pénal détermine une pénalité
variant de six jours à six mois d'emprisonnement et de
16 à 300 francs d'amende contre toute personne qui,
ayant assisté à un accouchement, n'aura pas fait la
déclaration prescrite.

Quant au décès, après la loi du 20 septembre 1792‘
qui ordonne la déclaration à l'officier public, le Code
civil dispose :

« Art. 77. — Aucune inhumation ne sera faite sans une autori-
« sation sur papier libre et sans frais de l'officier de l'état civil,
« qui ne pourra la délivrer qu'après s'être transporté auprès de
« la personne décédée pour s'assurer du décès (ou sur le rapport
« d'un médecin commis par lui pour le constater), et que vingt-
« quatre heures après le décès, hors les cas prévus par les règle-
« ments de police. »

La sanction pénale de cette disposition se trouve
dans l'article 358 du Code pénal, qui punit de six jours
à deux mois d'emprisonnement, et d'une amende de
16 à 50 francs, ceux qui auront fait inhumer, sans autorisation préalable, un individu décédé, ou qui auront
contrevenu, de quelque manière que ce soit, à la loi et
aux règlements relatifs aux inhumations précipitées.

Jusqu'ici on voit que les prescriptions de la loi sont
aussi générales qu'impératives, et qu'il n'est nulle part
fait mention, soit directe, soit indirecte, des mort-nés.
Ce n'est que trois ans après la promulgation du Code civil
que fut introduite dans la loi, par décret du 4 juillet 1806,
une disposition spéciale ainsi conçue : « Lorsque le
« cadavre d'un enfant dont la naissance n'a pas été enre-

« gistrée sera présenté à l'officier de l'état civil, cet officier
« n'exprimera pas qu'un tel enfant est décédé, mais seu-
« lement qu'il lui a été présenté sans vie, afin de ne pas
« préjuger la question de savoir s'il y a eu vie ou non. »

II. — Jurisprudence.

C'est entre ces textes divers que le doute s'est élevé
sur le sens à donner au décret de 1806. On y a vu une
dérogation à la règle générale, une dispense de recourir
à l'autorisation préalable pour inhumer l'enfant mort-né.
On a dit qu'une interprétation contraire conduirait
à la nécessité d'une autorisation pour l'inhumation d'un
simple fœtus ; mais que le décret n'exigeant pas qu'il
soit dressé, dans ce cas, un acte de décès, il s'ensuit
qu'aucune autorisation n'est nécessaire, et que l'inhumation est libre. Cette doctrine est soutenue par les
savants commentateurs du Code pénal. A leur avis l'article 358 ne parle que d'individus décédés, et un fœtus,
un embryon informe ne peuvent pas être considérés
comme des individus ; c'est seulement lorsque l'enfant
est arrivé au terme de viabilité qu'on peut leur donner
cette qualification (1). Ces objections théoriques se reproduisent dans la jurisprudence elle-même, qui reflète
les incertitudes et les doutes dont cette question est
restée entourée. Il n'est pas sans intérêt de faire connaître dans toute leur étendue les arrêts et les motifs
sur lesquels ils sont fondés. C'est là, en effet, l'exposé
le plus complet et le plus fidèle des deux opinions
entre lesquelles on peut avoir à se prononcer.

La première, celle des juristes éminents que nous
venons de citer et qui regarde comme non obligatoire

(1) Ad. Chauveau et Faustin Hélie, *Théorie du Code civil*, 2e édition,
t. IV, p. 470.

la déchéance de l'état civil des fœtus mort-nés, est appuyée par une ordonnance de la chambre du conseil du tribunal de Sarreguemines de juillet 1839, un jugement du tribunal de Lunéville du 30 août 1839, et par un arrêt confirmatif de la cour d'appel de Nancy du 17 septembre de la même année. Nous rapportons textuellement les détails de cette affaire :

Ministère public contre femme Gérard et R... (1). — Le 9 juillet 1839, la fille Catherine Gérard, de Lixheim, accoucha avant terme d'un enfant du sexe masculin, qui fut retiré mort du sein de sa mère. Le docteur R..., qui avait assisté à l'accouchement, ne fit point la déclaration de naissance prescrite par la loi, et, le soir même, Catherine Dejean, mère de Catherine Gérard, inhuma l'enfant dans la cour de sa maison, sans autorisation préalable. Des poursuites furent dirigées contre Catherine Gérard pour délit d'inhumation précipitée, faite sans autorisation, et dans un lieu autre que celui à ce destiné et contre le docteur R... : 1º pour complicité du même délit ; 2º pour coopération directe à son exécution ; 3º pour défaut de la déclaration prescrite par l'article 56 du Code civil.

Il fut procédé à l'autopsie, et les médecins déclarèrent dans leur rapport que le cadavre soumis à leur examen était celui d'un enfant *mort-né*, qui pouvait être âgé de six à sept mois, *qu'il n'avait pas respiré*, et que sa mort devait être attribuée à une forte congestion cérébrale survenue pendant le travail de l'enfantement.

Une ordonnance de la chambre du conseil du tribunal de Sarreguemines déclare qu'il n'y avait lieu à suivre sur aucun des chefs de prévention.

(1) *Journal du Palais*, t. XXXIII, p. 646.

Voici l'analyse des principaux motifs donnés à cette décision :

« Les articles 56 et 57 du Code civil, a dit le tribunal, ne sont pas applicables aux cas où l'enfant est sorti sans vie du sein de sa mère ; car un être semblable n'a jamais eu d'existence individuelle ni dans la nature, ni aux yeux de la loi ; on ne saurait dès lors le considérer comme une *personne* dans la véritable acception de ce mot, et, par une conséquence naturelle, il ne peut devenir l'objet d'un acte public constatant sa naissance, puisque la naissance est le commencement de la vie, et que, pour lui, la vie n'a jamais commencé. Il est si vrai que les dispositions des articles du Code civil précédemment cités ne sont point applicables à l'enfant mort-né, qu'il a fallu le décret du 4 juillet 1806 pour prescrire, dans ce cas particulier, la rédaction d'un acte, et déterminer les énonciations qu'il devrait renfermer ; mais il est à remarquer que le décret n'impose pas, comme l'article 56 du Code civil, aux personnes qui ont assisté à l'accouchement, l'obligation d'en faire la déclaration. D'un autre côté, il est facile de voir, d'après la manière dont il est rédigé, qu'il n'a pas entendu parler d'un acte de naissance ; en effet, il n'est pas dit qu'on devra indiquer dans cet acte le moment où l'enfant est né (et c'est sans aucun doute à dessein qu'il a évité de se servir de cette expression) ; mais celui où l'enfant *est sorti du sein de sa mère*, ce qui est bien différent. Enfin, aux termes de son article 2, ce n'est pas sur les registres de naissance, mais sur ceux de décès que cet acte doit être inscrit. Ce qui prouve d'une manière non moins évidente que le défaut de déclaration d'un accouchement qui n'a produit qu'un enfant sans vie, ne peut donner lieu à l'application de l'article 346 du Code pénal, c'est que la section dont ce texte fait partie est placée sous la rubrique : *Crimes et délits tendant à empêcher ou détruire la preuve de l'état civil de l'enfant ou à compromettre son existence.* Or, conçoit-on la possibilité de commettre un crime ou délit de cette nature à l'égard d'un enfant qui n'était déjà plus qu'un cadavre au moment où son existence devait commencer?

« Abordant ensuite la seconde question, le tribunal a pensé que l'inhumation sans autorisation préalable ne suffisait pas pour constituer un fait punissable. Il faut, de plus, a-t-il dit, qu'elle ait eu pour objet un individu décédé. Le concours de ces deux conditions est d'une nécessité absolue : telle est, en effet, la disposition formelle de l'article 358 du Code pénal. La vérité de cette opinion deviendra plus évidente encore si l'on rapproche ce dernier texte de l'article 77 du Code civil, qui porte qu'aucune inhumation ne sera faite sans une autorisation de l'officier de l'état civil, qui ne pourra la délivrer qu'après s'être transporté auprès de la personne décédée pour s'assurer du décès, et que vingt-quatre heures après le décès, hors les cas prévus par les règlements de police. Or, pourrait-on, sans dénaturer le sens de ce mot, *décédé*, l'appliquer à un enfant mort-né? cette expression n'emporte-t-elle pas avec elle, dans le langage du droit comme dans le langage de la société, l'idée d'une existence individuelle, extra-utérine, quelque courte d'ailleurs qu'ait été sa durée? ne fait-elle pas nécessairement supposer qu'entre la vie et la mort de l'enfant qui a cessé d'exister, il s'est écoulé au moins un instant pendant lequel il a respiré, hors du sein de sa mère? S'il en fallait une nouvelle preuve, on la trouverait dans le décret déjà cité du 4 juillet 1806. On voit, en effet, que cet acte législatif n'exige pas que l'officier de l'état civil constate que tel enfant est décédé, mais seulement qu'il lui a été présenté sans vie. Vainement on objecterait, pour repousser cette argumentation, que les inconvénients que la loi a voulu prévenir en ordonnant les mesures de précaution prescrites par l'article 77 du Code civil, pouvant également se présenter lorsqu'il s'agit de l'inhumation de l'enfant mort-né, il serait dangereux de laisser impunie, dans ce dernier cas, la violation de ces règles salutaires. A cette objection, on peut d'abord répondre que, si notre législation est muette sur ce point, ce n'est pas au juge qu'il appartient de suppléer à son silence : car il manquerait au premier de ses devoirs si, créant des pénalités par voie d'analogie, il pouvait ainsi, sous prétexte de l'insuffisance ou de l'obscurité de la loi, faire dépendre d'une interprétation capricieuse et arbitraire, l'honneur, la liberté, et quelquefois même la vie des citoyens. A quel âge, d'ailleurs, faudra-t-il que l'enfant mort-né soit parvenu pour que son inhumation doive être précédée d'une déclaration faite à l'officier de l'état civil? *Exigera-t-on l'autorisation de ce fonctionnaire pour l'inhumation d'un fœtus de quatre ou cinq mois, comme pour celle d'un enfant dont le cadavre ne serait sorti du sein de sa mère qu'après le temps ordinaire de la gestation ? Non, évidemment*; il serait impossible de soumettre à une règle uniforme et générale les différentes hypothèses qui peuvent se présenter dans la pratique. *Peut-être devrait-on admettre, dans ce cas, une présomption analogue à celle qui est établie, sous le rapport de la légitimité de l'enfant, par les articles 312 et 314 du Code civil.* Mais encore une fois, ce n'est pas au juge à prendre l'initiative, c'est au législateur seul qu'il appartient de déterminer le degré de croissance et de maturité que l'enfant mort-né doit avoir atteint, pour que son inhumation ne puisse avoir lieu sans l'observation des formalités et des détails prescrits par la loi. »

Sur l'opposition de M. le procureur du roi, la chambre des mises en accusation de la cour de Nancy, par arrêt du 10 août 1839, annula cette ordonnance, et renvoya les prévenus devant le tribunal correctionnel de Lunéville pour être jugés sur les faits qui leur étaient imputés.

Le 30 du même mois, jugement de ce tribunal ainsi conçu :

« Sur le premier chef : Attendu, en fait, qu'André R... a, dans le courant de juillet dernier, à Lixheim, assisté à l'accouchement de Catherine Gérard, fille mineure, et n'a point fait à l'officier de l'état civil la déclaration énoncée en article 56 du Code civil ;

« Attendu, en droit, que l'article 346 du Code pénal punit, à la vérité, de peines correctionnelles toute personne qui, ayant assisté à un accouchement, aurait omis de faire une déclaration conforme aux articles 56 et 57 du Code civil : mais que cette disposition ne statue que pour le cas le plus ordinaire, celui où l'enfant aurait vu le jour et continué de vivre, que le décret du 4 juillet 1806, postérieur de trois années à la promulgation du titre II du Code civil, a eu pour objet de remplir entre les chapitres II et IV une lacune révélée par l'expérience ; que l'acte particulier à dresser par l'officier de l'état civil, s'il n'est point un acte de décès proprement dit, s'en rapproche du moins beaucoup ; que l'on remarque, en effet, que ce décret, dans son intitulé, ne vise que les articles du Code civil relatifs au mode de constater le décès ;

« Attendu que l'article 346 du Code pénal, postérieur tout à la fois au décret et au Code civil, ne prononce aucune peine pour le cas d'omission de déclaration de décès et ne punit que les contraventions aux articles 55 et 56 du Code civil ; que la sévérité du législateur, dans ce dernier cas, se comprend et se justifie par la nécessité d'assurer à l'enfant né un état civil, qui n'est point à donner à l'enfant mort-né; que c'est aussi en se fondant sur les mêmes principes que la jurisprudence admet que la suppression d'un enfant mort-né ne constitue pas le crime prévu par l'article 345 du Code pénal.

« Sur le second chef, dirigé contre Catherine Dejean, femme Gérard, pour avoir inhumé le cadavre d'un enfant mort-né sans autorisation préalable de l'officier de l'état civil et moins de quatre heures après l'accouchement :

« Attendu que l'article 77 du Code civil veut qu'aucune inhumation n'ait lieu sans l'autorisation préalable de l'officier de l'état civil, et que l'article 358 du Code pénal punit de peines correctionnelles ceux qui, sans autorisation dans le cas où elle est prescrite, auraient fait inhumer un individu décédé, ainsi que ceux qui auraient contrevenu à la loi et aux règlements sur les inhumations précitées ; que par ces expressions : *individu décédé*, on ne saurait entendre que l'être humain qui aurait joui d'une vie extra-utérine, qui enfin serait né et décédé dans le sens légal ; que la loi civile (art. 725) répute bien existant et capable de succéder l'enfant conçu ; mais qu'elle ne fait en cela qu'établir une présomption qui disparaît lorsque l'enfant est sorti non viable du sein de sa mère ; que le système de la prévention conduirait à cette conséquence que pour l'embryon à peine formé, comme pour l'enfant né avec toutes les conditions de la vie, l'autorisation d'inhumer serait prescrite ; que la loi pénale (art. 300, 303, 317, 345) a des dispositions toutes spéciales pour protéger l'enfant que la nature appelle à vivre.

« Sur le troisième chef : Attendu que le deuxième paragraphe de l'article 358 du Code pénal est conçu dans le même esprit que le premier ; qu'il n'entend punir ceux qui contreviendraient à la loi et aux règlements sur les inhumations précitées qu'autant qu'elles auraient pour objet des personnes décédées : que *le décès n'est autre chose que la fin d'une vie réelle et individuelle ; que la vie intra-utérine n'est pour les familles et pour la société qu'une espérance* qui, lors même qu'elle se réalise, ne fait point partie de l'existence réelle ;

« Attendu que les faits imputés à la femme Gérard ne constituant ni délit ni contravention, il n'y a pas lieu d'examiner la prévention de complicité qui pèse sur le docteur R... : — Renvoie André R... et Catherine Dejean, femme de Dominique Gérard, des poursuites du ministère public. »

Appel de la part de M. le procureur du roi de Lunéville.

Devant la cour, M. l'avocat général Garnier prit des conclusions tendant à ce que le sieur R... fût renvoyé des deux chefs de prévention qui lui étaient imputés : et requit, en ce qui concernait la femme Gérard, sa condamnation aux peines correctionnelles portées en l'article 328 du Code pénal, à raison du délit résultant de l'inhumation à laquelle elle avait procédé sans l'autorisation préalable de l'officier de l'état civil. Subsidiairement, il conclut à ce qu'elle fût condamnée, pour inhumation irrégulière dans un lieu autre que celui à ce destiné, aux peines de simple police prononcées par les articles 471 et 15 du même Code combinés avec les articles 1, 2 et 14 du décret du 23 prairial an XII sur les sépultures. M. l'avocat général, prenant en considération les circonstances atténuantes qui existaient, déclara s'en rapporter, sur l'application de la peine, à la prudence de la cour.

Du 17 septembre 1839, arrêt de la Cour royale de Nancy (chambre correctionnelle).

« La cour, en ce qui touche la prévention de délit imputé au docteur R..., adoptant les motifs des premiers juges ;

« En ce qui touche le deuxième chef de prévention : Attendu qu'aux termes de l'article 358 du Code pénal, on doit considérer *comme un individu décédé tout enfant mort-né, lorsqu'il est arrivé au terme de viabilité ;*

« Mais attendu que, dans l'espèce, rien ne prouve que l'enfant dont la fille Gérard est accouchée soit arrivé à ce terme, et que, notamment du procès-verbal d'autopsie, il paraît résulter le contraire ;

« Attendu que les mêmes motifs de fait doivent faire décider que la prévenue ne peut être condamnée à aucune peine de simple police pour inhumation irrégulière dans un lieu autre que celui à ce destiné ;

« Par ces motifs, rejette l'appel du ministère public. »

Tribunal correctionnel de Toulouse. — C'est à cette jurisprudence que vient de se ranger tout dernièrement le *tribunal correctionnel de Toulouse* dans deux affaires de *déclaration de fœtus âgés de moins de six mois.*

Audience du 2 décembre 1896. — Le tribunal rend son jugement dans l'affaire de suppression d'enfant plaidée la semaine dernière.

La fille Eugénie N..., âgée de dix-neuf ans..., précédemment domestique chez M. R..., notaire à Lag..., précédemment domiciliée à Muret, est relaxée.

Sont également relaxées sans dépens, la sage-femme poursuivie pour n'avoir pas fait la déclaration prescrite par la loi et la fille de cette sage-femme poursuivie comme complice.

Dans son dispositif, le jugement du tribunal déclare qu'en l'état de la jurisprudence, il n'est pas possible de considérer comme une suppression d'enfant la disparition du fœtus expulsé par la fille N..., ce fœtus ayant eu seulement quatre mois et demi de gestation.

Audience du 16 décembre 1896. — Le tribunal rend son jugement dans l'affaire de suppression d'enfant plaidée vendredi dernier.

Reconnaissant que le fœtus accidentellement expulsé au mois de mars dernier par la dame Marie L..., ménagère, alors domiciliée rue des Prés, n'avait pas six mois de gestation et qu'il était par conséquent inutile de le représenter à l'état civil, le tribunal relaxe purement et simplement des fins de la poursuite dirigée contre elle.

A fortiori, le tribunal prononce-t-il sans dépens l'acquittement de la dame Jeanne B..., épouse V..., sage-femme domiciliée avenue de Paris, à qui on reprochait de n'avoir pas fait au même état civil la déclaration prescrite par la loi.

Nous devons maintenant opposer les arguments que l'on peut faire valoir en faveur de la doctrine contraire, et qui tendent à démontrer la nécessité d'exiger la déclaration à l'état civil, et l'autorisation pour l'inhumation des fœtus mort-nés. On sera frappé de la puissance de ces arguments, qui ont pour eux l'autorité de la cour suprême. Nous rapporterons d'abord un arrêt de la cour royale de Douai en date du 31 juillet 1829, un jugement du tribunal correctionnel de Montélimart ; un arrêt de cassation du 2 septembre 1843, et, sur le renvoi, un arrêt de la cour de Grenoble du 22 janvier 1844, confirmé, en dernier ressort, par un second arrêt de la cour suprême en date du 2 août 1844.

Cour royale de Douai (31 juillet 1829). — Ministère public contre femme Devienne (1).

La cour :

« Considérant qu'aux termes du décret du 4 juillet 1806 l'enfant dont le cadavre est présenté à l'officier de l'état civil, qu'il ait eu vie ou non, doit être inscrit sur les registres du décès : qu'il suit de là évidemment que le mot *décédé* dont se sert le législateur dans l'article 358 du Code pénal a eu dans sa pensée un sens absolu, et doit s'étendre, par conséquent, au cas même où l'enfant est mort en naissant ; — Que le système contraire aurait les plus fâcheuses conséquences pour l'ordre social. — Considérant d'ailleurs qu'aux termes de l'article 725 du Code civil, l'enfant né viable est censé avoir vécu, puisqu'il est reconnu apte à succéder ; qu'en fait, dans la cause, il résulte du procès-verbal des docteurs en médecine qui ont visité le cadavre de l'enfant qu'il était viable ; qu'il suit de là, comme de ce qui précède, que, de toute manière, l'article 358 du Code pénal doit recevoir application au cas actuel : — Déclare Marie-Louise-Josèphe Devienne coupable d'avoir inhumé son enfant sans autorisation préalable de l'officier public ; — La condamne à huit jours de prison et aux frais, etc. »

(1) *Journal du Palais*, t. XXIII, p. 1305.

Cour de cassation (2 septembre 1843). — Ministère public contre Muret et Courbassier (1).

Une servante étant accouchée d'un enfant mort-né chez son maître, le sieur Muret, ce dernier ainsi que le sieur Courbassier, officier de santé qui avait assisté à l'accouchement, ne firent pas à l'officier de l'état civil la déclaration de naissance prescrite par les articles 55 et 56 du Code civil ; et sans s'être munis de l'autorisation prescrite par l'article 77 du même Code, ils firent procéder à l'inhumation. — Sur les poursuites du ministère public, le tribunal correctionnel de Montélimart, par application des articles 346 et 386 du Code pénal, condamna la servante à deux mois de prison et cinquante francs d'amende, le maître à six mois de prison et trois cents francs d'amende, et l'officier de santé à trois mois de prison et trois cents francs d'amende. — Appel du maître et de l'officier de santé. — Le 3 juin 1843, jugement du tribunal d'appel de Valence qui les renvoie absous, par le motif que l'enfant était mort-né. — Pourvoi du ministère public.

La cour, après délibération en chambre du conseil :

« Sur le premier moyen tiré de la violation de l'article 346 du Code pénal : — Vu ledit article ; — Attendu, en droit, que le législateur, par cette disposition, *a principalement voulu la constatation de l'accouchement de tout enfant ; que les considérations les plus impérieuses d'ordre public commandent à toute personne qui y a assisté la déclaration du fait* à l'officier de l'état civil, qu'elles ne sont pas exclusivement applicables à la preuve de l'état de ces enfants ;

« Attendu qu'un décret spécial du 4 juillet 1806, légalement publié, a imposé aux officiers de l'état civil le devoir particulier de recevoir ces déclarations à l'égard des enfants, lorsqu'il est incertain de savoir s'ils ont eu vie ou non, ou de consigner dans l'acte qui en est dressé, notamment l'heure à laquelle l'enfant

(1) *Journal du Palais*, t. XLII, p. 726.

présenté est sorti du sein de sa mère ; que ce décret a nécessairement sa sanction dans la disposition pénale de l'article 346 ; que,
néanmoins, le jugement attaqué a absous Muret et Courbassier de
l'action du ministère public, tout en reconnaissant qu'ils n'ont pas
fait la déclaration de l'enfant mort-né dont la fille Rosalie Boulon
est accouchée, sous prétexte que l'enfant dont il s'agit n'avait pas
eu d'existence réelle dans le sens légal, en quoi ledit jugement
a faussement interprété l'article 346, et formellement méconnu
le décret rendu pour assurer l'exécution des dispositions du Code
civil ;

« Sur le deuxième moyen : — Vu, en second lieu, l'article 358
du même Code pénal ; — Attendu que ses *dispositions concernant
les inhumations sont générales et absolues* ; qu'elles sont indépen-
dantes des causes de la mort de l'individu dont une femme est
accouchée, et que, d'après le décret précité, *il n'était pas permis
aux personnes privées qui ont fait cette inhumation de préjuger si
l'enfant avait eu vie ou non* ; que cette constatation a été dévolue
par la loi à un homme public ; que l'article 358 obligeait Muret,
mis en prévention de ce chef, de se munir au préalable de l'autorisation de l'officier public, ce qu'il n'a pas fait ; d'où il suit que
le jugement attaqué a également méconnu les dispositions impératives à l'article 358 du Code pénal : — Casse et renvoie devant
la cour royale de Grenoble. »

Cour royale de Grenoble (22 janvier 1844). — Sur
le renvoi prononcé par l'arrêt qui précède : —
La cour :

« Attendu que, pour faire une juste et saine application de la
loi en matière pénale, il faut rechercher les causes qui l'ont provoquée et reconnaître les nécessités auxquelles il fallait pourvoir ;
« Attendu qu'avant l'émission du Code pénal de 1810 (art. 346),
il n'existait d'autre disposition législative relativement aux déclarations à faire devant l'officier de l'état civil de la naissance de
l'enfant, et par suite de l'accouchement de la mère : 1° que
l'article 56 du Code civil, qui, par les termes dans lesquels il est
conçu, semble ne prescrire l'obligation de déclaration de naissance
de l'enfant que dans un ordre successif aux personnes qui y sont
dénommées ; 2° les dispositions du décret du 3 juillet 1806 qui
prescrivaient à l'officier de l'état civil un mode de constatation

spéciale de l'accouchement dans le cas qui y est prévu, celui où il est certain de savoir si l'enfant est mort-né ou s'il a vécu ;

« Attendu que toutes ces propositions ne furent faites que dans un ordre civil, sans aucune sanction pénale ;

« Attendu que lors de l'émission du Code pénal de 1810, on reconnut la nécessité de punir l'infraction aux règles prescrites par les articles 55 et 56 du Code civil, soit pour déjouer les calculs de l'intérêt privé relativement à la conscription, soit que le législateur ait porté son attention sur les accouchements clandestins de nature à provoquer toute sa vigilance ; qu'ainsi fut portée la disposition de l'article 346 du Code pénal qui punit toute personne qui, ayant assisté à un accouchement, n'aurait pas fait la déclaration à elle prescrite par l'article 56 du Code civil, d'une peine de six jours à six mois d'emprisonnement et d'une amende de 16 à 300 francs ;

« Attendu que le législateur, *en se servant ainsi du terme d'accouchement, a prouvé qu'il ne s'était pas seulement préoccupé de la constatation de la naissance de l'enfant ; il a prouvé en même temps par la graduation des peines de six jours à six mois de prison et d'une amende de 16 à 300 francs, qu'il ne s'agissait pas d'atteindre seulement ceux qui se seraient rendus coupables d'une simple omission ou d'une simple infraction à une règle de droit civil, mais encore d'établir divers degrés de culpabilité à raison des diverses circonstances qui auraient entouré le fait de n'avoir pas fait la déclaration prescrite par la loi,* fait qui, désormais, constituait un véritable délit passible des peines correctionnelles ;

« Attendu que, des considérations qui précèdent, il résulte que l'intention du législateur n'a pas exclusivement pour but la constatation de l'état de l'enfant, mais encore d'entourer sa naissance, son existence, de la protection de l'autorité civile, et que, par suite, toute personne qui a assisté à un accouchement doit faire la déclaration prescrite par l'article 346 du Code pénal, quelles qu'aient été les suites de l'accouchement dont elle a été témoin ;

« Attendu que, si cette interprétation peut présenter quelques difficultés à résoudre lorsqu'il peut s'agir d'accouchement plus ou moins prématuré, ces difficultés peuvent, sans inconvénient notable, être laissées à l'appréciation des magistrats ;

« Attendu que l'article 346 du Code pénal, en caractérisant et qualifiant de délit le défaut de la déclaration qu'il prescrit, rend passibles des mêmes peines toutes les personnes coupables du même fait, sans qu'elles puissent invoquer l'ordre successif dans lequel la déclaration devait être faite aux termes de l'article 56 du Code civil, dans un but purement civil : car, lorsqu'il s'agit de peines encourues, tous les individus coupables du même fait doivent, sans distinction, être passibles des mêmes peines. Ce qui rend Muret et Courbassier également punissables au même degré, à défaut par l'un d'eux d'avoir fait la déclaration prescrite par la loi ;

« Attendu que les mêmes principes, exposés sur l'application à la cause de l'article 346 du Code pénal, s'appliquent également à l'article 358 du même Code, et démontrent la nécessité de l'autorisation préalable de l'officier de l'état civil pour l'inhumation d'un enfant mort-né ou présumé tel, etc. »

Cour de cassation (2 août 1844). — Rejet du pourvoi formé contre le précédent jugement de la cour de Grenoble (1). — La cour, après délibération en chambre du conseil :

« Attendu, en droit, que l'article 346 du Code pénal prononce un emprisonnement de six jours à six mois, et une amende de 16 à 300 francs contre toute personne qui, ayant assisté à un accouchement, n'a pas fait la déclaration à elle prescrite par l'article 56 du Code civil, dans le délai fixé par l'article 55 du même Code ;

« Que cette disposition, qui repose sur les plus graves considérations d'ordre public, a pour but principal d'assurer la constatation de l'accouchement, et de pourvoir ainsi à la fois à la sûreté et à la conservation de l'état de l'enfant ;

« Que la latitude accordée au juge pour la fixation de la peine prouve suffisamment que ce n'est pas une simple omission que le législateur a voulu punir, mais un délit dont la répression peut être modifiée à raison des circonstances dont il peut être environné ;

« Attendu que l'article 56 du Code civil, auquel se réfère l'article 346 du Code pénal précité, veut que la déclaration de naissance d'un enfant soit faite par le père ; que ce n'est qu'à défaut du père que cette déclaration doit être faite par les docteurs en médecine ou en chirurgie, sages-femmes, officiers de santé, ou autres personnages qui auront assisté à l'accouchement ;

(1) *Journal du Palais*, t. II, p. 104.

« Que dans cette seconde hypothèse, l'obligation de déclarer la naissance de l'enfant est imposée, sans distinction et sans ordre successif, à tous ceux que désigne ledit article 56 du Code civil ; que chacun d'eux est également tenu, sous la peine portée par l'article 346 du Code pénal, de faire la déclaration dont il s'agit dans le délai fixé par l'article 55 du Code civil ;

« Attendu que le décret du 4 juillet 1806, inséré au *Bulletin des lois*, est le complément des dispositions du Code civil sur le mode de constatation des décès ; qu'il trace aux officiers de l'état civil la règle qu'ils doivent suivre, lorsque le cadavre d'un enfant dont la naissance n'a pas été enregistrée, leur est présenté ; mais que ce décret ne modifie, sous aucun rapport, les obligations imposées par l'article 56 du Code civil aux personnes qui ont assisté à un accouchement, et ne peut influer sur la peine portée par l'article 346 du Code pénal contre ceux qui ont manqué à ces obligations :

« Et attendu, en fait, qu'il résulte de l'arrêt attaqué et du jugement du tribunal de Montélimart, dont ledit arrêt s'est approprié les motifs en les adoptant, que la fille Rosalie Boulon est accouchée le 8 octobre 1842, dans la maison de Muret, chez lequel elle demeurait en qualité de domestique ; que le père de l'enfant n'était pas présent, qu'il n'était même pas connu ; que Muret assistait à cet accouchement ; que Courbassier y assistait aussi en sa qualité de docteur en médecine ; qu'il n'est pas établi que Rosalie Boulon soit accouchée d'un enfant mort ; que la cause de la mort de cet enfant est restée incertaine ; qu'au surplus, en supposant même que l'enfant fût mort en naissant, cette circonstance ne dispensait pas les personnes présentes à l'accouchement de l'obligation de déclarer cet accouchement conformément à la loi ;

« Que, dans cet état des faits, aux termes de l'article 56 du Code civil, Courbassier et Muret étaient l'un et l'autre également tenus de faire à l'officier de l'état civil, dans le délai de trois jours fixé par l'article 55 du même Code, la déclaration de l'accouchement de Rosalie Boulon ;

« Que, ne l'ayant pas fait, ils étaient tous deux passibles des peines portées par l'article 346 du Code pénal ; d'où il suit, qu'en leur en faisant l'application, la cour royale de Grenoble n'a ni violé ni faussement appliqué ledit article ;

« Attendu que, d'après ce qui précède, l'examen des autres moyens invoqués par les demandeurs est sans intérêt ;

« Attendu, d'ailleurs, la régularité de la procédure en la forme ;

« Rejette le pourvoi formé conjointement par Courbassier et
Muret, et les condamne à l'amende de 150 francs et aux frais. »

Il est d'un grand intérêt de lire d'un bout à l'autre,
et de méditer le texte singulièrement explicite de ces
divers arrêts. On peut, d'ailleurs, les résumer dans les
termes suivants :

D'après la doctrine qui prétend qu'il y a lieu, pour
les enfants mort-nés, de déroger aux règles ordinaires,
l'enfant mort-né ne doit être considéré comme un
individu décédé que lorsqu'il est arrivé au terme de
viabilité. Dans le cas contraire, l'inhumation du fœtus
sans autorisation, et dans un lieu autre que celui à ce
destiné, ne constitue ni délit, ni contravention. Il en
est de même du défaut de déclaration de naissance
dans les mêmes circonstances. On remarquera l'importance capitale qu'acquiert ici, fort arbitrairement,
du reste, le fait de la vitalité.

Les deux arrêts de la cour suprême tendent à faire
prévaloir la jurisprudence opposée, suivant laquelle
l'individu qui a assisté à l'accouchement d'un enfant
sans avoir fait la déclaration à l'officier de l'état civil,
ne peut être excusé sous le prétexte que cet enfant
était mort-né, et par suite, n'avait pas eu d'existence
réelle dans le sens légal. Il résulte également de cette
doctrine, qu'il n'est pas permis aux personnes privées
qui procèdent à l'inhumation d'un nouveau-né de
préjuger si cet enfant a eu vie ou non. Dès lors, la
personne qui a inhumé cet enfant, sans être munie, au
préalable, de l'autorisation de l'officier public, est passible des peines portées par la loi.

III. — Considérations générales et mesures à proposer.

Ce qui ressort le plus clairement, et avant tout, des

documents législatifs et judiciaires que nous avons rassemblés, c'est qu'un grand intérêt public s'attache à toutes les mesures qui ont pour objet d'assurer l'état civil et d'entourer la constatation de la mort des plus grandes garanties. Ajoutons que les lois combinées de 1792, de 1803 (Code civil) et de 1806, ont été conçues dans des vues d'ordre public. C'est ce que faisait ressortir puissamment un des hommes les plus honorables de l'administration de la Ville de Paris, M. Pontonnier, dans le rapport d'après lequel a été instituée l'inspection de la vérification des décès (1) : « La loi n'a-t-elle pas aussi les intérêts de la justice à satisfaire? La visite qu'elle ordonne à l'officier de l'état civil de faire en personne du corps déclaré sans vie, n'a pas seulement pour but de s'assurer si la mort est réelle, mais d'examiner si elle n'est pas l'effet d'un crime que la société ait intérêt à punir ; de constater aussi l'identité du corps représenté avec celui de l'individu dont le décès est déclaré. » Or, à ce point de vue, des considérations toutes particulières et des plus graves doivent faire désirer la déclaration des enfants mort-nés.

Nous avons la triste expérience, et il n'est personne, magistrat, administrateur ou médecin, qui ne sache que le crime d'avortement se multiplie avec la plus déplorable facilité, et trop souvent sans répression possible ; à ce point qu'il constitue, pour ainsi dire, une industrie libre presque autant que coupable. Si, dans tous les temps, une semblable dépravation doit éveiller l'attention de la justice et de l'administration, on doit surtout s'en préoccuper à un moment où la revision des institutions concernant les enfants trouvés a déterminé la suppression des tours. La conséquence d'une telle mesure

____

(1) *Rapport au préfet de la Seine*, 26 novembre 1836 (*Annales d'hyg. et de méd. lég.*, 1843, 1re série, t. XXX, p. 124).

et surtout les crimes d'avortement et d'infanticide dont on a pu redouter qu'elle augmente le nombre ne peuvent manifestement être conjurés que par l'établissement d'une surveillance aussi ferme que vigilante sur les maisons privées d'accouchement, qu'il serait juste, à certains égards, d'assimiler aux maisons et hôtels garnis, et par un redoublement de rigueur dans l'application des lois et règlements destinés à assurer la constatation des naissances, et à prévenir les inhumations clandestines ou les suppressions de part. Il n'est pas douteux, en effet, que les personnes qui abusent de leur art pour provoquer l'avortement sont favorisées dans leurs indignes pratiques par la facilité qu'elles trouvent dans une fausse interprétation de la loi, à en dissimuler et à en faire disparaître les résultats. Et, sans doute, il est permis de penser, abstraction faite de toute autre considération, que si tout accouchement, quelle que fût l'époque de la gestation, devait être l'objet d'une déclaration à l'officier d'état civil, d'une vérification de l'état du fœtus et d'un permis d'inhumer, ce système pourrait prévenir les actes criminels par la crainte d'une exploration qui en amènerait la découverte, et viendrait encore en aide à la morale publique, alors même qu'aucun fait criminel ne s'immiscerait à l'inhumation clandestine.

On peut, toutefois, se dissimuler qu'il y a, dans l'application, des obstacles, ou du moins des embarras réels capables de neutraliser les prescriptions les plus impératives de la loi ; il semble, au premier abord, difficile de faire comprendre de quelle importance peut être la déclaration d'un fœtus de quinze jours, d'un mois, de deux mois même, et d'arriver à prouver et à poursuivre les infractions qui ne manqueraient pas d'être commises. Aussi avons-nous vu naître de ces difficultés reconnues au moyen terme, en quelque sorte, sanctionné par l'un des arrêts précédemment rapportés, et qui consisterait à fixer une limite d'âge et à n'exiger la déclaration et l'autorisation d'inhumer que pour les fœtus mort-nés parvenus à l'époque de la vie intra-utérine où ils pouvaient être présumés viables.

Mais il suffit de la plus simple réflexion pour reconnaître que c'est là une difficulté nouvelle et une véritable complication bien plutôt qu'un remède. Quand même le législateur interviendrait pour reproduire, au sujet de l'état civil, une fiction analogue à celle qui, aux termes de l'article 312 du Code civil, enferme la légitimité entre le trois centième et le cent quatre-vingtième jour de la conception, il n'y aurait jamais qu'arbitraire dans cette fixation, qui ne serait soumise ni à une déclaration authentique ni à un contrôle officiel. On ne prétendra pas, sans doute, que l'on puisse se contenter, à cet égard, de l'appréciation, soit de la mère, soit des personnes qui ont assisté à l'accouchement, puisque ce sont précisément là ceux dont on peut avoir à se défier, et dont il importe, dans un intérêt d'ordre public, de vérifier les déclarations. S'il était besoin d'exemples pour montrer qu'on ne saurait, dans aucun cas, laisser à l'appréciation d'une personne peu expérimentée, ou dégagée de toute responsabilité légale, la constatation non seulement de l'âge, mais bien plus, de la vie ou de la mort d'un enfant né avant terme, il nous suffirait de rappeler un des faits qu'a révélés, dès son origine, l'inspection de la vérification des décès de la ville de Paris. « Un enfant, âgé de six mois et demi environ, qui avait été déclaré *mort* à la mairie par la sage-femme à onze heures du matin, fut trouvé *vivant* à quatre heures et demie de l'après-midi, au milieu des linges dans lesquels on l'avait enveloppé, sans s'assurer seulement s'il donnaît quelques signes de vie (1). » Il convient, d'ailleurs, de faire remarquer, qu'en réalité, le système qui consiste à déclarer seulement les fœtus mort-nés qui ont dépassé une certaine limite d'âge est celui qui est actuellement tous les jours et instinctivement mis en pratique. Mais rien n'est plus variable que cette limite d'âge. Il est très curieux de recueillir à cet égard les témoignages unanimes des inspecteurs de la vérification des décès, qui ont pris soin d'interroger toutes les sages-femmes directrices de maisons d'accouchement sur l'époque de la vie fœtale à laquelle l'enfant devait être parvenu pour qu'elles se crussent obligées à déclarer sa naissance et sa mort. Il n'en est pas une, pour ainsi dire, dont la conduite soit exactement celle des autres. Un très petit nombre font la déclaration dans tous les cas et quelles que soient les dimensions de l'embryon, d'autres attendent le quatrième mois, la plupart le sixième ou le septième. En un mot, nulle règle fixe, nul contrôle ne viennent diriger l'ignorance, réprimer une négligence coupable ou troubler les plus criminelles spéculations. Il demeure donc bien démontré par ces faits que l'on doit rejeter les moyens termes qui ne font qu'ajouter aux difficultés, ne posant d'autre loi que l'arbitraire, et que si l'on ne reconnaît sincèrement ces *considérations impérieuses d'ordre public*, qui, suivant l'expression énergique de la cour suprême, commandent à toute personne qui y a assisté, la déclaration du fait de l'accouchement, il faut de toute nécessité recourir à des mesures nettes et positives, qui ne puissent être éludées sans exposer ceux qui les enfreignent à une pénalité déterminée.

Ces conditions ne sont, heureusement, pas difficiles à remplir. Le législateur a tracé la voie et fourni les moyens ; l'administration est libre d'accepter ceux qui

(1) *Annales d'hygiène et de médecine légale*, 1re série, t. XXX, p. 156.

lui paraîtront le plus convenables. Nous nous bornerons à indiquer les plus simples et les plus immédiatement praticables.

En premier lieu, il faut exiger, conformément à la loi et à la jurisprudence de la cour de cassation, la déclaration de tout accouchement, quel qu'en ait été le résultat, et à quelque époque de la gestation qu'il ait eu lieu. De cette manière, l'obligation imposée aux gens de l'art et aux assistánts ne peut être levée sous aucun prétexte et notamment par l'état de mort ou de non-viabilité du nouveau-né. Ajoutons, toutefois, que cette prescription ne cessera d'être illusoire que le jour où une surveillance active, facile d'ailleurs à concilier avec le respect du secret professionnel, sera exercée sur les maisons d'accouchement, tenues en si grand nombre à Paris par des sages-femmes ou des médecins. On peut être certain que cette seule mesure rendrait le plus grand nombre très circonspect, et que, sous la menace d'une inspection irrégulière et par cela même toujours attendue, les pratiques d'avortement deviendraient plus rares.

Il n'est pas hors de propos de signaler en même temps le droit d'enquête que l'on devrait exercer sur les fœtus que l'on retrouve si fréquemment dans les fosses d'aisances, et dont il est très facile de découvrir l'origine par le numérotage des tonneaux qui sont portés au dépotoir.

Quelque utiles que soient les prescriptions qui viennent d'être indiquées, il faut cependant se garder, précisément pour leur conserver toute leur efficacité, de les transformer en exigences vexatoires, et il est indispensable de concilier les intérêts d'ordre public avec les intérêts privés. S'il est juste, par exemple, et parfaitement légitime d'ordonner la déclaration, il serait inique de soumettre aux formalités et aux frais d'inhumation un avorton dont la forme serait à peine indiquée. C'est en vue de cette double nécessité que l'on pourrait conseiller quelques mesures nouvelles, d'ailleurs fort simples et faciles à mettre en pratique.

Sur la déclaration de l'accouchement, le médecin vérificateur des décès, à la fois compétent et officiellement responsable, serait chargé de constater l'état du fœtus mort-né. Il y aurait ainsi, au lieu d'une appréciation arbitraire de la viabilité, une vérification régulière de l'âge et des conditions générales du produit de ia conception. C'est alors que, d'après une vérification et sur l'attestation du médecin, l'officier de l'état civil pourrait être autorisé à délivrer soit une dispense d'inhumation régulière, soit un ordre de réception dans les cimetières, lorsque l'enfant mort-né n'aurait pas dépassé le sixième mois de la vie fœtale.

Cet ensemble de mesures, qui a reçu, presque sur tous les points, l'approbation du comité d'inspection de la vérification des décès, nous paraît de nature à remédier aux abus que nous avons signalés et à faire cesser la funeste incertitude qui règne dans la science comme dans le monde touchant la déclaration à l'état civil des enfants mort-nés.

Ces vœux ont été entendus. Un accord établi entre l'administration municipale et l'autorité judiciaire a consacré récemment, pour Paris du moins, l'inscription sur un registre spécial et l'affranchissement de la taxe d'inhumation des fœtus nés avant quatre mois de la vie intra-utérine, ce qui fait disparaître toute objection à la déclaration obligatoire à l'état civil de tous les fœtus mort-nés (1).

(1) Voyez Dubrac, *Traité de jurisprudence médicale et pharmaceutique* Paris, 1881, p 26.

OBSERVATIONS ET RECHERCHES

POUR SERVIR A L'HISTOIRE MÉDICO-LÉGALE

DES GROSSESSES FAUSSES

ET SIMULÉES

Les questions relatives à la constatation de la grossesse, si importantes et si délicates déjà pour la simple pratique, acquièrent en médecine légale une gravité et un intérêt particuliers. Tous les auteurs spéciaux ont insisté sur ce point. Fodéré (1) surtout signale la fréquence et la gravité des questions relatives à la grossesse, et les méprises dont elles peuvent être l'objet. Et Duvergie fait remarquer au sujet des grossesses simulées que : « les dispositions de l'article 27 du Code pénal, et des articles 145 et 752 du Code civil sont tellement importantes que l'on ne saurait apporter trop de soins à résoudre cette question ». Il engage l'expert à apporter la plus scrupuleuse attention dans son examen, lui recommandant « d'avoir présent à la pensée qu'il est peut-être plus facile de prouver l'existence que de démontrer l'absence de la grossesse (2) ». Il serait important de faire connaître les cas qui sont de nature à jeter quelque jour sur un sujet aussi obscur. Et, à ce titre, il nous a paru qu'un intérêt singulier s'attachait à un fait extrêmement remarquable qui s'est présenté à notre

---

(1) Fodéré, *Traité de médecine légale*, 2ᵉ édition. Paris, 1813, t. I, p. 426.

(2) Devergie, *Médecine légale théorique et pratique*, 2ᵉ édition. Paris, 1810, t. I, p. 459.

observation. Nous y joignons quelques recherches nouvelles dont il nous a fourni l'occasion, touchant la question des grossesses apparentes et simulées.

Obs. I. — *Grossesse prétendue datant de trois ans et demi. — Efforts d'accouchement revenant tous les neuf mois.*

La femme qui fait le sujet de cette observation se nomme Catherine Artaud, née Beziot : elle est âgée de quarante-quatre ans, a toujours habité Rochefort (Charente-Inférieure), où elle est née et n'a jamais eu d'autre état que d'aller travailler en journées. Cette femme, d'une constitution peu robuste, d'un tempérament lymphatique, bien dessiné, est arrivée à l'âge de quarante ans sans avoir été sérieusement malade. Elle ne paraît avoir eu aucune affection aiguë, et n'a présenté aucun trouble du côté du système nerveux ni de la menstruation. En somme, elle a joui d'une bonne santé ; mais sa vie a toujours été assez misérable.

Mariée à un mari qui était souvent éloigné d'elle, elle avait peine à se suffire à elle-même. Il ne semble pas qu'elle ait été soumise à aucune influence morale particulière ; et rien n'est à noter non plus dans les antécédents de sa famille.

Catherine n'a eu qu'un enfant il y a environ six ans ; sa grossesse et ses couches ont été parfaitement régulières. Elle n'avait pas été réglée pendant la durée de la gestation, et était accouchée à terme d'un enfant bien conformé qu'elle a perdu. Sa santé, bien rétablie, ne s'est pas altérée pendant les deux ou trois premières années qui suivirent sa couche. Aucun dérangement n'était survenu notamment dans la menstruation, lorsqu'il y a trois ans et demi environ les règles se supprimèrent sans que la santé en souffrît, les seins se développèrent et en même temps le ventre commença à grossir. C'est de ce moment que date l'histoire que raconte cette femme.

Quatre mois et demi après la cessation des règles, elle sentit remuer et n'eut plus de doute sur l'existence d'une nouvelle grossesse. Cependant les règles reparurent vers le cinquième mois, et revinrent dès lors régulièrement jusqu'à l'époque actuelle (nous en avons nous-même constaté l'existence). Au bout de neuf mois de gestation, le terme étant arrivé, le travail commença ; il fut extrêmement pénible, et dura deux jours et deux nuits. Catherine, qui était instruite par sa propre expérience, sentit le produit de la conception descendre ; elle sentit même les eaux s'écouler et des débris de poche sortir. Enfin, pour compléter l'accouchement, il ne manqua qu'une seule chose : un enfant Les douleurs cessèrent ; mais le ventre, les seins conservèrent leur volume ; la gestation continua.

Depuis cette époque, le ventre n'a pas cessé d'être le siège de mouvements analogues à ceux qui avaient lieu pendant la grossesse. Ces mouvements sont d'autant plus violents que l'enfant et la mère sont restés plus longtemps sans prendre de nourriture. Ils s'accompagnent alors de douleurs très fortes dans les reins. Dans cet état. Catherine ne peut plus travailler ; elle ne marche qu'avec peine, et a été forcée de passer quelque temps à l'hôpital de Rochefort où elle a été soumise à l'observation de M. le Dr Clémot. Les approches de son mari répétées comme à l'ordinaire, lui causaient une assez vive douleur. Jamais il n'est sorti de gaz par les parties génitales. Ce n'est pas tout : lorsque arrive le terme fatal de neuf mois, un nouveau travail recommence, tout aussi pénible, mais tout aussi infructueux que le premier. Cette époque doit arriver pour la cinquième fois au mois d'octobre prochain. En attendant, lasse de ne trouver dans son pays aucun soulagement, la malade est venue à Paris implorer les secours de la science. Elle est entrée à l'hôpital de la Charité vers la fin du mois de mai 1845, et a été placée dans le service de M. Rayer, d'où elle est momentanément passée à la clinique de M. le professeur Bouillaud, qui en a fait l'objet d'une leçon extrêmement intéressante.

L'aspect extérieur de cette femme est assez remarquable. Sa taille, très petite, offre une disproportion frappante entre les extrémités inférieures, qui sont extrêmement courtes, et le buste, qui est assez développé ; la tête est aussi très forte, l'embonpoint est assez considérable : la peau, et surtout celle de la face, est blafarde, quoique un peu colorée par le hâle. Les cheveux sont d'un blond jaunâtre, courts et rudes. L'expression de la physionomie est presque hébétée ; et cependant les yeux respirent parfois une certaine astuce. La parole est libre, les réponses assez nettes, la mémoire très présente en ce qui concerne les détails que nous venons de rapporter. Les seins présentent un certain développement ; ils ne contiennent pas et n'ont jamais contenu de lait. Quant à l'abdomen, il a le volume de celui d'une femme au septième ou au huitième mois de la grossesse ; il est d'ailleurs plus globuleux, mais cependant assez uniformément distendu ; la dépression ombilicale n'est pas effacée. La palpation constate

une dureté, une résistance générale et presque partout égale.
En déprimant les parois, on ne trouve du reste aucune tumeur
dans le ventre. La percussion, soit superficielle, soit profonde,
donne partout un son clair presque tympanique, si ce n'est
peut-être tout à fait dans le flanc droit où le son est, par moment,
obscur ; il n'y a cependant pas de matité, pas plus que dans la
région sus-pubienne. L'auscultation permet de constater avec
certitude l'absence de tout bruit de souffle dans le système vasculaire abdominal.

Lorsqu'on applique la main sur le ventre, ou même par la
simple inspection, on découvre qu'il est le siège de mouvements
très énergiques, très variés et presque continuels. Tantôt c'est
une ondulation qui va d'un côté à l'autre ; tantôt la masse tout
entière se déplace et se porte alternativement à droite et à gauche
en s'allongeant de manière à former une saillie considérable
d'un côté pendant que l'autre est aplati. Enfin, par moments,
c'est un choc rapide, violent, dirigé de haut en bas ou d'arrière
en avant, et qui heurte et soulève les parois du ventre. Pendant
que ces mouvements s'exécutent, le bassin et le reste du corps
demeurent complètement immobiles, la femme est étendue sur
le dos ; les mains seules s'appuient quelquefois sous les reins, qui,
au dire de Catherine, sont comme déchirés par de vives douleurs.
Il est à noter, du reste, que l'observation à laquelle elle est soumise, l'attention dont elle est l'objet, augmentent beaucoup ces
accès, qui sont presque nuls lorsqu'elle est tranquille. Quand
on la fait descendre de son lit, on voit qu'elle marche péniblement, le corps renversé en arrière, les jambes très écartées ; elle
se balance presque continuellement en se soutenant le ventre
avec les mains, afin, dit-elle, de bercer son enfant. Du reste, les
mouvements ne cessent pas dans la station, ils sont seulement
moins violents.

Catherine prétend qu'elle entend souvent l'enfant qu'elle porte
dans son sein soupirer et pousser des gémissements plaintifs
dont elle imite le son et qu'elle dit avoir fait entendre à une de
ses voisines. Celle-ci, interrogée sur cette circonstance, déclare
qu'elle a entendu de simples borborygmes et qu'elle s'est bien
gardée d'attribuer ce bruit aux plaintes d'un enfant. Mais une des
filles du service n'hésite pas à affirmer que c'est le cri d'une gre-
nouille ou d'un crapaud. La nuit, bien que la malade soutienne
qu'elle ne dort pas, elle a un sommeil très calme et se réveille
seulement une ou deux fois pour manger.

Le toucher, pratiqué par le vagin et par le rectum, montre de la manière la plus évidente l'état de vacuité de l'utérus et l'absence de toute tumeur abdominale. Le col de la matrice est dur et allongé ; l'orifice est étroit, les lèvres assez fortes et d'une bonne consistance.

Aucun autre trouble n'existe dans l'état général de la femme Artaud. Son appétit est très bon, ses digestions faciles. Les mouvements et la sensibilité ont partout conservé leur intégrité. Aucun spasme, aucune convulsion, même passagère, ne se remarquent dans les muscles des membres ou de la face. La respiration est pure ; le pouls, un peu animé par l'examen, bat 96 fois par minute. La chaleur de la peau est normale ; l'urine est saine. En un mot, la santé est bonne ; il n'existe rien autre chose d'appréciable que le développement du ventre et les mouvements insolites dont il est le siège.

En résumé, dans l'observation qui précède, on voit une femme, déjà mère, présenter, à la suite d'une aménorrhée, un développement graduel et considérable de l'abdomen, des mouvements évidents, des contractions très énergiques du ventre, sans que l'examen le plus complet et le plus attentif fasse constater dans cette cavité autre chose qu'une accumulation de gaz dans l'intestin. Cependant, au neuvième mois de cette prétendue grossesse, commence une sorte de travail d'enfantement qui, bien que s'accompagnant, au dire de la malade, de phénomènes caractéristiques, tels que l'expulsion des eaux et de quelques débris de membranes, n'aboutit en réalité qu'à de stériles douleurs ; et, chose plus extraordinaire encore, laisse la femme exactement dans le même état. Depuis cette époque, c'est-à-dire depuis plus de trois ans, le ventre conserve son volume, est toujours agité des mêmes mouvements, la femme ne doute pas qu'elle ne porte dans son sein un enfant, dont elle entend les cris, qu'elle berce pour l'apaiser, qui s'agite lorsqu'il a faim, et qui enfin, tous les neuf mois, tente un nouvel effort pour s'échapper de la prison où il est retenu.

En présence de ce cas, il était impossible que l'attention ne fût pas vivement frappée, et que des idées diverses ne s'éveillassent pas dans l'esprit.

Constatation de l'état de grossesse.

Les signes sur lesquels se fonde la connaissance de la grossesse sont divisés en signes certains et signes incertains. Ceux-ci comprennent en général tous les phénomènes propres à la mère, tels que l'*aménorrhée*, le *développement du ventre et des seins*, la *sécrétion du lait*, le bruti de souffle qui s'entend dans les gros vaisseaux du bassin, l'inappétence, les nausées, les vomissements et tous les troubles sympathiques que provoque l'état nouveau de l'utérus. Quant aux premiers, ils se composent exclusivement de phénomènes que l'on peut dire propres à l'enfant, ou du moins physiquement produits par sa présence : c'est-à-dire les *mouvements actifs ou passifs* et les *bruits du cœur*. Il nous semble qu'il faudrait ajouter encore, pour embrasser tous les cas, le travail de l'accouchement et l'expulsion d'un fœtus mort ou vivant ; ou enfin sa présence anatomiquement constatée dans un point autre que la cavité utérine et abstraction faite des monstruosités par inclusion. Mais, à part les bruits du cœur et l'existence avérée d'un produit de conception mis au jour, ou mort et retenu dans le sein de sa mère, l'un et l'autre ordre de signes, certains ou incertains, peuvent, dans des circonstances particulières, se produire plus ou moins nettement, et avec une apparence de réalité plus ou moins grande en dehors de l'état de gestation. De cette incertitude de presque tous les signes de la grossesse, admise à

des degrés divers par les auteurs (1), est résultée,
pour les médecins légistes, la nécessité de poser en
principe qu'il ne fallait se prononcer qu'alors que l'on
avait constaté d'une manière positive l'ensemble des
signes certains (2). Cependant on a bien été forcé de
reconnaître que, d'une part, la constatation positive
n'était pas toujours possible, que, de plus, certains
faits se présentaient entourés d'obscurité telle que des
méprises nombreuses avaient été commises, et qu'il
était, par conséquent, nécessaire d'admettre et de distinguer des grossesses fausses, apparentes et simulées. C'est ce qui a fait dire au professeur Tourdes que :
« Si l'existence de la grossesse en médecine légale ne
peut être établie que sur les signes certains, il n'est
pas moins important de rechercher quelles sont les
affections qui la simulent (3). » Or, ces cas de grossesses simulées ne peuvent être convenablement distingués et classés qu'à la condition de prendre pour
point de départ une analyse exacte et soigneusement
étudiée de leurs éléments mêmes, c'est-à-dire des phénomènes qui, par une fausse analogie, rappellent plus
ou moins complètement quelques-uns des signes les
plus certains de la grossesse.

C'est là la marche que nous suivrons, et, nous aurons
à rechercher dans quelles conditions, autres que l'état
de gestation, peuvent se produire chez la femme la
cessation des règles, le développement du ventre,
le gonflement de la glande mammaire et la sécrétion

(1) E.-G. Brenner, *De fallacia signorum in graviditate*, dissert. 10,
in J.-C. Schlegel, *Sylloge operum minorum præstantiorum ad artem
obstetricam spectantium.* Lipsiæ, 1795, vol. I, p. 581.
(2) Orfila, *Traité de médecine légale*, 4e édition. Paris, 1876, t. I. —
P. Maigne, *Du toucher, considéré sous le rapport des accouchements.*
Paris, 1839.
(3) G. Tourdes, *Des cas rares en médecine légale*, Thèse de concours.
Strasbourg, 1840, p. 21.

du lait ; des mouvements particuliers, des contractions abdominales énergiques et caractéristiques ; et enfin un ensemble de douleurs et d'efforts prolongés plus ou moins analogues au travail de l'enfantement. Nous établirons quelques espèces bien caractérisées parmi les différentes formes de grossesses apparentes, et assignerons au fait remarquable que nous venons de rapporter la place qui lui convient au milieu de ces affections extraordinaires.

I. — Aménorrhée, développement du ventre et des seins, etc.

Nous n'aurions pas à insister sur ces phénomènes, en raison du peu de valeur qu'on leur attribue dans la constatation de la grossesse, si leur existence, à peu près constante au début de la gestation, ne leur donnait une grande importance aux yeux des femmes, et si, par suite, ils ne devenaient ordinairement le point de départ de tous les accidents qui se montrent plus tard dans le cours des fausses grossesses. Du reste, c'est à ces signes incertains que se sont le plus attachés les auteurs (1). On comprend, en effet, combien sont nombreuses et variées les causes qui, outre la grossesse, peuvent amener chez les femmes une intumescence du ventre (2). Et, ce qui est à la fois plus remarquable et plus important pour notre sujet, c'est que les seins participent en général à cette augmentation de volume, et présentent, lors même que l'utérus est tout à fait étranger au gonflement du ventre, un surcroît de

____

(1) Heilmann, respond. Pollau, *Dissert. sistens intumescentias ventris sæpe graviditatem mentientes.* Wurzbourg, 1799. — Capuron, *Dissert. de spuria graviditate*, thèse de concours, 1811. Cette dissertation ne contient malheureusement aucun fait particulier.

(2) Orfila, *Traité de médecine légale*, 4ᵉ édition.

vitalité quelquefois très marqué. Sans vouloir énumérer toutes les conditions dans lesquelles se montrent les signes dont il est question ici, nous indiquerons les principales.

Mauriceau cite quatre observations dans lesquelles le développement naturel de l'embonpoint, coïncidant avec la diminution ou la cessation des règles, avait fait croire à une grossesse. Les femmes, qui pour la plupart étaient près de l'âge du retour, avaient cru sentir remuer alors qu'elles n'éprouvaient que de simples tressaillements, et l'une d'elles s'était crue à terme et même en travail (1).

L'aménorrhée peut produire les mêmes résultats. Russel parle d'une femme qui, ayant tous les symptômes de la grossesse, suppression des règles, volume du ventre, seins gorgés de lait, mouvements du fœtus, en fut débarrassée au bout de neuf mois par une perte. Les mêmes phénomènes revinrent ainsi tous les neuf mois pendant vingt ans. A l'autopsie on trouva les organes génitaux dans l'état naturel (2).

Les états organiques variés qui ont leur siège, soit dans l'utérus, soit dans les autres viscères abdominaux, soit enfin dans le péritoine, forment un groupe très distinct et facile à caractériser, parmi les grossesses apparentes. C'est ainsi que la physométrie (3), l'hydrométrie (4), le développement d'hydatides dans l'uté-

(1) Mauriceau, *Observations sur la grossesse et sur l'accouchement*, etc. Paris, 1694, obs. CCLXXV, CCCLXIX, DLXVI, DLXXIX.

(2) Meisner, *Progrès de l'art des accouchements*, de 1801 à 1825 : cité par Velpeau. *Traité complet de l'art des accouchements*, 2ᵉ édition. Paris, 1835, t. I, p. 244.

(3) J.-P. Franck, *Traité de médecine pratique*, nouv. édition. Paris, 1842, t. II, p. 21.

(4) Chambon de Montaux, *Des maladies des femmes*. Paris, 1841, t. II, p. 332.

rus (1), etc., ont pu donner lieu à des méprises. Mais il y a là une question de diagnostic anatomique qui ne doit pas nous occuper, et que les moyens physiques, et en particulier la percussion, doivent d'ailleurs rendre beaucoup moins obscure. La tympanite intestinale est plus fréquente et donne lieu à des phénomènes plus complexes et plus saillants. L'exemple suivant en donnera une idée très complète :

OBS. II. — *Grossesse apparente produite par une tympanite intestinale* (2).

Une jeune dame éprouve quelque temps après son mariage une suppression des règles, accompagnée de dégoût, de salivation, de nausées, de légers vomissements, de gonflement dans les seins. Le ventre se tend peu à peu. A l'époque du quatrième mois, cette dame sent des mouvements intérieurs qu'on prend pour ceux de l'enfant. Elle se porte d'ailleurs très bien, conserve son embonpoint ; ses digestions se font avec facilité. Les mamelles filtrent une sorte d'humeur laiteuse ; l'aréole brunit ; tout, en un mot, fait croire à l'existence d'une bonne et vraie grossesse. Levret, qui devait accoucher cette dame, le pensait ainsi. La mort ayant enlevé cet accoucheur, on fait choix pour le remplacer de Baudelocque, qui fait sa première visite avec Lorry. Ce médecin, en portant la main sur le ventre de la dame, dit qu'il sent les mouvements de l'enfant. Baudelocque porte à son tour la main sur le ventre, sent un mouvement intérieur, mais déclare que ce n'est pas là le mouvement d'un enfant ; il touche, trouve la matrice petite, non développée et dans un très grand état de maigreur. Il annonce qu'il n'existe pas de grossesse, et que la tension des parois du ventre est due à de l'air contenu dans les intestins. Vingt-quatre heures après cet examen, la dame éprouve quelques douleurs et pense que son accouchement va se terminer. Se croyant à la fin du neuvième mois de sa grossesse, elle prépare tout ce qui lui est nécessaire, se couche et fait appeler

____

(1) Fournier, *Dict. des sciences méd.*, art. CAS RARES, p. 335.

(2) Murat, *Dict. des sciences méd.*, art. GROSSESSE, p. 422. Cette observation est la même que celle qui est citée par Baudelocque dans son livre l'*Art des accouchements*, Paris, 1789, t. II, p. 658.

Baudelocque, qui revient, touche une seconde fois et porte le même jugement. Peu de temps après il se manifeste des coliques qui sont suivies de l'expulsion d'une très grande quantité d'air par l'anus et de l'affaissement du ventre.

On doit encore indiquer l'ascite comme rentrant dans les faits de cet ordre. L'affection organique se présente ici avec les signes qui lui sont propres et qui doivent rendre l'erreur plus difficile.

Il n'en est pas de même dans ces gonflements du ventre que l'on pourrait appeler idiopathiques, et qui sont le degré le plus simple, la forme élémentaire, en quelque sorte, des grossesses fausses.

Obs. III. — *Grossesse dite nerveuse simple* (1).

Une femme de vingt ans, ayant déjà eu un enfant, présente un développement considérable du ventre et de l'utérus sans cessation des règles, sans aucun mouvement dans le ventre et qui disparaît tout à coup au bout d'un an sans issue de liquide ou de gaz par la vulve.

Enfin les cas de grossesse simulée se bornent quelquefois à la grossière supercherie d'un ventre postiche. Marc ne suppose pas d'autre simulation que celle qui a lieu au moyen de coussins appliqués sur l'abdomen (2). Bœcler, sous un titre qui semble promettre beaucoup, publie une observation complètement dépourvue d'intérêt (3). Il s'agit simplement d'une mendiante qui simulait une tuméfaction considérable du ventre au moyen

(1) Dr Bouchard, de Saumur, *Journal des connaissances médico-chirurgicales*, mai 1839, p. 300.

(2) Marc, *Dict. des sciences méd.*, art. GROSSESSE (Médec. lég.).

(3) J. Bœcleri *ad exteros medicos occasione fraudulentæ mulieris quæ per totam fere vitam ficto monstroso ventre omnium decepit oculos, conscripta epistola.* Argentorati. 1828, in *Disputationes* de Haller, t. IV, p. 721. Lausanæ, 1758.

d'un sac qu'elle portait sous ses vêtements, et dont la fraude, protégée par son refus opiniâtre de se laisser examiner, ne fut découverte qu'à sa mort.

II. — Mouvements dans le ventre.

On sait que vers le quatrième mois de la vie intra-utérine ou un peu plus tard, le fœtus commence à exécuter des mouvements partiels ou généraux qui, d'abord appréciables pour la mère seulement, acquièrent bientôt assez d'énergie pour soulever les parois de l'abdomen, et être perçus par l'observateur. Il ne nous appartient pas de nous étendre sur le mécanisme et les caractères propres de ces mouvements. Mais il importe de constater quel degré de valeur sémiologique on leur accorde en médecine légale. Orfila s'exprime à ce sujet de la manière suivante (1) : « Non seulement il y a des femmes qui n'ont senti de pareils mouvements à aucune époque de la grossesse, mais il en est beaucoup d'autres chez lesquelles des contractions spasmodiques de l'utérus et des intestins simulaient tellement les mouvements du fœtus qu'elles se disaient enceintes. Ant. Dubois, que l'on n'accusera certainement pas d'observer légèrement, rapporte qu'ayant appliqué la main sur l'abdomen d'une femme qui se croyait au cinquième mois de sa grossesse, il sentit ces mouvements spasmodiques, qu'il prit pour ceux de l'enfant. »

On doit reconnaître l'exactitude de cette appréciation ; il est à regretter seulement qu'elle soit incomplète et trop peu explicite. Des méprises ont été commises, non seulement par des femmes chez lesquelles l'illusion est facile à comprendre, mais par les plus habiles observateurs. Ce sont précisément les con-

____

(1) Orfila, *Traité de médecine légale*, p. 201.

ditions de ces erreurs que nous devons nous efforcer de préciser en recherchant dans quels cas ont pu se produire des mouvements comparables à ceux qui ont lieu chez les femmes enceintes. Nous suivrons ici la marche que nous avons adoptée dans l'étude des intumescences du ventre.

Déjà nous avons vu, dans les diverses affections organiques dont nous avons parlé, plusieurs exemples de mouvements analogues à ceux du fœtus. Il y a, en effet, dans certaines maladies de l'utérus, une condition favorable à leur production. Les môles ou faux germes, quelle que soit leur nature, peuvent s'accompagner de quelques-uns de ces phénomènes qui ont été remarquablement appréciés par Mauriceau (1) : « Ce n'est pas, dit-il, que la femme qui a un môle dans la matrice ne sente quelquefois une espèce de mouvement comme je l'ai veu arriver à plusieurs femmes ; mais ces sortes de mouvemens sont bien différents de ceux d'un enfant, car l'enfant a de soy un mouvement volontaire de totalité et de partialité. Si la femme qui a un môle sent remuer quelque chose d'extraordinaire dans son ventre, ce sont des tressaillements ou espèces de mouvemens convulsifs de la matrice qui sont causez par l'irritation du corps étrange qu'elle contient. J'ai veu des femmes en avoir de si violens, qu'on eust dit qu'elles auroient eû effectivement plusieurs animaux enfermez dans leur ventre. » Les altérations organiques du tissu, même de la matrice, peuvent, bien rarement sans doute, donner lieu à quelques mouvements qu'il doit être difficile de confondre avec ceux de l'enfant, mais qui ont cependant pu l'être.

(1) Mauriceau, *Traité des maladies des femmes grosses*, 4ᵉ édition. Paris, 1694, t. I, p. 113. — On trouve un cas semblable dans Fabricius Hildamus, 2ᵉ centur. Obs. LV.

Obs. IV. — *Engorgement de l'utérus simulant la grossesse* (1).

Il s'agit dans cette observation, que nous ne pouvons rapporter en entier, d'un engorgement simple de l'utérus qui s'était accompagné de quelques-uns des phénomènes généraux de la grossesse...

« Le volume du ventre s'accrut de jour en jour ; les mouvements de l'enfant devinrent plus prononcés d'après le dire de la femme ; cependant, ajoutait-elle, ils ne sont pas si forts ni si fréquents ni de la même espèce que dans mes grossesses précédentes. Le toucher constate simplement un gonflement du segment inférieur de la matrice avec effacement du col sans dilatation de l'orifice ; mais aucune trace de fœtus ni d'un autre corps étranger. »

L'accumulation de gaz dans la matrice ou dans le tube digestif et le déplacement de ces gaz amène, pour une cause toute physique, des mouvements particuliers qui méritent d'être étudiés.

Obs. V. — *Physométrie accompagnant la grossesse* (2).

La femme qui fait le sujet de cette observation présentait une pneumatose probablement utérine, en même temps qu'elle était enceinte... « Ordinairement, à deux heures après midi elle commençait à ressentir des douleurs lancinantes dans toutes les parties du bas-ventre, qui devenaient plus aiguës et plus fréquentes jusqu'à la fin de la soirée. Ces douleurs allaient ensuite en diminuant, et deux ou trois heures avant midi elles disparaissaient tout à fait. Pendant ces entrefaites, on pouvait sentir au bas-ventre de petites tumeurs de la grosseur d'une noix ou celle d'un œuf de poule, mobiles et disparaissant avec une grande rapidité lorsqu'on cherchait à les suivre ; on le pouvait pendant quelques instants, mais il arrivait tout à coup de les voir s'évanouir sous les doigts. »

(1) *Recueil d'observations sur des cas de grossesses douteuses*, par G.-J. Schmitt, de Vienne, trad. par J.-A. Stolz, in-8°. Strasbourg, 1829, obs. xix, p. 106.
(2) Dr Ray, *Med. Magaz.* Boston, oct. n° 4, etc. *Arch. gén. de méd.*, 1844, 2e série, t. IV p. 138.

P. Dubois a bien voulu me donner quelques détails sur deux faits qui ne sont pas sans analogie avec le précédent, et qui peuvent servir à caractériser cette espèce particulière de mouvements dus à un déplacement de gaz. Dans l'un, il s'agit d'une femme qui se croyait enceinte depuis plusieurs années ; l'autre ne croyait l'être que de quelques mois. Toutes deux avaient le ventre développé, et l'on y remarquait des soulèvements partiels, successifs, se faisant très rapidement dans les différents points du ventre et simulant un mouvement d'ondulation assez comparable à ceux d'un fœtus. Il n'y a pas eu d'efforts d'accouchement : c'étaient de simples tympanites hystériques.

L'épanchement d'un liquide dans le péritoine, qu'il n'est pas très rare de voir associé à certains phénomènes propres à la grossesse peut, dans quelques circonstances particulières, s'accompagner de mouvements abdominaux qui ajoutent aux chances d'erreur. Schmitt, dans l'intéressant mémoire que nous avons eu déjà occasion de citer, rapporte cinq exemples d'ascite confondue avec une grossesse. Dans l'un de ces cas (1), la femme prétendait « sentir des mouvements comme dans la grossesse, et qui devaient se remarquer à l'extérieur par des élévations momentanées de différents points du ventre... Les mouvements dans le ventre continuaient et se laissaient si bien voir et sentir extérieurement, que même son médecin, d'ailleurs très judicieux, fut induit en erreur ». L'observation suivante, qui appartient à J.-P. Frank (2), est plus remarquable encore par les détails qu'elle renferme et qu'a confirmés l'autopsie cadavérique.

(1) *Recueil d'observations*, etc., obs. III, p. 63-65.
(2) J.-P. Frank, *Traité de médecine pratique*, nouv. éd. Paris, 1842, t. II, p. 73.

Obs. VI. — *Ascite avec tumeurs flottant dans le péritoine simulant
la grossesse et les mouvements du fœtus.*

Nous avons traité sans succès, à Bruchsal, pendant quelques
semaines, une femme de quarante-quatre ans, affectée d'une
ascite consécutive à la phtisie pulmonaire. Elle nous retira sa
confiance, surtout parce que nous ne voulions pas croire avec elle
qu'elle était enceinte. « Je suis mère de huit enfants, nous disait-
elle ; les mouvements du fœtus dans la matrice ne me sont donc pas
inconnus. » En effet, appliquant les deux mains froides sur le
bas-ventre, nous sentions nous-même des mouvements assez
forts dans la région de l'utérus, comme si l'enfant donnait des
coups de genoux ou de coude. Nous avions bien présents à la
mémoire quelques exemples de grossesses tardives : mais comme
l'utérus paraissait vide en explorant avec le doigt, nous persis-
tâmes dans la négative. On appela un autre médecin très expérimenté ; il se laissa induire en erreur par l'assertion de la femme
et par les mouvements qu'il reconnut dans le bas-ventre. Enfin,
la malade mourut au bout de trois semaines. On se hâta de pratiquer l'opération césarienne : il sortit de la cavité abdominale
une grande quantité d'eau ; l'utérus était racorni et rapetissé
comme chez les femmes avancées en âge ; quelques tumeurs
dures, anguleuses, étaient adhérentes au péritoine par des
pédicules membraneux assez longs. Ces tumeurs libres et flot-
tantes dans la cavité avaient simulé les mouvements du fœtus.

Dans les faits qui précèdent, nous avons toujours
rencontré une condition physique et en quelque sorte
matérielle à laquelle pouvaient être rapportés plus ou
moins directement les mouvements dont l'abdomen
était le siège. Il n'en est pas toujours ainsi. On voit en
effet de simples mouvements spasmodiques et convulsifs des muscles du bas-ventre, pris pour les mouvements actifs d'un fœtus. Schmitt l'a observé deux fois
chez des femmes hystériques (1) ; et l'on peut rattacher

(1) Schmitt, *Recueil d'observations*, etc. ; obs. XXIV et XXXI, p. 123 et 421.

à cette catégorie le fait curieux cité par de la Motte (1).

OBS. VII. — *Fausse grossesse avec commencement de travail prématuré et mouvements sensibles.*

« Le 29 décembre de l'année 1685, une femme de quarante-cinq ans ou environ, de la paroisse de Morville et mariée en secondes noces, me consulta sur sa grossesse. Elle en avait véritablement tous les signes équivoques. Parvenue entre le sixième et le septième mois, après une chute de cheval, elle fut attaquée de douleurs dans le ventre avec une légère perte de sang. Elle m'envoya quérir en diligence. Je trouvai cette femme avec des douleurs qui ressemblaient beaucoup à celles de l'accouchement et avec un mouvement sensible à la vue et à la main ; mais je trouvai la matrice dans l'état naturel. » De la Motte ajoute : « Le mouvement sensible que j'y remarquai fit que je la crus grosse jusqu'à ce que je l'eusse touchée pour m'en instruire à fond. Je jugeai que ce mouvement sensible qui se faisait remarquer était causé par la quantité d'humeurs qui s'étaient aigries par leur long séjour, lesquelles, venant à irriter la matrice, donnaient occasion à ce mouvement.

Les médecins légistes, comme nous l'avons dit déjà, n'ont pas signalé la possibilité de ces contractions isolées des muscles abdominaux. Et l'on voit pourtant quelle importance on doit leur accorder dans la question qui nous occupe. Il faut reconnaître que les cas en sont rares ; mais un intérêt tout particulier doit s'attacher à ces convulsions partielles comme à l'un des phénomènes les plus curieux des affections nerveuses. En effet, on les a constatées non seulement dans l'hystérie, mais encore dans certaines formes de la folie. Nous regrettons de ne pouvoir rapporter en entier un fait extrêmement intéressant que nous empruntons au livre si remarquable de Leuret (2).

(1) De la Motte, *Traité complet des accouchements.* Paris, 1722, in-4°, obs. XXI, p. 49.
(2) Leuret, *Fragments psychologiques sur la folie.* Paris, 1834, p. 374.

Obs. VIII. — *Mouvements convulsifs du ventre chez une femme hypochondriaque.*

Je connais une dame de beaucoup d'esprit, ordinairement très gaie, qui se dit convulsionnaire et qui demande sans cesse qu'on la guérisse. Elle a environ cinquante ans ; et depuis plus de vingt ans elle porte une tumeur de l'ovaire. Cette tumeur est ordinairement sans aucune douleur. Cependant, il y a dix ans déjà, la tumeur étant devenue douloureuse, il s'établit dans les muscles du bas-ventre des mouvements presque continuels. En même temps l'état moral avait tout à fait changé, le caractère était devenu chagrin ; les idées, fixées sur la maladie du bas-ventre, ne pouvaient être détournées par aucune distraction. La maladie dura plus d'une année et disparut en laissant la tumeur dans le même état qu'auparavant. Après dix ans de calme, les mouvements du ventre sont revenus et avec eux les plaintes incessantes qui les avaient accompagnés la première fois. « Guérissez-moi, docteur, guérissez-moi ; je ne puis plus vivre comme cela ; je veux me tuer. Dites-moi que je serai guérie bientôt. Il faut me déchirer le ventre, c'est le diable que j'ai là-dedans... Je souffre comme une damnée, j'en deviendrai folle ; il faut que vous me guérissiez... Je ne dors pas, je m'assoupis quelquefois, mais ce n'est pas de cela qu'il s'agit ; guérissez-moi ; voyez mon ventre comme il va. » En même temps les muscles de son ventre sont agités d'une sorte de mouvements convulsifs si fréquents qu'on en pourrait compter plus de cent dans une minute. Il n'y a pas de fièvre, l'appétit est bon, les digestions ne présentent rien de dérangé, elle dit elle-même : « Je me porte bien, il n'y a que ces mouvements du ventre. » Pendant le jour, et surtout si elle n'est pas avec des médecins, elle a de longs intervalles de calme d'esprit et pendant lesquels les mouvements du ventre, qu'elle dit continuels, cessent complètement. Cette dame a, du reste, fini par rentrer dans sa famille, non tout à fait guérie, mais beaucoup mieux portante.

Les considérations dont Leuret fait suivre cette observation ont, surtout à notre point de vue, une très grande portée et nous ne pouvons les négliger. Cette dame est-elle malade? Sans doute, car elle porte une tumeur considérable de l'ovaire. L'ovaire tuméfié est-il douloureux? Je le crois ; mais je crois aussi que la douleur dont il est le siège n'est pas du tout en rapport avec les plaintes dont elle est l'occasion. Je crois aussi que les mouvements prétendus convulsifs du bas-ventre sont tout à fait volontaires, et que leur extrême vitesse tient à l'habitude que la malade a prise de les opérer. Je vois ici l'attention presque continuellement fixée sur une maladie légère et s'accompagner de terreurs non motivées ; c'est une aberration de l'entendement ; c'est une des aberrations auxquelles on donne le nom d'hypochondrie. Les mouvements violents et en apparence convulsifs de quelques parties du corps ne sont pas très rares chez les hypochondriaques. J'en ai vu, entre autres, un exemple bien remarquable chez un malade traité par Esquirol. Ce malade agitait si violemment sa poitrine que l'homme le plus haletant ne pourrait pas lui être comparé. Je ne sais comment il suffisait à la fatigue qui devait en résulter, car il continuait quelquefois pendant des heures entières.

Je suis très disposé pour ma part à adopter la manière de voir de Leuret, sinon dans tous les cas, au moins dans un grand nombre de ceux que nous avons cités. Pour notre première observation, par exemple, n'est-il pas évident que c'est à cette catégorie de faits qu'il convient de la rattacher? Donnez en effet à l'hypochondriaque de Leuret l'idée d'une grossesse, son histoire devient tout à fait analogue à celle de notre malade. Au lieu de s'écrier : Docteur, guérissez-moi ; elle demandera qu'on la délivre. Ces mouvements convulsifs si violents, évidemment volontaires, se suspendent lorsque la malade est calme ; ces douleurs, sinon feintes, du moins exagérées, cette continuelle préoccupation, enfin, attestent chez l'une et chez l'autre de ces femmes

une de ces aberrations de l'entendement dont parle
Leuret. Le point de départ seul paraît différent. Dans
un cas, il s'agit d'une tumeur de l'ovaire, et nous avons
vu beaucoup de grossesses apparentes dues à des affections organiques ; dans l'autre, il y a peut-être une suppression de règles et une simple tympanite au début.
J'aurai bientôt, du reste, de nouvelles preuves à donner
à l'appui de cette interprétation.

Nous sommes amenés par ces exemples de mouvements, en partie volontaires chez des aliénés, à parler
des mouvements simulés. Et cette transaction n'était
pas inutile ; car il est au premier abord assez difficile
de comprendre la possibilité de la simulation dans ces
cas. En effet, les muscles abdominaux sont de ceux qui
par leurs fonctions mixtes, appartiennent à la fois à la
vie de relation et à la vie organique, et dont, par conséquent, l'action est en partie soumise et échappe
en partie à l'influence de la volonté. Aussi est-il fort
extraordinaire de voir dans les contractions de ces
muscles, non pas une énergie considérable, mais une
activité, une souplesse, en quelque sorte, et une indé-
pendance assez grande pour simuler des mouvements
partiels, successifs et comme ondulés. C'est pourtant
là qu'en sont arrivées ces femmes qui, comme celle de
notre première observation, peuvent contracter isolément et successivement les muscles abdominaux d'un
seul côté, rompant ainsi cette action synergique qui unit
dans un but commun les différents éléments de la paroi
musculeuse de l'abdomen. L'instinct du mensonge, le
besoin de simulation qui est propre à tant d'individus
du sexe féminin, a pu acquérir, par l'exercice, cette faculté qu'une aberration de l'entendement peut donner.
Et, dès lors, on le conçoit, il faut admettre, pour la
simulation de la grossesse, d'autres moyens moins

simples et moins naïfs que ceux qu'ont signalés Bœcler et
Marc. On verra, du reste, par les faits que nous allons
rapporter, à quel point peuvent être reproduits volontairement des mouvements du ventre, analogues à ceux
qui constituent l'un des signes réputés les plus certains
de la gestation. Mauriceau raconte avec trop peu de
détails malheureusement, un des faits les plus remarquables que l'on puisse trouver en ce genre (1).

Obs. IX. — *Simulation de mouvements du ventre ayant duré plus
de huit ans.*

M. Rodier, mon confrère, amena en l'année 1666 en nostre
chambre d'assemblée de Saint-Côme, une femme âgée pour lors
de quarante ans, laquelle il me fit voir et à plus de trente autres
confrères, pour sçavoir quelle pouvoit estre la cause des grands
et très fréquens mouvemens douloureux qu'elle sentoit dans le
ventre depuis plus d'un an et demi, lesquels estoient si mani-
festes qu'on voyoit souvent son ventre estre aussi fortement agité
en plusieurs différens endroits que si elle eust eu deux ou trois
enfans dedans et elle l'avoit mesme aussi gros, et le sein, que
elle eust esté preste d'accoucher ; ce qui luy a toujours duré de la
sorte depuis ce temps-là jusques au mois de juin de l'année 1674,
que je vis encore cette femme dans toutes les mesmes dispositions
auxquelles je l'avois veûe il y avoit près de huit ans, faisant au
reste assez passablement bien toutes ses fonctions et n'ayant
aucune autre notable incommodité que la douleur que luy cau-
soient ces violens et fréquens mouvemens qu'elle sentoit ou plutost
qu'elle feignoit sentir dans son ventre, qui estoit toujours très
gros : mais je découvris pour lors qu'elle faisoit volontairement
tous ces mouvemens par une pure affectation de faire admirer
en elle une chose qui paroissoit si extraordinaire aux yeux de
tous ceux qui la voyoient.

Il est sans doute très regrettable que Mauriceau ne
soit pas plus explicite sur certains détails de cette

______

(1) Mauriceau, *Traité des maladies des femmes grosses*, déjà cité p. 114.

curieuse observation, et qu'il ne fasse pas connaître la cause organique du gonflement du ventre, la nature des mouvements dont il était le siège, et enfin les preuves que l'on a eues de la simulation. Néanmoins il est impossible de ne pas être frappé de l'énergie de ces contractions des muscles abdominaux qui simulaient les mouvements de deux ou trois enfants. On ne saurait nier non plus la similitude que ce fait présente avec quelques-unes de nos observations, et nommément avec la première. Il est encore un cas bien remarquable, rapporté par Ambroise Paré, et qui met hors de doute cette faculté singulière acquise à certaines femmes de produire à volonté des mouvements partiels, isolés et successifs dans différents points de la paroi abdominale. Je ne résiste pas au désir de citer textuellement cette observation intéressante à tant de titres (1).

OBS. X. — *D'une grosse garce de Normandie qui feignoit avoir un serpent dans le ventre.*

L'an 1651, vint en ceste ville une grosse garce fessue, potelée et en bon poinct, aagée de trente ans ou environ, laquelle disoit estre de Normandie, qui s'en alloit par les bonnes maisons des dames et damoiselles leur demandant l'aumosne, disant qu'elle auoit vn serpent dans le ventre, qui luy estoit entré estant endormie en vne cheneuière ; et leur faisoit mettre la main sur son ventre pour leur faire sentir le mouvement du serpent qui la rongeoit et tourmentoit iour et nuict, comme elle disoit. Ainsi tout le monde luy faisoit aumosne par vne grande compassion qu'on auoit de la voir, ioinct qu'elle faisoit bonne pipée. Or, il y eut vne damoiselle honorable et grande aumosnière qui la print en son logis et me fit appeler (ensemble MM. Hollier, docteur, régent en la faculté de médecine, et Germain Cheual, chirurgien

(1) A. Paré, *Des monstres et prodiges*, cap. xxv, édition Malgaigne. Paris, 1840, t. III, p. 52.

iuré à Paris), pour sçauoir s'il y auroit moyen de chasser ce dragon hors le corps de ceste pauvre femme, et l'ayant veue M. Hollier luy ordonna vne médecine qui estoit assez gaillarde (laquelle lui fit faire plusieurs selles) tendant à fin de faire sortir ceste beste : néantmoins ne sortit point. Estant de rechef r'assemblés, conclusmes que ie luy mettrois un spéculum au col de la matrice, et partant fut posée sur une table où son enseigne fut desployée pour lui appliquer le spéculum, par lequel ie feiss assez bonne et ample dilatation pour sçavoir si on pourroit aperceuoir queüe ou teste de ceste beste : mais il ne fut rien aperçu, excepté un mouvement volontaire que faisoit ladite garce par le moyen desdits muscles de l'épigastre : et ayant conneu son imposture, nous retirasmes à part, où il fut résolu que ce mouuement ne venoit d'aucune beste, mais qu'elle le faisoit par l'action desdits muscles· Et pour l'épouvanter et connoistre plus amplement la vérité, on luy dist qu'on reïtereroit à luy donner encore vne autre médecine beaucoup plus forte à fin de lui faire confesser la vérité du fait : et elle, craignant reprendre vne forte médecine, estant asseurée qu'elle n'auoit point de serpent, le soir mesme s'en alla sans dire adieu à sa damoiselle, n'oubliant à serrer ses hardes et quelques vnes de ladite damoiselle, et voilà comme l'imposture fut découverte. Six jours après ie la trouuay hors la porte de Montmartre sur un cheueal de bast, iambe deça, iambe delà, qui rioit à gorge desployée et s'en alloit auec les chassemarées, pour avec eux (comme ie croiy) faire voler son dragon et retourner en son pays.

Il existait, en juillet 1845, à l'hôtel de la Charité, dans le service de Velpeau, une femme qui croyait avoir plusieurs serpents dans le ventre. Mais cette femme, dont l'histoire pleine d'intérêt ne peut trouver place ici, était évidemment folle, et ne présentait ni tuméfaction apparente, ni mouvements particuliers du ventre.

Enfin, pour compléter ce qui est relatif à la simulation, je me bornerai à noter le fait suivant. Dans un cas de gonflement du bas-ventre et des mamelles, dépendant d'un état hystérique confondu avec une grossesse, Schmitt révèle une circonstance qui serait assez curieuse si elle se vérifiait. Il dit en parlant de la femme soumise à son observation : « Elle se frotta fortement la région sacrée avec une main, ce qui fut suivi d'une élévation visible et d'une tension manifeste de tout le bas-ventre. Elle confondait ces mouvements de la paroi abdominale avec ceux d'un enfant (1). » Il ne faut sans doute pas s'arrêter à l'interprétation que semblent supposer les termes dans lesquels est faite cette remarque. Mais il n'est pas impossible que le geste de la malade dont parle Schmitt ait eu moins pour objet de frotter les reins que de donner aux membres supérieurs un point d'appui nécessaire pour l'exécution des mouvements de la paroi abdominale. C'est, du reste, ce que j'ai cru moi-même observer plusieurs fois chez la femme qui fait le sujet de la première observation.

III. — Efforts analogues au travail de l'accouchement.

Nous avons dit qu'il conviendrait d'ajouter aux signes certains de la grossesse le travail de l'accouchement suivi de l'expulsion d'un fœtus vivant ou mort. Mais il y a deux choses bien distinctes à considérer dans cet acte : d'une part les efforts qui préparent et amènent la délivrance ; d'une autre part, la délivrance elle-même. Or, si celle-ci ne peut laisser de doute sur la réalité d'une grossesse, il n'en est pas ainsi des efforts qui constituent le travail. En effet, dans un grand nombre de cas de grossesse apparente, il arrive à une certaine époque une série de douleurs et de mouvements analogues à ceux de l'accouchement. C'est là un point important qu'il nous reste à examiner.

On a vu déjà dans plusieurs de nos observations des exemples de ce faux travail. Il est ordinaire de le voir

____

(1) W.J. Schmitt, *Recueil d'observations*, XXIVᵉ obs., p. 123.

survenir seulement au terme naturel de la gestation. Et en général à ce moment l'erreur se dissipe, même dans l'esprit des femmes où elle est le plus fortement enracinée. Cependant il est possible, et c'est le cas de notre première observation, que l'erreur et le mensonge persistent et que les efforts de la délivrance se renouvellent à des intervalles variables et plus ou moins réguliers. Cette circonstance est une difficulté de plus, car certains états morbides, certaines déviations entre l'ordre naturel de la gestation peuvent réellement produire des phénomènes semblables ; je veux parler des grossesses extra-utérines, qu'il sera important d'étudier à ce point de vue. Quant aux autres conditions dans lesquelles se montre ce faux travail, elles sont à peu près les mêmes que celles qui produisent les phénomènes caractéristiques que nous avons précédemment analysés. Cependant cet accident est beaucoup plus rare dans les affections organiques des organes génitaux ou des viscères contenus dans l'abdomen ; et on l'observe presque exclusivement dans ces états particuliers où dominent les troubles variés de l'innervation. Je dois dire toutefois qu'un véritable produit morbide existant même en dehors de la matrice, peut déterminer des efforts semblables à ceux de l'enfantement. Ainsi, sans parler du fait de tympanite que j'ai cité (obs. II), je dois à Paul Dubois l'exemple d'une femme qui, se croyant enceinte, pensant être arrivée à terme et prise de douleurs avec ténesme et efforts d'expulsion, portait un kyste volumineux et multiloculaire de l'un des ovaires. Mais même dans ces cas, où une cause physique évidente a agi, il y a encore une part à faire à l'imagination rendue plus active par une conviction erronée. Et à cet égard ils se rapprochent de ceux dont nous aurons bientôt à parler.

Il convient aussi de mettre de côté, sur-le-champ, les faits de faux travail simplement simulés. Il n'est guère permis en effet d'admettre ici même la possibilité d'une erreur. On ne doit avoir à signaler des supercheries par trop palpables, c'est du moins ce qui paraît très probable, d'après l'observation succinctement indiquée par Velpeau, « d'une fille qu'il a vue à l'hôpital de Tours, et plus tard à l'hôpital Saint-Louis de Paris, laquelle parvint, en se bourrant le vagin de chiffons, à simuler un accouchement complet, après s'être dite enceinte pendant près de trois ans (1) ».

Les efforts de délivrance revenant périodiquement, au dire de la malade de notre première observation, tous les neuf mois pendant plus de trois années, ont pu donner un instant, pour les personnes qui n'admettaient pas la simulation et ne songeaient pas à une aberration de l'intelligence, l'idée d'une grossesse extra-utérine. On sait en effet que lorsque le produit de la conception, placé hors des voies naturelles, a cessé de se développer et est néanmoins resté au sein de l'organisme sans déterminer d'accidents, il est admis par certains auteurs que la nature, à différentes reprises et à des époques variées, tente de nouveaux efforts d'éliminer cette masse étrangère. Voici comment s'exprimait à ce sujet le savant Dezeimeris (2) : « Si la grossesse extra-utérine se prolonge pendant un temps considérable, on voit assez fréquemment les douleurs de l'enfantement se renouveler à des intervalles variés. Dans le cas publié par Schmitt, dans l'intervalle de trois ans que dura la grossesse, elles se renouvelèrent huit fois et se prolongèrent chaque fois pendant

(1) Velpeau, *Traité d'accouchements*. Paris, 1835, t. II, p. 558.
(2) *Journal des connaissances médico-chirurgicales*, 4e année, janvier et février 1837, t. V, p. 13.

plusieurs semaines. Dans le cas de Lospichler, qui est celui d'une grossesse de six ans, les douleurs se renouvelèrent chaque année à l'époque correspondant au terme de la gestation. »

L'importance de ce point de doctrine, généralement mal établi par les auteurs, m'a conduit à rechercher le véritable sens du petit nombre de faits qui le constatent. Mais il m'a été impossible de retrouver la première des deux observations citées par Dezeimeris qui, contrairement à ses précieuses habitudes d'érudit, n'en indique pas la source. Quant à la seconde, je crois devoir reproduire textuellement les termes mêmes de l'auteur original.

Obs. XI. — *De gemellis utriusque sexus per sex annorum spatium in abdomine matris extra uterum, absque ulla corruptione, gestatis* (1).

Dans ce fait, rapporté par F.-J. Lospichler, il s'agit d'une baronne illustre, âgée de trente-sept ans, affectée pendant six ans d'une grossesse extra-utérine qui présentait dans sa marche une double série de phénomènes, d'un côté des efforts répétés de délivrance, de l'autre des accidents dus aux alternatives de rétention et d'écoulement des règles. « Tali in statu per sex integros annos vitam transegit satis tranquillam nisi quo singulis annis tempore partus exspectati nisus et dolores quidam parturientium ad instar, ipsam per aliquot dies divexarent, et quoties tributum retinebatur lunare toties præter abdominis majorem elevationem tumoris relicti quoque notabile percipiebatur incrementum, variaque alia molesta symptomata, v. g. dolores abodminis lancinantes, » etc.

J'ai trouvé encore un fait fort intéressant et de la même espèce dans un petit livre fort rare intitulé : *Histoire anatomique d'un enfant qui a demeuré vingt-cinq ans dans le ventre de sa mère, avec des réflexions qui en*

(1) Lospichler, *Naturæ curiosorum Ephemerides*, t. IV, p. 89, obs. XXII.

expliquent tous les phénomènes, par Nicolas Blegny (1). J'emprunte seulement à cette relation le passage qui nous intéresse.

Obs. XII.

En 1652, une femme, enceinte pour la onzième fois et présentant une grossesse extra-utérine péritonéale confirmée par l'autopsie, ressentit des douleurs au bout de neuf mois sans être délivrée, puis, « elle demeura dix-huit ou dix-neuf ans dans cet estat, et on a remarqué durant tout ce temps qu'après une intermission de plusieurs mois, elle souffroit des épreintes si violentes, qu'elle pressoit souvent son chirurgien de lui ouvrir le ventre ».

Quelque peu nombreux que soient ces faits, ils sont suffisants pour établir le retour plus ou moins périodique d'une espèce de travail d'accouchement pendant le cours des grossesses extra-utérines prolongées. Mais il n'y a d'ailleurs rien autre chose, ni dans les signes, ni dans la marche de ces affections, qui permette sérieusement de les confondre avec les cas qui nous occupent. Sans parler, en effet, des signes très divers relatifs à la menstruation et à la sécrétion du lait, il existe toujours une tumeur de siège et de volume variables, qui est même ordinairement double, car l'utérus paraît le plus souvent acquérir tous les caractères qui sont propres à l'état de gravidité, et se développer au point de pouvoir égaler, dans certains cas, un utérus au troisième ou au quatrième mois de la grossesse, comme le prouvent les faits rapportés par un grand nombre d'auteurs, et notamment par notre regretté collègue le Dr Cazeaux (2). Il est juste pourtant de reconnaître que cette augmen-

(1) Nicolas Blegny, *Histoire d'une grossesse de 25 ans*, Paris, 1679, in-18, 43 pages·

(2) Cazeaux, *Traité théorique et pratique de l'art des accouchements*, 5e édition, 1862, p. 146, et *Bulletin de la Société anatomique*, 1836, p. 210.

tation de volume disparaît lorsque la gestation se prolonge au delà du terme ordinaire de neuf mois. Du reste, nous ne sommes entré dans ces détails que pour mieux faire sentir les différences qui séparent notre première observation des grossesses extra-utérines prolongées.

C'est surtout, avons-nous dit, dans les grossesses apparentes, dites *nerveuses*, liées en général à un état hystérique, que l'on voit survenir, soit avant terme, soit au terme même, des velléités de travail, caractérisées par des douleurs expultrices, des maux de reins, du ténesme, par un ensemble de symptômes, enfin, plus ou moins analogues aux phénomènes de l'accouchement naturel. On a vu déjà des exemples dans nos précédentes remarques (obs. VII, etc.), il nous reste à en citer quelques-uns encore qui sont tout à fait dignes de fixer l'attention.

OBS. XIII. — *Fausse grossesse avec commencement de travail.*

Le 3 décembre de l'année 1866 je fus mandé pour accoucher une bourgeoise de cette ville âgée de quarante-six ans, que je trouvai dans les douleurs, se plaignant beaucoup. Elle se croyait fort à terme, c'est-à-dire sur la fin du neuvième mois, ayant souffert tous les accidents qui accompagnent la grossesse depuis le mois de mars jusqu'à ce 'jour-là. Tout était prêt pour recevoir un enfant, que l'on souhaitait ardemment, lorsque j'assurai que c'était en vain, ayant trouvé la matrice dans son état naturel (1).

Les trois observations que l'on va lire sont plus remarquables encore par la précision des détails et par leur développement. La seconde surtout nous intéresse tout particulièrement, en raison des retours du faux

____

(1) De La Motte, *loc. cit.*, obs. xx, p. 49.

travail qui rapprochent ce fait de celui que nous avons rapporté au commencement de ce mémoire. Elles ont, de plus, toutes les trois le mérite de résumer complètement et de la manière la plus frappante tous les traits qui caractérisent les fausses grossesses.

OBS. XIV. — *Grossesse apparente nerveuse se terminant par un faux travail extrêmement pénible* (1).

Mme de B..., âgée de quarante-trois ans, hystérique au dernier degré, qui était déjà accouchée treize fois, se crut, après cinq ans de repos, de nouveau enceinte. Ses règles, qui se montraient toujours avec beaucoup de régularité, se suspendirent, et déjà à la deuxième fois, elle fixa le 15 mai comme le jour de son accouchement. Elle eut, comme dans toutes ses grossesses, des anxiétés qui nécessitèrent plusieurs saignées. Elle avait du dégoût pour les mêmes aliments, et pour d'autres, comme autrefois, une prédilection très grande et inaccoutumée ; elle sentit l'enfant juste à l'époque qu'elle avait indiquée ; son bas-ventre devint de jour en jour plus volumineux. Néanmoins elle était inquiète de ce que de temps en temps, et même toujours à l'époque menstruelle, les règles se montraient, mais pas comme à l'ordinaire ; ses craintes s'apaisèrent cependant facilement parce qu'elle avait appris de ses amies que c'était une chose possible. Vers la fin de son compte, la grossesse devint très fatigante pour elle : plus elle approchait du terme présumé, moins elle pouvait s'asseoir, à cause d'un ténesme et de tiraillements désagréables vers le bas. Sur un sofa elle ne pouvait se placer que sur le bord, en écartant fortement les cuisses, et dans le lit elle ne pouvait être couchée que sur le dos. Exactement au jour indiqué, le 15 mai au matin, les douleurs commencèrent à se faire sentir ; lorsque j'arrivai, je la trouvai dans des douleurs atroces et dans des convulsions dignes de compassion, accompagnées de claquements de dents ; le bas-ventre était très étendu ; le ténesme était si grand qu'elle craignait à chaque instant la sortie précipitée de l'enfant et que l'urine s'écoulait involontairement. Le toucher par le vagin m'apprit qu'elle n'était pas enceinte, et je ne trouvai aucune trace de fœtus au dehors de la matrice. Lorsque cette dame

(1) Dr Klein, de Stuttgard, *Hufeland's medizinische Journal*, 1815, t. II, st. 3.

fut assurée qu'elle s'était trompée, les douleurs et les convulsions cessèrent tout à coup, et toutes ses sensations de grossesse, toutes les incommodités, le dégoût, les anxiétés disparurent avec l'idée fixe qui les avait produits ; depuis ce temps, elle est parfaitement bien portante, mais ne peut pas encore concevoir qu'il soit possible de s'imaginer une chose si fermement et si douloureusement.

OBS. XV. — *Élévation du bas-ventre et douleurs intermittentes semblables à celles de l'accouchement sans grossesse* (1).

La femme d'un fabricant, âgée de trente ans à peu près et un peu cachectique, qui venait de sevrer son premier enfant qu'elle avait nourri pendant onze semaines, se crut de nouveau enceinte, parce qu'elle ressentait différents phénomènes nerveux et que son bas-ventre s'élevait insensiblement. Les règles coulaient à la vérité d'une manière périodique, mais elle crut ne pas devoir s'y arrêter, attendu qu'elles avaient aussi continué de se montrer pendant sa première grossesse jusqu'aux derniers mois. Dans la suite, les douleurs avec ténesme, simulant des contractions de matrice, se montrèrent à deux reprises différentes, au point qu'on croyait le travail de l'accouchement déclaré, mais ces symptômes se calmèrent sans que rien fût expulsé. Après que l'on eut attendu vainement la fin de cette grossesse pendant quinze mois, la femme revint de son illusion, mais elle continua à avoir la sensation de la présence d'un corps étranger. La matrice était cependant dans l'état ordinaire.

OBS. XVI. — *Grossesse illusoire avec tous les signes extérieurs, excepté la suppression de l'écoulement menstruel* (2).

Une femme de vingt-huit ans environ, petite et corpulente, d'une constitution molle, à yeux bleus, cheveux blond foncé et peau blanche, qui avait accouché pour la première et unique fois quelques années auparavant, croyait être sûrement enceinte et parvenue au troisième mois de sa seconde grossesse. Elle avait tiré cette conclusion de certaines anomalies de l'appétit, de l'aug-

(1) Schmitt, *loc. cit.* obs. XXXI, p. 145. La XXXIIᵉ et la XXXIIIᵉ obs. sont à peu près semblables, mais n'offrent rien de particulier.
(2) Schmitt, *loc. cit.*, obs. XXIX, p. 138.

mentation du volume des mamelles et d'un changement particulier dans les fonctions intellectuelles ; mais les règles, qui avaient
été entièrement supprimées pendant la première grossesse, coulaient périodiquement quoique à des époques moins bien déterminées et en moindre quantité. Cette femme était intimement
convaincue qu'elle était grosse. Le bas-ventre devint de plus en
plus volumineux, et prit tout à fait la forme de celui d'une femme
enceinte. Elle crut en même temps ressentir quelques mouvements
du fœtus. Il en fut ainsi jusqu'à ce que l'époque de l'accouchement fût arrivée. Le ventre était distendu également et élevé
comme au sixième mois de la grossesse. Je commençai alors à concevoir quelques doutes fondés sur l'existence d'une grossesse vraie,
quoique la femme assurât toujours qu'elle ressentait le mouvement de l'enfant et que les mamelles fournissaient par une pression légère une sérosité laiteuse. Elle fixa son terme à trois mois.
Mais cette époque se passa également sans incident particulier,
si l'on excepte que vers la fin elle éprouva une fois des douleurs
semblables aux maux de l'enfantement, qui la déterminèrent à
me faire appeler. C'est alors que, par l'exploration vaginale, je ne
trouvai pas un seul signe de grossesse. Malgré cela, et quoique
la santé fût tout à fait rétablie, cette dame voulut toujours continuer à sentir des mouvements dans le ventre, quoique pas de
la même espèce que dans la première grossesse. Après plusieurs
mois, ces phénomènes disparurent spontanément.

Parmi les observations que nous avons citées, toutes
celles dans lesquelles se sont montrés les efforts d'un
faux travail nous ont présenté un caractère commun
incontestable. C'est que, à part le cas de simulation,
quel qu'ait été le point de départ des phénomènes de la
fausse grossesse, affection organique ou purement nerveuse, les simulacres d'accouchement ont toujours été
le résultat d'une préoccupation exclusive, d'une véritable idée fixe exerçant son influence sur les sensations
et les actes des femmes. De là à une conception monomaniaque, à un véritable délire partiel, il n'y a en réalité
qu'une bien petite différence. Et, en effet, c'est parmi
les aliénés qu'il faut chercher des faits comparables à

ceux que nous venons d'analyser. Il est vrai que l'état de l'organisme et les phénomènes locaux qui accompagnent les grossesses apparentes rendent l'illusion plus facile et fournissent à l'imagination un prétexte réel. Mais ce mélange du vrai et du faux, de faits physiques bien positifs et de conceptions délirantes, est extrêmement fréquent dans la folie. Le point de départ d'une hallucination ou d'une fausse sensation est très souvent dans une lésion organique appréciable. C'est ce qui a pu arriver chez la femme qui s'est présentée à notre observation, et son imagination a tout à la fois exagéré les accidents qui existaient par eux-mêmes et enfanté de nouveaux phénomènes purement volontaires. Dans d'autres cas plus simples, mais qui paraissent assez rares, aucun signe de grossesse n'existe, et l'accouchement supposé n'est qu'un des mensonges du délire. Mais, je le répète, ce n'est pas là une forme bien fréquente de la monomanie : ou du moins les cas publiés sont très peu nombreux. Il n'en existe pas un seul dans l'ouvrage si plein de faits de M. Brierre de Boismont (1), ni dans le livre de Leuret, où l'on trouve cependant indiqués des exemples d'hommes se prétendant femmes, et *vice versa* (2). Cet auteur dit seulement que plusieurs femmes de la Salpêtrière se croient enceintes des œuvres d'un M. Lefebvre, qui n'est autre qu'une femme se croyant homme (3). H. Bayard, dans sa dissertation inaugurale, mentionne le fait suivant (4).

OBS. XVII. — *Accouchements prétendus chez une aliénée.*

A Charenton, une malade accouche persque toutes les nuits de six enfants. Elle ressent les douleurs de la parturition. Outre

(1) Brierre de Boismont, *Des hallucinations.* Paris, 1845.
(2) *Loc. cit.*, p. 114.
(3) *Ibid.*, p. 260.
(4) Bayard, *Essai médico-légal sur l'utéromanie.* Thèse de Paris, 1836, p. 41.

l'incohérence des idées, le délire érotique est très marqué chez cette aliénée, qui recherche autant les femmes que les hommes.

L'honorable Dr Calmeil, dans l'important ouvrage qu'il a publié (1), et qui est un modèle d'observation attentive et de profonde érudition, signale trois faits bien précieux pour le sujet qui nous occupe.

Obs. XVIII. — *Accouchement prétendu chez une aliénée.*

Une parente de saint François de Sales se figure pendant le veuvage qu'un enfant remue dans son sein et qu'elle va devenir mère. Un soir, cette veuve, dont la conduite avait été irréprochable, et qui, sous tous les autres rapports, ne semblait pas déraisonnable, se mit à pousser des cris comme une femme qui est dans les douleurs de l'enfantement. La nuit entière se passa au milieu de ces fausses sensations.

Obs. XIX. — *Accouchement prétendu chez une aliénée.*

Une fille âgée de plus de soixante ans, qui se dit mariée secrètement à un mieux médecin, se mit au lit un matin, il n'y a pas encore un an, et fit toutes ses dispositions pour accoucher commodément. Les plaintes, les cris se prolongèrent jusqu'au soir, au milieu des éclats de rire des autres aliénées que cette scène inattendue égayait singulièrement. Vingt fois cette monomaniaque m'avait fait part de son état de grossesse, dont à présent elle évite soigneusement de parler, dans la crainte qu'on en fasse un sujet de plaisanterie.

Obs. XX. — *Accouchements prétendus répétés chez une aliénée.*

Une autre malade, jeune encore, a renouvelé plus de vingt fois, à ma connaissance, la scène dont il vient d'être fait mention. Celle-ci était si bien convaincue qu'elle était accouchée en réalité et que chaque fois on lui dérobait son enfant, qu'à la suite de ses enfantements imaginaires elle ne manquait jamais de rester plu-

(1) Calmeil, *De la folie considérée sous le point de vue pathologique, philosophique, historique et judiciaire.* Paris, 1845, t. I, p. 32.

sieurs jours de suite dans son lit, en s'imposant tous les soins qu'on recommande aux personnes nouvellement accouchées.

Enfin, dans le livre d'Esquirol (1), on trouve, relativement au sujet qui nous occupe, un fait unique, mais digne du plus haut intérêt.

Obs. XXI. — *Grossesse prétendue chez une aliénée.*

Mlle de ..., âgée de trente et un ans, d'une taille moyenne, ayant les cheveux et les sourcils noirs, l'habitude du corps maigre, le tempérament nerveux, le caractère mélancolique, la conduite très régulière, se rend avec sa mère pour entendre le cours de botanique d'un célèbre professeur. Après quelques leçons, Mlle de ... se persuade qu'elle est enceinte du professeur, qui est âgé, à qui elle n'a jamais parlé ; rien ne peut la dissuader. Elle maigrit beaucoup, ne mange point, est horriblement contrariée de ne plus retourner entendre celui qui l'a rendue mère. Les menstrues se suppriment, ce qui est une nouvelle preuve de grossesse. Les conseils d'une mère tendre et aimée, les médecins, les médicaments, tout est repoussé avec obstination. Mlle de ... passe huit mois à faire une layette. Le neuvième, le dixième mois s'écoulent sans accouchement. Il n'a pas lieu, dit la malade, parce qu'elle n'a pas les coliques ni les douleurs nécessaires. Elle reste debout, les pieds nus, afin de provoquer les douleurs. Elle entend le père de l'enfant qu'elle porte qui l'exhorte à la patience et l'encourage à supporter les douleurs favorables à l'enfantement ; elle pousse quelquefois des cris que ne manquent jamais à faire les femmes qui accouchent. D'ailleurs, Mlle de ... est très raisonnable. « Je sais bien que j'ai l'air d'une folle, dit-elle quelquefois, mais il est certain que je suis enceinte. » Rien n'a pu triompher des convictions de cette malade, qui, quelques mois après, est allée mourir à la campagne.

Un autre cas, cité par Ambroise Paré (2), pourrait

(1) Esquirol, *Des maladies mentales.* Paris, 1838, t. I, p. 510. *De la démonomanie.*

(2) Paré, *Œuvres complètes.* Nouvelle édition, revue par J.-F. Malgaigne. Paris, 1840, t. I, p. 59.

être rapproché des précédents, bien qu'il y ait toujours une grande réserve à garder dans l'interprétation de faits qui ont été observés sous l'influence des idées et des superstitions d'un autre âge.

Obs. XXII. — *Exemple d'illusion diabolique.*

Vne fort belle jeune fille à Constance, laquelle auoit nom Magdaleine, seruante d'vn fort riche citoyen de laditte ville, publioit portout que le diable vne nuit l'auoit engrossie, et pour ce regard, les potestats de la ville la firent mettre en prison pour entendre l'issue de cet enfantement. L'heure venue de ses couches, elle sentit des tranchées et douleurs accoutumées des femmes qui veulent accoucher, et quand les matrones furent prestes de recevoir le fruit et qu'elles pensoient que la matrice se deust ouvrir, il commença à sortir du corps d'icelle fille des clous de fer, des petits tronçons de bois, de verre, des os, pierres et cheueux, des estoupes et plusieurs autres choses fantastiques et estranges, lesquelles le diable, par son artifice, y auoit appliquées pour deceuoir et embabouiner le vulgaire populace, qui adiouste légèrement foy en prestiges et tromperies.

On pourrait être porté à ne voir dans ce fait qu'un exemple de simple simulation, si l'on ne savait à quel point la simulation peut être mêlée avec de véritables phénomènes de folie. Ainsi, dans la première observation de ce mémoire, il est incontestable que les mouvements, les douleurs, les retours périodiques d'un faux travail sont en grande partie exagérés ou même simulés; mais, d'un autre côté, on ne peut se refuser à voir dans l'ensemble du récit de cette femme, dans son allure, dans la durée de sa prétendue grossesse, dans ce commerce qu'elle établit incessamment entre elle et son enfant, quand elle mange pour apaiser sa faim et calmer ses mouvements, quand elle le berce, quand enfin elle se figure l'entendre crier dans son sein, on ne peut se refuser à voir dans tous ces symptômes les caractères d'une aberration d'intelligence, d'une véritable monomanie.

Enfin, pour compléter ce que nous avons à dire de ces faux travails et de ces accouchements simulés ou prétendus, nous devons consigner ici un nouvel ordre de faits vraiment extraordinaires, mais bien propres à éclairer, par une analogie frappante, le sujet que nous nous sommes efforcé d'élucider. Il faut bien, en effet, considérer ces actes comme le résultat d'une aberration des sentiments et de l'intelligence, lorsqu'on les voit se reproduire chez les animaux eux-mêmes, sous l'influence d'une véritable perversion de l'instinct ; et c'est ce que l'observation paraît avoir démontré. On en jugera par les faits suivants, qui sont rapportés par Girard, médecin à Lyon, pour appuyer une théorie peu discutable, relative au développement des grossesses dites *nerveuses*, dont il cite trois exemples tout à fait identiques à ceux que nous avons réunis (1).

Obs. XXIII, XXIV et XXV. — *Gestations apparentes, suivies de faux travail chez des animaux.*

Une petite chienne qui avait mis bas plusieurs portées fut couverte. Son ventre grossit, ses mamelles devinrent plus volumineuses, et on voyait dans l'abdomen des mouvements prononcés. Au bout de quelques mois, elle fit des efforts comme pour accoucher. Le ventre s'affaissa, les mamelles se remplirent de lait. Cette chienne poussait des cris pour appeler ses petits. Cet état dura quatre jours.

Une chatte déjà plusieurs fois mère éprouva absolument les mêmes symptômes de la gestation, et ne mit bas aucun petit.

Une vache saillie par un taureau à Écully, près de Lyon, en

______

(1) *Observations de fausse grossesse dite nerveuse*, par le citoyen Girard, médecin à Lyon. *Journal de médecine*, etc., par Corvisart, p. 471 (Extrait).

imposa par l'accroissement de son ventre jusqu'au huitième mois
de gestation. Cette prétendue gestation disparut du soir au lendemain ; la vache semblait demander son veau. On en trouva un
dans le voisinage, qu'on lui donna à nourrir.

Sans doute ces faits sont incomplets et ont besoin
d'être éclaircis par une observation moins superficielle.
Néanmoins il est impossible de ne pas être frappé de
ce qu'ils renferment de données fécondes pour l'interprétation de ces anomalies de la grossesse que nous
avons voulu étudier. C'est ainsi qu'à chaque pas, à
travers les parties les plus obscures de l'histoire des
maladies de notre espèce, on sent de quel secours
seraient les lumières nouvelles de la pathologie comparée. Rien ne manque ici à la ressemblance entre
les phénomènes observés chez la femme et ceux qui
se sont présentés chez les femelles de certains animaux
domestiques : développement du ventre, gonflement
des mamelles, sécrétion du lait, mouvements dans
l'abdomen, efforts d'accouchement, instinct de maternité, le tableau est complet ; et quelles que soient les
causes organiques que l'on puisse supposer, un intérêt
singulier s'attachera toujours au fait en lui-même et
aux dispositions instinctives et toutes particulières
qu'il révèle.

I V. — Conclusion.

Si nous essayons de résumer ce travail et d'en présenter les principaux résultats, nous voyons que la
question s'offre sous deux aspects également intéressants. D'une part, étudier les caractères et la marche
des fausses gestations d'après les signes nombreux
qui les accompagnent ; d'une autre part, chercher
dans une interprétation raisonnée des faits le moyen
de distinguer les grossesses apparentes et simulées

et de les classer d'après les éléments mêmes qui les constituent.

1º Sur le premier point nous rappellerons que tous les signes de la grossesse véritable, à part le bruit du cœur du fœtus, peuvent être observés en l'absence de la grossesse, depuis le développement du ventre et des seins jusqu'aux mouvements et aux efforts de la parturition.

2º Pour le second, nous pensons que les signes qui caractérisent les grossesses apparentes doivent tous se rattacher, comme point de départ, soit à une affection organique, soit à une affection nerveuse le plus souvent hystérique, soit à la simulation, soit à la folie.

3º Ces signes, par eux-mêmes, sont des phénomènes purement physiques et par conséquent très réels. Mais nous avons vu que presque toujours un autre élément venait s'ajouter à eux pour constituer l'état de prétendue grossesse. Cet élément, lorsqu'il n'y a pas simulation volontaire, circonstance d'ailleurs assez rare, n'est autre que l'illusion raisonnée, le travail de l'imagination, l'aberration de l'entendement. C'est de là que découle toute la série des actes qui aboutissent au simulacre du travail de la délivrance.

Le médecin légiste devra envisager, sous toutes ses faces diverses, le problème difficile et complexe des fausses grossesses. Il reconnaîtra qu'il n'est pas de signe en apparence si certain qui ne puisse appartenir à tout autre état qu'à la grossesse. Il saura, de plus, tenir compte de cet élément, moral en quelque sorte, qui vient s'ajouter aux conditions organiques les mieux définies, et qu'il serait injuste de mettre toujours sur le compte de la volonté. En un mot, dégageant la vérité de toutes les causes d'erreur qui l'obscurcissent, il ne

s'attachera qu'à l'ensemble des signes locaux, directs,
appréciables au sens, tels que le développement de la
matrice constaté par le toucher, le ballottement et l'auscultation des bruits du cœur du fœtus. Peut-être encore
dans plus d'une circonstance le doute sera-t-il le parti
le plus sage.

La connaissance des différentes formes de fausses
gestations et des phénomènes si variés qui les accompagnent n'est pas seulement intéressante au point
de vue de la constatation de la grossesse ; elle l'est
encore comme étude physiologique et pathologique
des contractions musculaires du ventre, des convulsions partielles, et de certains autres états morbides,
comme, par exemple, d'une forme particulière de la
folie ; et enfin, comme preuve nouvelle des rapports
qui unissent la pathologie de l'homme à celle des
animaux.

TABLE DES MATIÈRES

Note sur l'obligation de déclarer à l'état civil les fœtus mort-nés.

Observations et recherches pour servir à l'histoire médico-légale des grossesses fausses et simulées.

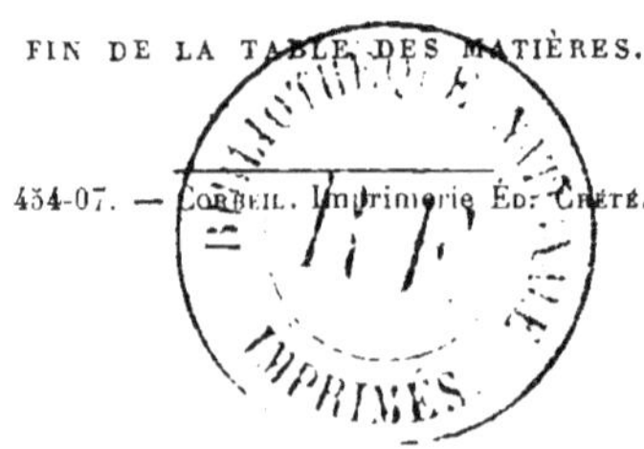

454-07. — Corbeil. Imprimerie Éd. Crété.